乾達 編

一開業医の健康新聞 Ⅵ

いのち

［縮刷版］

まえがき
――希望を与えない医療はどんな高度な技術であろうと役に立たない

私たちは二一世紀を平和と希望の世紀として大きな期待と夢を抱いて迎えましたが、見事に裏切られました。

今私たちは不安と悲観的状況のなかで展望のない刹那的日々を送っています。だからこそ、今一度、人類史のなかでどのようなところに立っているのか冷静に振り返ってみる必要があります。一見絶望的な末世の世界の中にいるように思えますが、一度この危機的な状態を正しく認識して、人間が地球規模でやさしさを取り戻すことができれば、この時代は終末ではなく、新しい偉大な歴史の幕開けの時代になりうることを確信しなければなりません。さもなくば、次世代の人類は地獄の世紀を生きることになるでしょう。

新しい歴史を切り開くか、滅亡への道を歩むのか、それを決定するのは、今この地球上に生きている私たち自身です。人間だけが世界を変える力を持っているのです。

二〇世紀の爛熟した資本主義は目をみはるばかりの科学技術の進歩と産業の変革、それに伴う世界を被いつくしたまったく統制のきかない経済の拡大をもたらしました。その結果として、「貨幣がすべて」という巨大消費社会を創出して、一方に巨万の富を蓄積し、また一方には飢餓と失業を生み出しました。

情報は溢れ、世界のトップニュースが瞬時にお茶の間に飛びこんできます。超高度技術の粋で装備された軍隊による大量殺戮の映像にも驚かなくなりゲーム感覚で見るようになってしまいました。そのような日常のなかで私たちは自分の目で見て、自分の頭で考え、自分の足で歩くことを忘れ、書くことも怠っています。人間性に裏打ちされた哲学は衰微し、人間は知らず知らずのうちに愚かになり腐敗堕落しています。

私が医学部を卒業したのは一九六二年ですが、ちょうどこの頃から医学における急速な進歩が始まったといってよいでしょう。父が大学を卒業したのが一九三一年でしたからこの三〇年の隔たりは月と太陽ほどの違いを医学にもたらしました。

子どもごころに覚えている父の時代の医療は、血液検査といっても血沈、白血球、赤血球にモイレングラハトという黄疸の検査など、ごく幼稚としかいいようのない程度のものと、胸部レントゲン位のものでした。最大の武器は聴診器と手と目でした。母方の祖父や父の前半の医療においては医者の使命は病気を治すことよりも、愛情を持って患者に接し、患者・家族を援助し生まれてから死の看取りまでが仕事でした。ですから、何から何までやっていました。たとえば、人工気胸、腹水穿刺、小外科等々。

まえがき

当時の人たちは、今よりずっと自らに備わった治癒能力と回復力を信じていたし、病気による苦しみや痛みや老いや、やがてやってくる死についても耐える力を持っていたし、受け容れる能力を有していました。また病・老・死の苦しみについてもそれぞれの意味を与える知恵も持っていました。それには頼るべき宗教が一つの大きな救いにもなっていた時代でした。

祖父や父の医療を思い出してみると、私などよりはるかに患者の話すことに耳を傾け、そうすることで患者を安心させ、患者に希望を与えていました。また患者の家族をも慰め、わかる範囲での真実を語り家族にも覚悟をうながし、支えていました。

祖父の場合は無医村で働くという使命感が、父の場合は学生時代から培ってきた哲学と信仰心が自分の患者に奉仕する医の道をまっとうさせたのだと思っています。そこには医者と患者との間に確固たる信頼の関係がありました。

当時は現代のように医学知識が広くいきわたっていませんでしたから、医者の学識や知識が医者の威厳を保つうえで大きな役割を果してきたことも確かですが、そうした威光とともに天職としての医の道を選んだ医者の人格が尊敬と安心感を地域住民に与えていたのです。

翻って現代をみてみますと宇宙開発が進み、人工衛星が打ち上げられて月の探査も行なわれました。このような技術革新とともに情報の大変革が起りました。携帯電話、インターネットの驚異的な普及にみられるような通信技術の変化は新しい時代の経済秩序を一変させつつあります。高度成長以降の数十年間の産業構造の変化に伴って労働のあり方が、人間の生き方が、家族のあり様が、人と人との関係が変り、それ以前の常識を一変させるような世界に変ってしまいました。

物の満ち溢れた社会の経済不安と生活苦は日本においても年間三万人の自殺者中一万人近い経済苦自殺者を生み出しています。不安と孤独の増大は精神と人格の崩壊をもたらし精神科の待合室を一杯にし、宗教団体は労せずして多くの信者を獲得できる時代になりました。

五〇年も前に医学部に入学した町医者にとっては、現代の医学は改めて驚異と無力感を覚えさせます。分子ウィルス学、分子糖尿病学、神経生物学等の進歩は医師である私にとっても未知の分野といわざるを得ません。高性能の画像診断技術、例えばＣＴスキャン、ＭＲＩ、超音波診断にしても脈管内超音波検査と止まるところを知らない日進月歩の進歩に次ぐ進歩です。開心術、臓器移植、開腹・開胸をしない内視鏡手術も一般的になりました。分子遺伝子学は遺伝子工学の技術を進歩させ出生前診断やヒトゲノムの解析による予知医学の道を切り開きました。生殖技術の分野での驚くべき進歩と遺伝子を支配するような遺伝子治療といった今後の展開が果して人類にどのような影響をおよぼすか気がかりな点です。

右に挙げた医学のなかのごく一部の進歩だけでも古くなった町医者にはめまいがしそうです。

現代人はこうした桁外れの進歩の恩恵を被っていますが、こうした技術・機器の進歩は技術中心主義の医療を生み出していることも確かです。大学病院はもとより地方の病院でも競って最新機器を導入し重装備に血眼になっています。

一方で人間と人間の触れ合う場と時間がより少なくなっていることも確かです。多くの医師は技術屋的になり医師本来のよく診て症状をとらえる診察がおろそかになり「癒し人」としての哲学をどこかに置き忘れようとしています。患者の側にも大病院志向は定着し、大病院では「三時間待って三分診療」が現実のこととなっています。

以前は自分の病を受容できた患者も、今は「医療」によって病気は治るのが当たり前と思っていますから、治らなかった時には病や死をなかなか受け容れることができないか、訴訟という手段に訴えることがだんだん多くなってきました。

私の師である小野寺直助先生は「私の研究は全て臨床に関するものだ」とおっしゃり、臨床に徹しておられ、聴くこと、視ること、触ること、圧えることをことさら重視なさっておられました。全人的医療が叫ばれ、インフォームド・コンセントも一般化しているように見受けられますが、上滑り・形式に流れて、人間に関する臨床的哲学は一向に深まっていないように思えてなりません。

医療の大変革の原因は、医療技術の進歩と同時に医療制度の変化によるものです。社会保障制度や医療保険制度が整備されるに従って医療を受けることは権利であるというように変ってきました。医療が受けやすくなった半面、医療が高度化するとともに総医療費も増大し、国は今や医療費をいかに捻出し、抑制するかに汲々としています。それに伴って各医療機関は公私を問わず医療経営の合理化・効率化を必死になって追求しています。

医療に限らず、すべてが「貨幣」「経済」が中心になると医師・患者関係のみならず人間と人間との間に通い合う温かい心の交流はどんどん薄れてきます。この先医療がどのようになっていくのか心配になります。

六〇年安保の敗北から四〇年、苦く貴重な経験を梃子に自分なりの医療を創ろうと努力してきました。またその延長線上でいくつかの住民運動にも関わってきました。目指したものは、患者が主役の医療であり、市民が主役の住民運動でした。しかし、道は遠く燭光も見えない感じがします。

そんな時、いつも思い浮かべるのは山本周五郎が好んで語っていたといわれる「人間の真価は、その人が死んだとき、なにを為したかで決るのではなくて、彼が生きていたとき、なにを為そうとしたかである」という言葉であり、その言葉に励まされています。

一九六三年に講談社版の『山本周五郎全集』を求めて親しんできました。一九五一年に書かれた『山彦乙女』のなかで周五郎は、

「……どこかで間違っている。これは人間が本来そうあるべき状態ではない。どこかで道を踏み誤って、とんでもない方向へ来てしまったのだ。

現在の社会のもっている矛盾や、反人間的な多くの要素は、もうやりなおすこともできないし、抑制することもできない。剪定をしない果樹が、そのまま実を付けるだけ実を付けて、やがてその重みのために自ら折れるように、人間の組立てている社会も、その矛盾と反人間性のために、このままでは、破滅するところまでゆくに違いない。

——人間として、本来そうある生き方に、かえらなければならない。

——人間に生れてきた甲斐のある人間らしい生き方に。」

さらに続けて、

「——人間は無意味に生れてきたのではない、現実はいま誤った方向へ動いているが、その支配からぬけだして、本来の生き方にかえれば、充実した意義のある人生を掴むことができる。」

と書いています。

今年（二〇〇三年）は山本周五郎の生誕百年ということもあって、温かい眼差しで庶民の立場を貫き、世間と人生を見据え続けた周五郎文学が改めて脚光を浴びているということは、周五郎的なものが世の中に求められている証拠です。

行き詰りのような社会情勢ですが私たちは後戻りすることはできません。人間の理性を信頼して前進するしかありません。過去の歴史を一つずつ確かに学びながら、自らの経験を基に改革と解放の理論を構築していかなければなりません。

医療についても、医学は書物や雑誌から学ぶ学問ではなく、生きた人間とその人たちの生きている社会とその生活を基盤にした臨床医学が主舞台でなければなりません。どんな高額な機器も薬も、患者に希望を与えることはできません。病者や障害者や老人に希望を与えることのできるのはまぎれもなく私たち人間です。

この『いのち　ＰａｒｔⅥ』は、『いのち　ＰａｒｔⅤ』（三輪書店、一九九九年）に続いて、院内紙「いのち」二五一号（一九九九年一月）から二九七号（二〇〇三年一二月）および、精神障害者の地域における生活支援運動をおこなっているワークステイションどんぐりの機関紙「どんぐり通信」（一九九九年一月〜二〇〇三年五月）と、その後身であるＮＰＯ法人精神障害者生活支援よもぎ会の機関紙「よもぎ会通信」（二〇〇三年七月〜一二月）に書いたものを、私たちの活動記録としてまとめたものです。

二〇〇〇年一二月に心筋梗塞という思いもかけなかった疾患に見舞われましたが、九死に一生を得ました。そのようにすでにひびの入ったからだですから、もう三六五〇日は生きられないでしょう。そう考えると仕事ができるのは数えられる日数になったということになります。一日一日を心して自分自身の医の道を終わる日まで精一杯歩んでいきたいと思っています。

乾　達

いのち〔縮刷版〕——一開業医の健康新聞Ⅵ

目次

「いのち」によせて

どんぐり通信／よもぎ会通信

清水地域医療研究会からＮＰＯ法人精神障害者生活支援よもぎ会へ・230

どんぐり通信（32号〜85号）

よもぎ会通信（1号～6号）

カバー絵=田村　裕（窓）／中西　徹（顔）
本文挿し絵=朝比奈理恵

※本書では、乾医院（静岡市清水）の院内紙「いのち」、ワークステイションどんぐり機関誌「どんぐり通信」およびその後身の「よもぎ会通信」の単行本収録にあたり、一部の表現を改めました。また、「看護婦」（看護師）の一部と、「保健婦」（保健師）、「分裂病」（統合失調症）については、執筆者の意向により発行当時のまま収録しております。（編集部）

第251号

1999.1.25

いのち

乾　医院
清水市西久保1丁目　6－22
TEL　〈0543〉66－0212
FAX　〈0543〉66－8799

死は自然へ帰る旅である

初めがあれば必ず終わりがあるように、人間生まれれば死ぬことは定めであることも頭の皮では解っていても、心の底でずしんと自覚しているとは到底いえない。

作家の高見順は食道ガンで四回の手術を受けた末、五十八才でこの世を去っている。病いの最中《さなか》死の前年に書いた「死の淵より」の中に、

この旅は
自然へ帰る旅である
帰るところのある旅だから
楽しくなくてはならないのだ

とその辿り着いた、或るいは辿り着こうとした境地を書いている。

医師という職業上世間の人々より死に立ち会う機会が多い。この正月休みの六日間に三人の方々の死の床に呼ばれたが、いずれの方も苦しみのない穏やかな死を迎えられ旅立っていかれた。当日或るいは前日まで僅かでも飲物を口にされ、家族の皆さんも揃ってお別れをして下さった。このような安らかな死にあやかりたいものだと誰しもが願っているに違いない。このような死に度々出会っていると、死そのものは存外楽なものだと思えるようになってきた。

しかし、七十七才で亡くなった女性のKさんが、脳出血で倒れたのは十二月二十八日でその日の正月の準備を終った夜だった。それから二十八年間右片麻痺で過ごし、ここ数年間は寝たきりに近い状態であった。健康な人からみたら耐え難い二十八年間と思われたが、この間Kさんの泣き顔を見たことがない。病気を天命として受け容れていたのであろうか。家族も夫のCさんを中心によく支えてくれた。支える人、支えられた人共に人生の勇者と呼ぶにふさわしい人たちである。正岡子規は病気の苦しみを「病床六尺」の中に記している。「笑え。笑え。健康な人は笑え、病気を知らぬ人は笑え。幸福な人は笑え。」実に悲痛な一文といわざるを得ない。

Kさんの四分の一世紀以上に亘る苦しみの日々を、死が終わらせて永遠の休息を与えてくれたと思ってあげたい。臨終の枕元で御家族は「先生が近くに居て呉れたから、こんなに長く生きられたと感謝しています」といって下さったが、医者としてどれだけKさんの心の奥底の悩みを聴き、希望を与え、家族の方々を支えられたかと問われれば、はなはだ自信はない。残り少なくなった医の道の、貴重な道標として歩んでいきたい。

今の医療はこれでよいのか

Aさんは痴呆を伴った寝たきりに近いおばあさんでした。息子夫婦が面倒を看ていました。お嫁さんは一年以上前から仕事を辞め、Aさんの食事の介助、排泄の始末、身のまわりの整頓など介護中心の生活をしてくれていました。お風呂にも夫婦協力して入れていました。お陰で褥瘡もできず、比較的落ちついた状態でいましたが、八十八才という年令は着実に衰弱を進行させていました。

毎月一～二回往診して、Aさんへの声かけと、病状のチェックと、介護してくれているお嫁さんを励まし、愚痴を聞く程度で薬は処方していませんでした。ところが、風呂場で転んでからまるきり寝たきりになり、食欲がすっかりなくなっているとのことで往診しました。

それまでは辛うじて歩けていたのが、全くの寝たきりになっていました。

左大腿骨骨頭骨折の可能性もあり、これからの介護をする上で診断だけでもつけてもらっておいた方が良いでしょうということになり、家族も了承して、以前受診したことのあるB病院に夫婦で連れていきました。

病いと疾患

レントゲン検査の結果は、大腿骨骨頭骨折でしたが、診てくれた医師と看護婦があからさまに「何でこんなものを連れてきたんだ、治療のしようはないよ」という態度をとり、汚いものでも見るような目で見たというのです。こんな人たちに看てもらうより、癒らなくても家で看てあげたいと思ったお嫁さんが「連れて帰ります」というと、厄介払いができたと思ったのでしょうか、医師と看護婦の態度が変わって、家族の気持ちを逆なでするように笑顔になったと、怒りを込めて家族は話していました。

家族がどんな思いで病人を連れてきているのか、99％呆け症状はあっても耳はよく聞こえていた老婆が、このやりとりをどんな悲しい思いで聴いているのかということに全く気付いていない治療者に、同じ仲間として恥ずかしく腹立たしさで一杯です。

この医師や看護婦も医学部の門をくぐった時や戴帽式の日には、ロマンチックな理想的な医療像を自分の未来の中に描いていたに違いありません。それがどうしてこんなに変質してしまったのでしょう。

㈠医哲学、㈡医学教育、㈢医療経済が問題になります。

医哲学といっても難しく考えることはありません。医療をどの視点から捉えるかの問題です。正確かどうか判りませんが、病気を病いと疾患に分けて考えます。病気になった人は様々な症状や機能低下は勿論、慢性の病気の場合には、家族の看護上の苦労や家庭崩壊を招いたり、職場や家庭経済に直接響いたり様々な悩みが起こってきます。病いは社会の中で生活している生身の人間の身体的、精神的苦悩の全体を示します。患者や家族が訴えてくるのは実は不安が一杯の病いの苦しみです。

病いが病人側からの視点とすると、疾患は治療者側からの視点ということになります。すなわち、疾患は身体の生物学的構造や機能の病的変化ということになります。例えば胸痛が狭心症、心筋梗塞によるものだったとします。冠状動脈撮影をしてバイパス術が成功すれば、生物学的には疾患の治療はうまくいったということですが、患者は再発の恐れ、長期間休んだための会社での人間関係、医療費を含めた経済的問題など、家族も含めて不安を一杯抱えています。これらに思いが至らなかったとしたら病いの治療はなされていないのです。

病いをケアーできない医師

医師が病いをケアーするためには、現実の社会の中で不安と悩みを抱えている、生きている患者の経験をできるだけ理解しようと努めることが必要です。しかし、大学病院や大病院に勤めている医師にとっては、明らかに疾患が病いより重要であり、追究しているのは生物学的、専門的医学知識です。疾患中心の臨床に長く携わっているといつの間にか病いの心理的、社会的、文化的な側面には心が行き届かなくなります。そうした思いがあったとしても、あの忙しさと効率を求める病院経営の中で、ゆっくり腰を落ちつけて患者の語らいに耳を傾ける余裕はありません。

最も重大なことは、現在の医学教育が病いを看る教育を全くしていないということです。教授と呼ばれる人程病いを看るのに不適切な医師はいないだろう。教授になるためには膨大な英文、和文の論文を書かなければならないし、内外の学会で発表しなければならない。庶民の不安や悩みをゆっくり聴いているひまなどないのです。患者の語らいに耳を貸さずして思いやりのあるケアーはできません。医局全体に病いをケアーするという思想がないのですから、そこでいくらトレーニングを積んでも患者が求めるような医師は生まれてきません。大学教授の再教育と医学教育全体を抜本的に改革しなければ、医療の再生はありえません。

利潤追求の医療経営

慢性の患者の不安や悩みをいくら聴いても利潤は上がりません。経営本位の大病院には疾患のための高度医療はあっても、病いを癒す人的余裕は全くありません。経済に最も馴染まない医療や教育が利潤の対象になってしまっている社会が狂っていない筈がありません。医療の本質を深く追究する中で、自分自身の医療のあり方を反省し病いを癒す医療を目指し、今後の生き方を考えていきたい。

患者物語

胃潰瘍で通院中のTさん（七〇才）は、昨年の十二月で個人タクシーの職を退かれました。

実はこのTさん、当院の往診時の運転手さんとして十数年にわたり、先生・看護婦と共に在宅寝たきり患者さんのお宅を廻っていただいていました。

「今日は国道ばたのかどの○さんから酒屋の○さんへ行って、ぐるりと廻って八百屋の○さんへ…」「今日は○さんと△さんへ行くけど、どっちが先がいいかね。」という調子でお願いしても、「はい、わかりました。」のひとつ返事で、一日六～七軒のお宅に最短コースで廻ってくださいました。

外から見れば、ただ通り過ぎてしまう一軒のお宅でも、一歩内に入ると苦しんでいる患者さんがいて苦労している家族がある、という現実をTさんが運転して下さるタクシーに乗って学ばせていただきました。

退職が決まって少し寂しげな笑顔で挨拶に見えましたが、当院一同「長い間ありがとうございました。お疲れ様。」と感謝をのべたいと思います。（A）

《人間の医学講座　予定表》

月日	曜		講　義	ビデオ
2/1	月	昼	糖尿病学級	糖尿病現代養生訓
8	月	夜	肝硬変・肝癌	C型肝炎と言われた方々へ
15	月	夜	糖尿病学級	糖尿病現代養生訓
22	月	昼	肝硬変・肝癌	C型肝炎と言われた方々へ
3/1	月	昼	糖尿病学級	春の旅立ち
8	月	夜	腎臓の病気	腎不全・I－進行を遅らせるために－
15	月	夜	糖尿病学級	春の旅立ち
29	月	昼	腎臓の病気	腎不全・I－進行を遅らせるために－

〈時間〉(昼)→2時～4時　(夜)→6時半～8時半
〈場所〉乾医院2階講義室

集団栄養指導のお知らせ

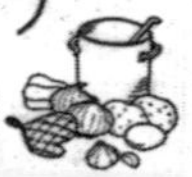

（内容）
豊かな食卓で
上手にやせよう
―高血圧・高脂血症の方へ―

〈日時〉2月25日（木）
午後2時～

〈場所〉当院2階講義室

今回は特に、肥満の解消を中心に栄養士がお話します。お誘い合わせてお出掛けください。

インフルエンザが大流行

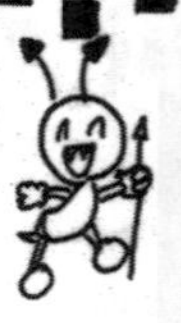

今年に入って、インフルエンザの患者さんが急増し、待ち時間が長く御迷惑をおかけしています。

普段から規則正しい生活に心がけ、栄養・睡眠を十分とり、具合いが悪くなったら無理せず早目に受診して下さい。うがい・手洗いも習慣づけましょう！

ボランティア募集中！

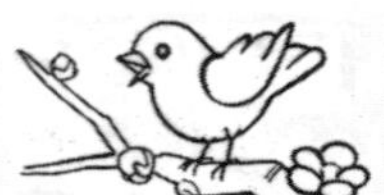

ワークステーション「どんぐり」で、"おふきんにししゅうをしてくださる方を募集しています。御協力お願いします。
※詳しくは窓口へ声をかけて下さい。

第252号
1999.3.16

いのち

乾　医院
清水市西久保1丁目　6-22
TEL　(0543)　66-0212
FAX　(0543)　66-8799

誰のための医療か

現代社会は奇妙な世界である。マスコミの波に上手に乗りさえすればお金になるのである。従って「将来何になりたいか。」という質問に何人かの子どもが「有名人になりたい。」と答えるのを聞いて驚きもしたが、逆に然《さ》も有りなんとも思った。マスコミ、マスメディアの時代になって大量に生まれた虚業の世界に生きる評論家というのも奇妙な存在である。経済評論家、政治評論家も大半は無責任極まりないがこれらはまずまずとしても、家事評論家、旅行評論家、プロレス評論家……医事評論家、育児まで評論されてはたまらない。桑原武夫が岩波の「一日一言」に二三〇〇年前を生きたアリストテレスの一文を選んでいる。

「役人を選び出したり、また役人の責任を追及する最終の権威が、大衆にありとするのは不得策だ、という理論がある。そういう論法には、なにか誤りがありそうだ。……その理由の一つは、専門家が唯一または最良の批評家でないような若干の問題、つまり生みだされた結果に対して、すぐれた専門家ではない人びとの正当な批評が許される問題が存在するからである。たとえば、家の長短を批評する役割をはたすのは、建築家だけではない。家を使う人びと、つまり居住者が実はずっとよい批評家なのだ。」（政治学）

医療においては医療を受ける側の市民が最もよい批評家である筈である。医療のすべては病者のためであって医師や看護婦や病院のためにではない。ましてや大学や製薬会社や器機メーカーのためではない。しかし、現在の医療は病者中心の医療になっているであろうか。政治、労働運動、教育などあらゆる分野で市民の主体性は骨抜きにされてしまっている。医療においても主客は完全に転倒している。勿論責任の大半は私たち医療者側にあることは明らかであるが、そうした情況に唯唯諾諾《いいだくだく》と身を任せている病者の側にも問題がある。家を建てる時すべてを建築家に任せないように、医療においても医師任せにしないで賢い病者になるべきである。そのために主役になるための勉強が必要である。検査や治療を選択できる位にはなってもらいたい。と同時に医療のみならず政治、経済、労働運動など全ての分野での腐敗、混乱、主客の転倒がどうして起っているか、その根源を自分の問題として追求が必要である。

福音だが使用は慎重に バイアグラ発売

テレビや新聞で話題になった勃起不全治療剤「バイアグラ」が三月末より厚生省の認可を得て発売になります。長年月を経てやっと認可になった「経口避妊薬ピル」に比べて、わずか半年で製造・輸入が認められた背景には個人輸入等で世間に出回って死亡例がでたりして、早く承認して医師の管理下においた方が安全と判断されたからのようです。

心臓病の人は厳重注意

勃起不全とは、満足な性行為を行うための十分な勃起とその持続ができない状態をいいます。こうした方々には「バイアグラ」は福音となる薬ですが、死亡事故につながる恐れもありますので医師、患者共注意して使用することが肝要です。

●ニトロ等硝酸剤との併用は禁忌●

本剤を狭心症に繁用されている硝酸剤と併用しますと、血圧低下を増強して死亡事故につながる恐れがあります。

四八才の糖尿病患者がバイアグラ服用後、性行為中胸が苦しくなり、救急車の中でニトログリセリンを与薬され一時胸痛は治まりましたが、三〇分後に胸痛再発し、心停止・救急治療室で死亡しています。

本院で使用している硝酸剤は、アイトロール、シグマート、ニトロール、ニトロダームです。

●他の人に譲り渡さないで下さい●

六〇才の高血圧、糖尿病でニトログリセリンテープを使用中の方が、友達からもらったバイアグラを一錠服用後性行為。服用してから約二時間後、家族が異常に気づき救急隊を要請。救急車が到着した時は心肺停止状態で死亡しました。

どんな薬でも医師から処方された薬を他の人にあげないで下さい。

●他の医療機関に受診するときは必ずバイアグラ服用中であると告げる●

五七才男性、バイアグラ服用後、性行為直後に激しい胸痛あり、救急室でニトログリセリンを服用後死亡。

この場合パートナーにバイアグラを使用していることが伝えられていて、併せて注意事項を知っていれば事故は防げたかも知れません。他の医療機関に受診する時は何の疾患で、どのような薬を服用しているか必ず告げて下さい。できるだけ紹介状を持って行って下さい。

●性欲を増進する薬ではありません●

バイアグラは性欲を増進する催淫剤ではありませんから、性的刺激を受けなければ勃起することはなく、性的刺激が中止されれば勃起もおさまります。

触れあいこそが大切

低血圧の方、肝硬変の方、腎機能が低下している方も使用しない方がよいでしょう。

バイアグラの処方が禁止対象になる人

①糖尿病・高血圧・心疾患・脳血管障害・消化性潰瘍・出血性疾患などの急性期またはコントロール不良の場合。また血圧90／40mmHg以下の患者
②15分間の軽いジョギング程度の運動負荷に耐えられない患者
③ニトログリセリン使用者
④不倫・家庭内強姦目的（既婚者は妻の承諾が必要）

使用に際して必要な注意

①バイアグラは網膜にも多少影響するため、「色素変性症」のある患者は定期的に目の検査が必要。
②バイアグラの効き目を強めてしまうくすり、たとえば抗生物質、抗真菌剤、胃腸薬のシメチジン（H_2ブロッカー）などを服用している人は医師にその旨を伝え、少量から開始する。
③疲労時や多量の飲酒時には副作用が強くでやすいため服用を控えるようにする。
④副作用がでやすいので、服用後、熱い湯に入らないようにする。
⑤ものが一瞬青く見えることがあるため、服用後すぐには車などの運転は控える。
⑥効果が落ちるため、服用前に脂肪分の多い食事をとることは避ける。

使用は一日一回までとし、次の服用までに二四時間以上間隔をおいて下さい。使用は性行為の一時間前に服用します。有効率は七割といわれていてすべての人に有効という訳にはいきません。アメリカでは九ヶ月間に一三〇人もの死者がでています。上に東邦大学の永尾光一先生の使用上注意をお示ししました。

性交だけが性生活の全てではありません。「いのち」一三三号から一部を再掲します。

「性の交渉にもいうまでもなく限りがあります。どうしても性行為ができなくなるときがやってきます。性行為の中で性交が主であることには違いありませんが、特に女性にとっては乳房、口唇、肌なども性行動の上で重要な役割をもっています。性行動がなにも性交だけではないことをよく理解すれば高令者にも性的な楽しみの可能性は充分にあります。

能力に限界がきたからといって別々に離れて布団を敷いて寝るとか、別室に寝るとかしないで、ひとつの布団の中で夫婦が互いの肌と肌を触れ合いながら性を感じ合うことが大切です。そのぬくもりを大切にしていくことで、別れの日までほのかな性の喜びを感じ、二人で生きていることの倖せを持続することができます。

老年の夫婦にこそ、いたわり合いと触れ合いが必要です。それによってたとえ性行為はなくても、若い時代とはまた違った充実した満足感が得られる筈です。」

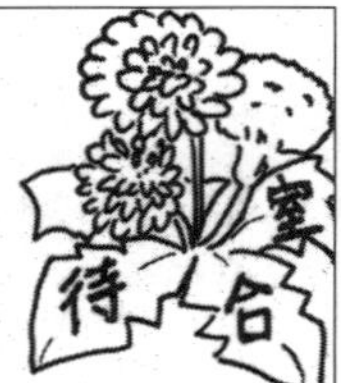

四月から老人一部負担金が五三〇円になります。御了承下さい。

腎症の方へ 作って食べよう会
「低たんぱく、減塩でエネルギーを下げないコツ」
〈日時〉 4月22日(木) 午前10時～午後1時半頃
〈場所〉 袖師公民館調理実習室
☆申し込みは窓口へお願いします。

人間の医学講座予定表

月日	曜日	時間	講義	ビデオ
4/1	木		林 竹二 忌 ☆夜7時～	
5	月	昼	糖尿病学級	あなたの生活習慣は大丈夫?
12	月	昼	狭心症	心臓病の危険信号
19	月	夜	糖尿病学級	あなたの生活習慣は大丈夫?
26	月	夜	狭心症	心臓病の危険信号
29	祝		ハイキング ☆詳しくは院内ポスターをご覧下さい。	
5/6	木	昼	糖尿病学級	おそれずあわてずあなどらず 糖尿病の自己管理
10	月	昼	コレステロールの話	コレステロールと闘う アメリカからの警告
17	月	夜	糖尿病学級	おそれずあわてずあなどらず 糖尿病の自己管理
24	月	夜	コレステロールの話	コレステロールと闘う アメリカからの警告

♪昼→午後2時～4時
♪夜→午後6時半～8時半
♪乾医院2階講義室で行います。

―新たな自分を発見できました―

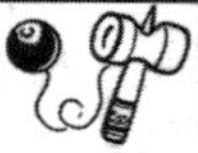
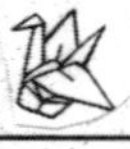

石羽根 明子

短大を卒業し、こちらの医院に勤めてから早くも三年が過ぎました。その間に看護学校を卒業し、准看護婦としての新たな人生に足を踏み入れました。最近やっと、自分の足で歩き回ることができるようになったのではないかと思います。これから遠回りや寄り道をしながらも、自分のペースで一歩一歩確実に歩んでいきたいと思いましたが、三月末で転居のため退職することになりました。

幼い頃から人見知りの激しい私にとって「自分から話をすること」や「人前で大きな声を出すこと」は大変困難で苦痛なことの一つでした。ですから看護婦という職業は、私には遠く無縁な存在でした。また、これから「看護」という立場で人と接することになる自分を、想像することができず不安がつのりました。そして、果たして私に看護婦らしいことができるのだろうかという疑問をもかかえ、スタートラインに立つ事になったのでした。

しかし、ここでの生活の中で、自分が思い悩んでいたことは小さなものである事に気づいたのです。医学講座や勉強会などの参加、また先生の講演会の同行など多くの経験や出逢いで新たな自分を発見し、序々に自信へとつながっていきました。そして「看護」という文字の重さと、それを行うことの難しさや必要性を学ぶことができたと思います。

乾医院を通して、先生方やスタッフの皆さん、それから多くの患者さんとの出逢いが私自身を成長させてくれ、同時に大きな支えとなりました。これからも多くの事に挑戦し、自己啓発へとつなげていきたいと思います。短い間でしたが今まで大変お世話になり、ありがとうございました。

第253号
1999. 5. 13

いのち

乾　医院
清水市西久保1丁目　6-22
TEL 〈0543〉 66-0212
FAX 〈0543〉 66-8799

学ぶということ

四月一日は林竹二先生の御命日で、本院では毎年「竹二忌」を行っています。今年は先生が亡くなる二年前の御講演の記録映画「田中正造の最後の戦い」を上映しました。

強制破壊の後人間が到底生きられないような谷中に残留して、「生命をうばわせる覚悟」で無理非道に追い立てようとする権力に抗議する道を選んだ谷中人民に対して、田中正造は自分が保護してやらなければならない無知無識無気力な人民であるからその人たちに代わって怒り、そして道理のために憤ることを彼らに教えるのが自分の使命であると考えていました。田中正造に無力な人民を救ってやろう、教えてやろうという気持ちがある間は残留民の不退転の勇気と自覚心の偉大さに、正造にして気づくことができませんでした。強制破壊から二年を経た明治四二年正造六九才の時、「正造は従来の自分がまったく知識の生活者になってしまっていたことに気づいて、いままで保護してやろうと思っていた谷中の人民を師として、先生として、人間とは何であるか、人間が生きるとはどういうことであるかを根底から学び直す事業にとりかかった。」と林先生はおっしゃっておられます。

林先生は学ぶということについて「学ぶとは、いつでも、何かがはじまることで、終わることのない過程に一歩ふみこむことである。一片の知識が学習の成果であるならば、それは何も学ばないでしまったことではないか。学んだことの証しは、ただ一つで、何かが変わることである。」何が変わるのかといえば、ものの見方が変わり、人生観が変わり、生き方が変わることであると書いておられます。

病者に寄り添って歩み続ける医者になるためには、深く柔軟に学ぶことが大切であることを林先生に教えて頂きました。学ぶということは、病者と良い関係を結ぶことのできる自分に何度でもつくりなおすことです。病む人々と本当に向き合うことのできる自分にどれだけ自分を変えられるか、これからの課題です。

一九七三年八月に創刊した「いのち」の二〇一号から二五〇号までが五冊目の本となって、三輪書店からこの度出版されました。出来上った本を手に取って、四分の一世紀の間続けることができたのは、読者の皆さんと本院の良き仲間達の支えがあったからだと感謝に耐えません。

人間の医学講座　一〇〇〇回

教えること学ぶこと

「いのち」の創刊号が昭和四八年八月二五日に出ています。その二面に、それまで糖尿病・喘息・高血圧など疾患別に開いていた学級を「人間の医学講座」として新たに再スタートする記事が載っています。一九七三年九月十日「膵臓病の話」が第一回でした。あれから二五年が経ったことになります。今月二四日「コレステロールの話」が一〇〇〇回目になります。我ながらよく続いたものだとびっくりしていますが、それ程大変だったという思いはありません。

　このように四半世紀の間休まずに持続できたのも熱心に聴講して下さった皆さんの温かい支えがあったからと心から感謝致しております。事実、「今夜は雨が降って、お客が少なそうだ。一生懸命話す先生が可哀相だから聴きに行ってやろうか。」といって聴きに来て下さった方もおられました。加えてコ・メディカルスタッフの献身的な協力には頭が下がります。宣伝のビラの作製、会場の準備と片付け、現在はビデオになりましたが16ミリ映写機の操作、スライド係、待合室用のビデオの撮影など彼女たちの協力なしには医学講座はありえませんでした。

オンボロの待合室で始まった

医学講座のきっかけは、当時入院室のある診療所で父と一緒に仕事をするようになった時、住込みの従業員に新しい医学知識を身につけてもらうために月三回、診療の終わった夜講義をすることにしました。しばらく続けているうちに、患者さんにも一緒に聴いてもらったらということで学級が始まりました。

　講座のある夜はオンボロの待合室が教室になり、夏は扇風機が天井で廻り、冬は煙突のついたストーブを囲んで、六時半から映写機が廻り始めます。毎回の映写フィルムを用意するのも当初は大変でした。喘息学級だけは昼間行っていましたので、待合室を暗くするために黒い紙を鋲で止めたりしたのも今は懐かしい想い出になりました。操体法や出席者の多い糖尿病の食事療法は、辻六区公民館を会場にして行いました。その頃の古い写真を見ますと鬼籍に入られた方々も多く感無量です。

　一九八五年十月現在の診療所に改築、二階に講義室ができました。その十二日に五〇〇回目が行われています。二五年間に一度だけ一人も出席者がなく中止になったことがありました。お一人ということも一回、二、三人ということも何回かありましたが、糖尿病学級などは補助椅子を出さなければならない程多くの出席して下さる方があり、嬉しい悲鳴をあげている今日この頃です。これからも奮って御参加下さい。

人は教えることによってもっともよく学ぶ（セネカ）

患者が素人だから、話す内容の程度が低くてよいということにはなりません。患者にとってその疾患は時としては生き死に関わっているのですから、できるだけ高度でなければなりません。その高度なレベルを維持するためには、医師は絶えず学ばなければならないのです。医師の最も大切な仕事の一つは学ぶことです。

そのレベルの高い内容をどれだけ解り易く噛み砕いて、すべての人に理解してもらえるように話すためには話し手が余程よく解っていないとできません。そのための方法と技術も身につける必要があります。しかし、医学講座が単に知識をつめ込む場であってはならないと心掛けています。大多数の患者は病気を治してもらおうと思って来院しています。その人々に、病を治す主人公は自分自身であることをよく理解してもらうことを目指しています。いいかえれば、現代医療の中で患者は治療の対象となって客体化されていますが、その患者を主体にしたいという思いをこめて講座はもたれています。

自分を創り変える

診察・検査が済んで診断がついたところから治療が始まりますが、薬はミッテル（中間物・媒介物）でしかありません。医師の仕事は患者の持っている無限の治癒能力をひき出すことにあります。医師が患者の持つ治癒能力をひき出す力を身につけない限り、患者が治療の主人公にはなりえないのです。

病を持ち苦悩している患者が、その疾患を通して、その人の死生観が変わる位の講座にしたいし、またそのチャンスでもあると思っています。それまで患者が持っていた自分の病気に対する考え方、いのちへの関わり方が如何に底の浅いもので間違っていたかを知ることが学んだということです。

しかし、患者を変えようとすればまず医師が、生命に対する畏敬の念を深め、人間として愛され、尊敬される存在に自分自身を変えなければならないと胆に銘じているつもりですが仲々そうはなれません。変わろうと努力していることで許して頂きたいと思っています。

「人間の医学講座」が一〇〇〇回も続いてきたもう一つの理由は、右に述べた伝えたいものがあったからです。伝えたいことを伝えるためには、患者が医師に対して「心を開く」ことが前提となります。ここに医療の可能性も開けてきます。ここでもう一つ重大なことは「患者の心を開かせる」のではなくて「患者が心を開くような医師に自分を変える」ことです。従って講座だけではなく、私の医療全体が学びの場であるように努めて参ります。

人間の医学講座予定表

月日	曜日	時間	講義	ビデオ
5/25	火	正午	糖尿病患者さんの食事会	＊要予約（先着24名）
6/7	月	昼	糖尿病学級	糖尿病食は最高の健康食
14	月	昼	喘息学級	成人喘息 克服するために
21	月	夜	糖尿病学級	糖尿病食は最高の健康食
28	月	夜	喘息学級	成人喘息 克服するために

〈時間〉 昼：2時～4時
夜：6時半～8時半

〈場所〉 本院2階講義室

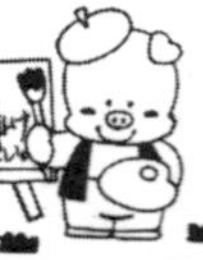

～待合室～

4月29日みどりの日、曇天の中大丸山にハイキングに行ってきました。頂上で昼食をとる頃には冷たい雨が強くなり帰りは大変でしたが、多勢の方の参加、本当にありがとうございました。

開業医の健康新聞 V
いのち
縮刷版

201～250号が一冊の本になりました。

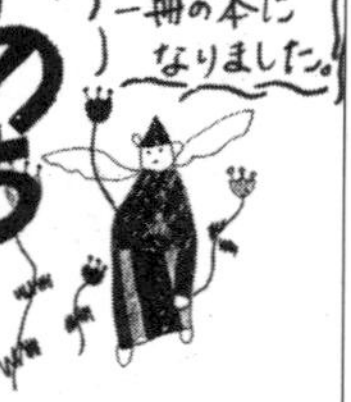

◎窓口（会計）でお求めいただけます。
◎価格は1500円です。（税込み）
◎パートⅠ～Ⅳもありますので御希望の方はお申しつけください。

「医食同源」
―みなさんの食事のお役にたちたい―

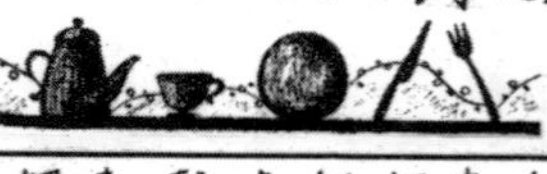

橋本 志賀子

昨年より、乾先生のもとで、皆さんの食事の相談指導のお手伝いをしております栄養士の橋本です。火曜日と木曜日に来ております。ご挨拶が遅れましたがどうぞよろしくお願い致します。

こちらに来て一年余りですが、先生の診療方針が良く分かり、皆さんと継続的にお会いでき、いろいろお話が聞け、病院とはまた違った意味で意義深く、よい勉強をさせてもらっています。

個人的には延べ約三七〇人の方とお会いしました。一番多かったのは糖尿病、次いで高脂血症、高血圧、高尿酸血症、腎臓病の方です。その他グループでは、話、試食会、調理実習など六回開催しました。皆さんそれぞれによくがんばっておられ感心しております。

病院にいる時は、動脈硬化から心筋梗塞になった人、脳血管障害で一生懸命歩行訓練をしている人、寝たっきりで中心静脈栄養や鼻腔栄養を受けている人、糖尿病が進行して網膜症で失明した人、腎不全で血液透析を受けている人など病気の進行により、苦労されている方と毎日お会いしました。病気には不可効力によってなるものも多いですが、長年の生活習慣（食事や運動）の影響を受けて発病したり、病気を悪くされた方も多いです。発病しないことが一番良いことですが、病気があっても元気に生活できるよう油断せず、合併症を出さないこと。もし合併症が出ても、進行を遅らせることが大切です。食事の面でお役に立ちたいと思っています。また高齢者の方にも元気に暮らして欲しいと思いますので、食事が「とりにくい」「のみ込みにくい」「むせやすい」などありましたらご相談ください。皆さんと共に頑張りたいと思っています。

第254号

1999.7.1

いのち

乾　医院
清水市西久保1丁目　6-22
TEL 〈0543〉 66-0212
FAX 〈0543〉 66-8799

医者の三つの武器 ことば・植物・メス

六月一五日午後の往診から帰ってきた時なんとなく躰がけだるく、変だなと思いましたが、四時からの診療はいつも通り終えて体温を測ってみると三八、一度ありました。夜中に三度発汗があって翌朝は解熱しましたが、大事をとって水曜日の精神保健教室を初めて休みました。木曜日は午前中診察、昼食を摂る時間もなく静岡で民生委員の方々が二五〇人も精神障害について話を聴いて下さるとのことで、風邪声を押して話をしてきました。さて、それからが大変です。躰は熱っぽいし、だるいし、声が出なくなってしまいました。声が全く出ないのですから金、土曜日と二日間は診療を休ませて頂きました。月曜、火曜と診察をしてみましたが、声が嗄《かす》れて思うように話ができません。声を失って初めて、古代ギリシャのことば「医者には、ことば、植物、メスの三つの武器がある」ということの正しさを思い知らされました。勿論ことばの後には病む人を思う心が当然ある訳ですが、この心を伝える手段としてのことばの重要性を改めて認識致しました。私が信頼している、病院の医師で、ことばの不自由な方が居られますが、紹介したどの患者さん方も皆喜んで下さいます。思うように話せないことを経験して、この先生がどれ程心の優しい方であり、技術的にも確かであったかを再認識して感謝の心を新たにしました。古代ギリシャの医者のことばの中の「植物」とは薬草のことであり、「メス」は外科手術のことです。医者が病気になることは時として極めて大切なことです。倖い三、四日本を読める時間ができましたので買い溜めてあった小説を読みました。ミシェル・デル・カスティーヨ著「タンギー」徳間書店、小嵐九八郎著「真幸《まさき》くあらば」講談社、帚木蓬生著「安楽病棟」新潮社、これは小説ではありませんがV・E・フランクル著「宿命を超えて、自己を超えて」春秋社、です。私たち医者は多勢の病を持つ人たちの話を聴くことで、様々な人生模様を観ることで学ぶことはできますが所詮「診察室の中の蛙」です。小説は人間を離れては成り立ちません。したがって様々な人生に出会うことができ、その人物の心の内部に立ち入ることができます。更に優れた文学は人物と同じようにその時代の精神を写し出しています。医者は本を読むべしと思っています。医者が病気になったための嬉しい余禄でした。

いよいよ肺がん時代がやってきた

肺がんが胃がんを追い抜くのは、二〇〇五～二〇一〇年頃だと予想されていたのですが、最近の厚生統計では男女共悪性腫瘍死のトップは肺がんでした。予想より一〇年も早く一位になるという驚くべき速さで肺がんが増えています。肺がんは日本だけでなく世界的にも増えています。

日本では年間約六万人の新たな肺がん患者が発見され、年間約四万五千人が死亡しています。

主原因はタバコと大気汚染

胃がんや乳がんなどに較べて治りにくいこと、急速に増加していることが問題です。肺がんの原因はというと、ご存じのようにタバコです。タバコの消費量が一九四五年頃から増え続けていますが、それに十年遅れで肺がんが平行して増えてきています。次の原因として挙げられるのが大気汚染です。工業地帯・石油工場周辺・幹線道路の沿線などでは農村地帯に較べて明らかに肺がんが多発しています。クロムやニッケルなどの重金属、ディーゼルエンジンの黒いすすなども、肺がんの発生と密接な関係ありといわれています。したがって、清水市のような三方を山に囲まれた大気汚染地域でタバコを吸うということは大変危険なことです。

肺がん増加の大きな原因の一つは高齢社会です。すべてのがんは老人病ともいえます。年をとるにしたがって、からだの免疫力、抵抗力、生体防御機構が弱まって発がんしやすくなっているのです。肺がんの発生率をみてみますと三〇才以下では殆んどありません。十万人当り三〇代では一人、四〇代で五人、五〇代では二五人、六〇代一〇〇人、七〇代では二〇〇以上と加齢と共に増加しています。三親等以内に肺がん患者のいる人は肺がんになりやすい遺伝的な素質があります。ストレスもがんの要因になるといわれています。

治りにくい肺がん

胃がんと診断された患者が、治療を受けてから五年後の生存率をみてみますと約五〇％ですが、肺がんはというと一〇％位しかありません。したがって、肺がんは治りにくいがんの仲間に入ります。肺がんは症状のでるのが遅いため、発見され診断が確定する頃にはかなり進行していることが多いのです。とはいえ、肺がんでも早期に発見すれば治療効果もあがっていることも事実です。

肺がんは大きく分けると二つあります。一つは肺の入口の中心部の太い気管支付近にできるもので「中心型」といわれます。「玄関型」といってもよいでしょう。もう一つは肺の奥の辺縁部にできるがんで「末梢型」といい、いうなれば「座敷型」です。

喫煙者は喀痰検査を

肺の入口にできる「中心型」肺がんは、組織学的には扁平上皮がんが多く、タバコを一日二〇本以上吸い続けた五〇才以上の人に好発します。早期にはX線写真には写りません。しかし、太い気管支の粘膜は非常に敏感ですから、少しの刺激にも反応しやすいという特徴があります。ここにがんができると早期から咳、痰、などの症状がでます。特に血痰は要注意です。健康診断などのX線検査では見逃されがちですが、咳や痰が続くようなら喀痰検査を受けて下さい。「中心型」肺がんは痰の中に早くからがん細胞が現れるので、痰の検査が早期発見に有効です。この型の患者に喀痰細胞診を行ってみると、八四%にがん細胞がみつかります。

一方、「末梢型」肺がんは組織学的には、腺がんが多く、腺がんは肺がんの四五%と最多で、女性の肺がんの七〇%がこのタイプです。大気汚染が原因として最も疑われますが、現在のところ原因不明です。女性に多いことから、タバコとの因果関係はそれほどないと考えられています。

年一回、胸部X線検査を

ほとんどが扁平上皮がんの「中心型」肺がんは、なかなか早期発見が難しいのが実情です。しかし、この型の肺がんでは病初から咳、痰、血痰などの自覚症状が現れやすく、X線検査よりも喀痰細胞診が有用であることは先に述べました。したがって、四〇才以上の喫煙者は自覚症状に注意をはらい、胸部X線検査だけでなく喀痰検査を受けて下さい。本院では、朝起床時の痰を七日間連続で保存液に採って頂き、専門機関で診断してもらっています。

「末梢型」肺がんは肺の奥の方にできるため、早期に症状がでることはほとんどありません。しかし、胸部X線写真には、かなり早期から写る場合が多くみられます。「末梢型」肺がんが、肺がん全体の七〇〜八〇%であることから、四〇才以上になったらどなたでも、折角通院なさっておられるのですから、自分で定期胸部X線検査を予定して、早期発見に努めて下さい。本院の患者さんで、手術して肺がんが根治した方が多勢おられますが、皆さん糖尿病や高血圧など他の病気で通院中、定期検診で発見された方々です。

肺がんは、タバコという危険因子との関係がはっきりしているがんです。日本の肺がん患者のうち、男性では七二%、女性では二〇〜三〇%が喫煙に起因するといわれています。タバコを吸い始める年齢が、低ければ低いほど発がん率は高くなります。若い人は勿論、どなたも勇気ある決断で、禁煙して下さるようお願いします。

＊人間の医学講座予定表〔後期〕＊

回数	月日	曜日		講義	上映ビデオ予定
1005	7/5	月	昼	糖尿病学級	糖尿病といわれて
1006	12	月	昼	高血圧症	高血圧と食事
1007	19	月	夜	糖尿病学級	糖尿病といわれて
1008	26	月	夜	高血圧症	高血圧と食事
1009	8/2	月	昼	糖尿病学級	友達だから
1010	9/6	月	昼	糖尿病学級	ここがポイント食生活習慣
1011	13	月	夜	心臓病の人のために	心筋梗塞が気になる人に
	18(土)～19(日)			糖尿病患者さんの為の箱根研修旅行（要予約）	
1012	20	月	夜	糖尿病学級	ここがポイント食生活習慣
1013	27	月	昼	心臓病の人のために	心筋梗塞が気になる人に
1014	10/4	月	昼	糖尿病学級	糖尿病の運動療法
1015	12	火	夜	環境ホルモン	水俣病その20年
1016	18	月	夜	糖尿病学級	糖尿病の運動療法
1017	25	月	夜	喘息学級	わかりやすい喘息
1018	11/1	月	昼	糖尿病学級	糖尿病の養生問答
1019	8	月	昼	喘息学級	わかりやすい喘息
1020	15	月	夜	糖尿病学級	糖尿病の養生問答
	18	木	昼	インスリン講座	低血糖とは
	25	木	夜	インスリン講座	低血糖とは
1021	29	月	夜	コレステロールについて	沈黙の病気 ザ・サイレントキラー
1022	12/6	月	昼	糖尿病学級	こわい合併症
1023	13	月	昼	コレステロールについて	沈黙の病気 ザ・サイレントキラー
1024	20	月	夜	糖尿病学級	こわい合併症

《時間》 ・昼 → 2時～4時　・夜 → 6時30分～8時30分

《場所》 乾 医院2階講義室

くり返し、くり返し勉強していただきたいと思います。
お誘い合わせてお出掛け下さい。

第255号

1999.9.3

いのち

乾　医院
清水市西久保1丁目　6-22
TEL〈0543〉66-0212
FAX〈0543〉66-8799

暗い時代の幕開けか

一九九九年は最も愚鈍といわれていた小渕内閣が平和と人権と民主主義を一気に覆した年として後世に記憶されるであろう。しかし、世の中は平穏無事である。「日の丸、君が代法案」「盗聴法」「国民総背番号制」を数の力で強引に成立させた。

どの時代をみても愛国心などというものが説かれた時代に限って人民は多くの不幸を背負わされてきた。最近の毎日新聞の川柳欄に「族議員はっきりと言や賊議員」が載っていた。庶民の率直な心情だろうと思う。その国会議員を本心では馬鹿にしながら上手に操っているのが官僚たちである。役人・官僚は人民の公僕であった筈であるが、今や、やりたい放題、勝手気儘、官のための官でしかない。議員や官僚など権力の中枢にあるものが「神を畏れ」「愛の精神」を持たないことが人民を不幸にしているのである。

明治三十六年に田中正造はこう書いている。「帝国大学の学士中、おおくは忍耐力の一つは卒業せり。恥を忍ぶ、侮辱を忍ぶ、惻隠(あわれみの意)の心を失うを忍ぶ、人の財を奪うを忍び、同胞兄弟に破廉恥を為すを忍び、国の亡びるを忍ぶ。この学生はこの忍耐力を卒業せり。地方教育、学生の精神を腐らす。中央の大学また同じ。学ばざるにしかず。」明治四十三年の日記には「今の学士は皆壮年にして智識あり。能く国家を亡ぼすに足るの力あり。無経験にして悪事を働く能者たり。勢力猖獗《しょうけつ》(勢いのすこぶる強いこと)有為の士なり」と権力を握った者どもが国家を亡ぼしつつあると慨嘆している。※

利潤を追求する以外の、人類全体の平和と未来に思いをはせる高い理想を持ち得た時、国の品位が高まったといえるが、果してわが国があるいは世界の各国がそうなっているであろうか。

また、現代の資本主義体制の中で祖国というものが存在するだろうか。自己の利益の追求、虚栄、資本への忠勤が祖国などというものをとっくに吹き飛ばしてしまっている。その無いものをあるように見せかけるために「日の丸・君が代法案」が殆ど議論もなされずに数の暴力によって成立させられたが、これら一連の「逆コース」というべき法案を「誰が、何のために、何故今」持ち出してきたのか私たちは深く考え直さなければならない。暗い時代の幕開けの予感は杞憂であろうか。

※『林竹二著作集』全一〇巻（筑摩書房）より

同じ時代を共に過した友より

『いのち』の縮刷版を贈っていただきながら、お礼がなかなか書けませんでした。ぜひ書きたいと思いながら、考えさせられることが多かったためと思って下さい。ともかく自分を振り返る良い機会になりました。

『いのち』を読んで感心させられる点が多々ありました。第一には内容から読み取れる精神に感心したと言うべきでしょうか。あるべき医療を追求する姿勢で貫かれていた点です。平易な文章で、また時には判りやすい事例を通して書かれていました。患者から、または患者の医療に対しての姿勢から学ばれる事柄が多く載せられていますが、それは乾医院での人間関係の良さが表されています。

いかに我々が理想をかかげていても、日々の医療はその時代の政治、経済の大きなうねりから逃れることは出来ません。厚生官僚が考える政策には、必ず彼らなりに先を読んだ裏があり、人のための医療とは程遠いと言わざるを得ません。まして医師のための厚生医療政策であるわけがありません。この不十分なシステムの中で、または患者の協力のもとに今何ができるかは、日常の我々の大きな問題です。医師自身が率先して、道を開く以外に良い医療を求めることはできないと私は思っています。肥満を予防し、またはその治療のため、運動不足を解消するために運動しなさいと、患者に我々が口で伝えるのは簡単です。しかし患者が実際に運動が行われるのは困難なことが少なくありません。講演会を催し、ビデオを患者と一緒に見、共に考え、スタッフが患者の先頭に立ってハイキングに参加して実践している姿勢は素晴らしいです。患者とともに、患者に溶け込んでその困難を克服しようとする真摯な態度と見受けられました。ただ皆さんが自分の時間を持てないのではないかと心配です。

巷には医師と患者の関係、医師や医療の理想的なあり方を求め、医療の頽廃を嘆き、批判、または告発する本や文章は多数あります。中には医師自身による告発本もあります。内容は事実ではあっても一面的または一方的であったり、本質的な指摘とは言えず、心からは納得できません。それらからは我々は何も得られるものがないことが多いのです。『いのち』は乾医院の広報のための、または教育医学用の新聞であるのかも知れませんが、正しい医療を求めて患者や医師の主体性を持たせるための問題提起新聞です。“まえがき”に代えての部分にはそれがよく書かれていましたが、小生も全く同意見です。

実は何年か前に、ある書店の店先で『いのち』の縮刷版をちらと見たことがありました。その時は「やっているな」と思ったものの、時間がなくて中をよく見なかったのです。その後別の書店で探してはみたのですが…。しかし『いのち』が初発刊から二五年間も続いたのは驚きです。この様な質の高い新聞の存在もですが、それにもまして驚かされるのは乾先生の昔と少しも変わらないパワーです。それだけはこれからも是非続きます様に心から祈ります。またそれが次の世代にも引き継がれます様にも願っています。（中略）

「精神障害者との出会い」は、『いのち』縮刷版の新聞に例えるならば、社説にあたる部分かも知れません。透析の一二〇人の患者の中にも三人もの分裂病とみられる患者がいます。精神病者を正しく診断することと、薬物治療はもちろん大切ですが、それと同時に社会的リハビリが忘れられがちです。問題はリハビリに積極的でない精神科医と、精神障害者の存在を隠そうとする家族にもある様に思えます。

小生自身は、ささやかではありますが、医療の原則に忠実であることを基本として日常活動している積もりです。大学を特に良く言う必要はありませんが、小生が大学を完全には離れられないのは、若い医師達や学生に教える楽しみがあることと、そこから得られる情報が多く、それが日常の間違いのない診療に生かされることもあると信じているからです。人に教えようとして調べてみると、特に皆が信じている日常の診断と治療にかなりの隙間があります。言い訳ですがそれが気になって今の生活を続ける結果になりました。

冒頭にも述べましたが今回は自分を振り返る良い機会になりました。小生の活動は変わらないと思いますが、『いのち』を手本として自分の方針を少し替えてみようかなと思います。しかし結果が出ないうちはそれは内緒です。

本の後の方に掲げられた写真で、大変懐かしく乾先生、律子先生の姿をみました。乾医院にて先生と一緒に活躍しておられる皆様共々ますますの活躍を祈ります。

中村　一路

今年四月に「いのち Part V」が出版されたのを機に、卒業以来御無沙汰をしていた大学の同級生に挨拶代わりに送ったところ中村一路君から前掲の便りを頂きました。

中村君と大学で机を並べていた頃から四十年の歳月が過ぎたことに改めて驚かされました。彼は学生時代から優秀で篤学の士です。腎臓病の専門家となり大学で助教授までされました。私たちの学生時代は、勤評斗争、警職法反対、六〇年安保斗争と学生にとっても激動の時代でした。同じ時代の空気を吸って共に学んだ学友と長い年月を隔たっていても解り合える関係であったことを本当に嬉しく思いました。良い時代に学生生活を過ごせたことに感謝しています。

患者物語

Mさん(74才♀)は、糖尿病で治療中です。先日、血糖コントロール不良のため、経口薬治療からインスリン治療に移行しました。インスリン指導初日、ご主人と共に不安げな表情で来院されました。

「年をとってる人もやるのかね?」「私にできるのかね。」と、戸惑いを隠せない様子でした。

「初めてやることだからできなくて当り前ですよ。一つ一つ確実にゆっくりやっていきましょう。できるようになるまでお付き合いしますよ。」と伝えると、御主人が少しほっとした様子で「私が何とか覚えて注射をできるようにします。二人で一人前みたいなもんだから。」と言われました。この言葉を聞いて、

家族の協力がいかに大切で、患者の療養生活の励みにもなることを改めて感じました。

その後Mさんに、「注射はどうですか?」と尋ねると、「主人と二人で何とかやってます。」とにこやかにおっしゃいました。家族の絆を感じ、心強く治療されている様子が伝わってきました。

人間の医学講座予定表

	曜日	時間	講義	ビデオ
9/6	月	昼	糖尿病学級	ここがポイント食生活習慣
13	月	夜	心臓病の人のために	心筋梗塞が気になる人に
18~19	土~日	糖尿病患者さんの為の箱根研修旅行(申し込み終了)		
20	月	夜	糖尿病学級	ここがポイント食生活習慣
27	月	昼	心臓病の人のために	心筋梗塞が気になる人に
10/4	月	昼	糖尿病学級	糖尿病の運動療法
5	火	10時~	腎症の方へ'食事を作って食べよう会'(要予約)	
12	火	夜	環境ホルモン	水俣病その20年
18	月	夜	糖尿病学級	糖尿病の運動療法
25	月	夜	喘息学級	わかりやすい喘息

〈時間〉
(昼)→2時~4時 (夜)6時半~8時半

〈場所〉
乾医院2階講義室

お知らせ

●10月1日から国民健康保険証が新しくなります。必ず窓口に御提出ください。

●10月27日(水)(休診日)と28日(木)は従業員旅行のため、連休となりますので、御了承下さい。

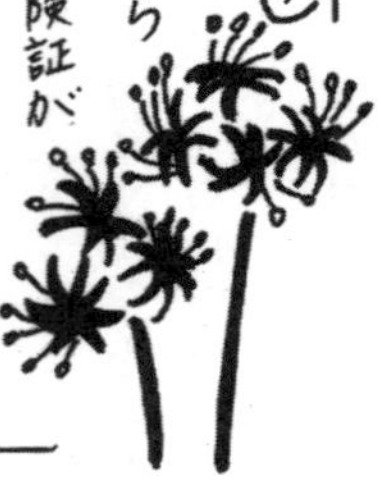

低カロリーの献立を募集中!

① 低カロリーで ② 満腹感が得られて
③ 誰でも気軽に作れる料理
を募集しています。

糖尿病・高血圧・肥満・高脂血症などで、食事に工夫されている皆さん。是非、そのアイデアを、お教え下さい。

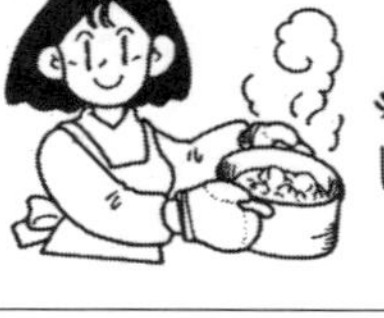

待合室にある記入用紙に必要事項を記入し、応募箱に入れて下さい。(何枚でもOK)
気軽に応募して下さいね。

第256号

1999.11.1

いのち

乾　医院
清水市西久保1丁目 6-22
TEL 〈0543〉 66-0212
FAX 〈0543〉 66-8799

気持ちは万年青年で生きよう!

動物と人間の違いの一つは自立するまでの時間の違いです。動物は子供が自分で生活できるようになると、子供にはまるで関心を示さなくなりますが、人間は育児期間が長いため子離れが難しいのです。年をとってから子供にあまり執着し干渉することは避けた方がよいでしょう。老人が子供が小さかった頃持っていたような関心と気持ちを子供に対して持ち続けていれば、子供はうっとうしく思い反発するでしょうし、老人は子供の重荷になるでしょう。口を出さず、手を出さず、温かく見守ってあげることです。

「老年とは思い出に生きるものだ」というのは誤りです。美しい思い出は大切にしても、過去にあまりに強く執着することはやめましょう。追憶にひたり、若き良き日々を惜しみ、失った伴侶、友を悲しみながら生きることはよくありません。人間の思いは未来へ、これからするべきことに向けられるべきです。

電信、電話の改良、蓄音機、電灯、活動写真などを発明し、「発明王」とよばれたトーマス・エジソンが七十才の誕生日のインタビューでこう言っています。「ひとが七十才になって日をすごすのを困難と感ずるようになれば、それはその人が、頭脳の活動的な青年時代に、興味を感ずべきはずの無数の事物を閑却していた証拠である。……七十才になって隠居する人は、まあ、三年もたたぬ内に死ぬ覚悟でおらねばならない。」

晩年、尿糖を自分で測り、インスリンを日に三回も射ちながら一九三一年に八十四才で亡くなっています。エジソンの言っていることは、人間は生き甲斐をなくしたら長生きはできないよ、ということです。また人間だけが生き甲斐を持つことのできる動物です。

老年を迎え、やっと人生の何たるかが解り始めた時、私たちの人生は黄昏時になっています。しかも老年期の月日の過ぎる速さは秋の日のつるべ落としの如くです。二十才の青年が八十才まで生きると二万一千九百日ですが、七〇才の人には三千六百五十日しか残されていません。年をとってからの一日はなんと貴重ではありませんか。老後の一日を惜しんで、人に喜ばれ、自分が納得する生き方を精一杯生きたいものです。年をとらせるのは生物的年齢もですが精神的衰えの方が影響が大きいように思えます。せめて精神だけは若々しく生きていこう。

福祉を何分何円で売る介護保険制度

バブル崩壊後も政府経済界は景気回復の名目で多額の税金を公共投資や金融再生と称してドブに捨てるような真似をしてきた。経済の構造改革には手を付けず福祉の切り捨ては着々とすすめた。老令化社会が到来することは数十年前から判っていたのにも拘わらず、厚生省の役人たちは福祉を食いものにしても福祉事業には本腰をあげず、福祉のやるべきことを医療におしつけてきた。社会的入院は医療費を増大させ健康保険制度は破綻寸前の状態になってしまった。医療から介護を切り離して、新しい財源を求めて介護保険制度は始まろうとしている。

国民のための福祉が先にあって、推められる制度ではない。今まで通り経済優先なのである。福祉を食いものにして、汗も流さず現場を知らない高級官僚が考えたことが国民のためになる筈がない。しかし不安と混乱の中で新しい介護保険制度は助走を始めている。問題点も少しづつ明らかになりつつあるが気がついたところを書いてみる。

年金から保険料が天引される

介護保険制度は、四〇才以上の国民が全員加入する社会保険で、全国の市町村が運営する。財源は、一割を利用者が負担し、残りの二分の一ずつを税金と保険料を当て負担する。保険料は四〇才以上の全国民から徴収する。六五才以上は、第一号被保険者として全額年金から天引される。

老後の経済保障のために年金を用意したのに、その年金から介護保険料が月々天引されるので八割以上の人は来年の四月から年金額が減ってしまう。「要介護5」と判定されると月額三十五万円までの在宅サービスが受けられるが、サービスを受けるとその一割を自己負担をしなければならない。保険料を払った上に三万五千円を月々払い続けなければならないとなると、介助は受けたいがやめておこうという人が出てくることは必至である。脳卒中や交通事故でころりと亡くなった人たちは保険料の掛け捨てとなる。

生活実態を促えられない認定方法

介護保険では、認定を受けないとサービスを受けることができない。この認定にかなりの問題がある。

市町村は、給付の申請を受けると第一次判定のために調査員または市町村が指定したケアマネージャーを派遣し訪問調査をする。要介護の認定項目の調査表には八五項目があげられているが、身体機能、身体動作、日常生活動作、認知や行動など本人の身体状況に中心がおかれていて、これも、できる、できない、で機械的に分け、この調査結果をコンピュータで処理して一日の介護に必要な時間を算定して、この時間の長さによって要介護度の区分が決められる。調査項目に家族、住宅、経済状況など生活全般を見る項目が少ないから生活実態は恐らく促えられないし、初対面の調査員が一時間程度の面接でどこまで状況が把握できるか疑問である。例えば一人暮しの老人はとにかく大変でも一人でやっているから、できる、に○がつくし、まだら呆けの老人は往々にして他人にはキチンとした対応をすることが多い。調査員の資質によって介護度に差が生まれる危険性もある。コンピュータ分類で自立と判断されると介護サービスは受けられない。将来保険財政が逼迫した時コンピュータ操作で要介護度4を3にすることも可能である。

第一次判定での分類とかかりつけ医の意見書を元に、介護認定審査会が要介護度を判定し必要なサービスの給付額が決まるが、やはり生活実態がどこまで判るか疑問は残る。

サービスの質も問題

厚生省は初年度の総費用を四兆二千億円と推計している。十年後には七兆円近くなると予測している。保険料も三年毎に改定して、一人平均月額千円のアップをしないとやっていけない。これだけの費用を掛けて施行する事業であるが、問題はサービスの質と量である。

もし、国民の多くが、保険料を払ったのだからサービスを受けなければ損だと考えて申請をしたら、介護保険はたちまちパンクするであろう。サービス体制は全く整っていない。いうなれば商品が揃っていないのにカタログを送りつけ、強制的に前金を取る無茶苦茶な店を国は開こうとしているのである。高令者全体の介護の必要度を地域毎にきめ細かく調査して、それに見合った準備をしてから施行するべきであった。

更なる問題はサービスの質である。粗製乱造のヘルパーでもヘルパーで、一時間何円で仕事をしてくれる。量の足りないところは市町村の指定基準さえクリアすれば、民間業者に介護サービスを委託する。しかし、厚生省は現在まで質については何の指導もしていない。民間の業者は損をしてはやらない。儲かるか儲からないかで動くので行政の指導は充分には行き届かないから、四兆円の市場の中で高令者を食いものにする業者がでてくることは当然予想される。

保険料は取られても、山間地の部落にはサービス業者は出向かないから都市部以外はサービス基盤は整わないであろう。現在施設に入居している人たちの中でも、コンピュータ判定により追い出される人も出るだろう。デイケアを利用している人でも対象外になる人もある。誰にとっても自分の問題である。医療や福祉のすべてが金銭で考えられるような社会は、やはり狂っているのだろう。

人間の医学講座予定表

月日		講義	ビデオ
11/1(月)	昼	糖尿病学級	糖尿病の養生問答
8(月)	昼	喘息学級	わかりやすい喘息
15(月)	夜	糖尿病学級	糖尿病の養生問答
18(木)	昼	インスリン講座	低血糖とは
25(木)	夜	インスリン講座	〃
29(月)	夜	コレステロールについて	沈黙の病気
12/6(月)	昼	糖尿病学級	こわい合併症
9(木)	昼	栄養士による腎臓の話	
13(月)	昼	コレステロールについて	沈黙の病気
20(月)	夜	糖尿病学級	こわい合併症

〈時間〉
昼→2時〜
夜→6時30分〜

〈会場〉
乾医院2階
講義室

※どなたでも御気軽にどうぞ！

休診のお知らせ

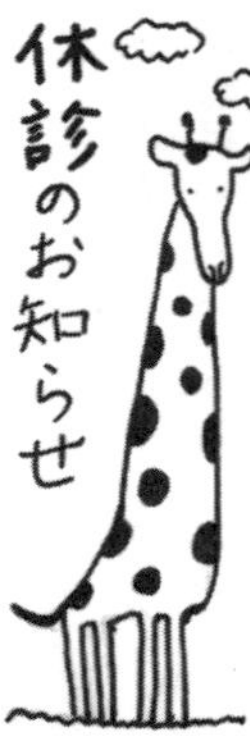

12月16日(木)午後の診療は、秋葉神社大祭のための交通規制により、休診させていただきます。

〜〈年末年始のお休み〉〜

今年は、
※12月28日(火)まで・・・・診察します。

29〜31日
来年の1月1〜3日

6日間休診です。

※4日(火)より通常通り診察します。

(注!!5日は水曜日なので休診です。)

診察室から
──溢れる思い──

小川富子

この度、無事定年退職を迎えることとなりました。二十五年の勤務の間には忘れることのできない多くの思い出があります。いつも静かに、そして患者さんを諭す様に話しかけていた大先生の穏やかな物腰。病院を新築した時には設計に関わり、診療の合間に何度も先生達と話し合いをしました。この職場でなくては経験できない事も多くありました。往診に同行し、たくさんの家庭を訪問させていただき、患者さんをとりまく様々な家庭環境から、介護の苦労や難しさを感じました。又その中から自分の身に置きかえて反省させられたり、本当の人間の幸せとは何であるかを、考えさせられたりする事も多くありました。これらのことは私の人生において、大切な宝物とも言える財産になったと思います。又、いろいろな疾患の勉強会に出席し、知識を得る事ができたのも、乾医院での勤務ならではの事だと思います。

これまで長く勤務できたのは、乾先生及び女医先生の患者さんに対する熱意(自分の時間を削ってまでも行う医学講座、精神障害者の社会復帰運動、病院回り、医療向上のための学会出席、等々)に感銘し続けてこられたからです。そして何よりも、多くの患者さんから、院内外で温かい言葉をかけていただいた事は、勤務への大きな励みとなりました。又、先生方がスタッフに対し充分に行き届いた配慮をして下さったので、常に和気あいあいと楽しく仕事をさせていただけました。とても感謝しています。これからも皆様で協力して、患者さんに喜ばれる診療所、楽しく働ける職場でありますように。健康にくれぐれも気をつけてがんばって下さい。本当に長い間、ありがとうございました。

《臨時号》

糖尿病患者さんのための箱根研修旅行を終えて

「初めて参加の箱根一泊旅行」

横浜の姉と昼日中長電話。いくら姉からの電話とはいえ料金が気になり始めた頃、キャッチホンが入りました。聞き覚えのある乾医院の看護婦さんの声。感想文を書いて欲しいとの事。「え、何で私なんですか。」と思わずお聞きしますと、比較的新しい患者さんにと言う事でした。

私は五十四才、この年になる迄一人で旅行に参加するという事はありませんでした。不安半分、楽しみ半分で病院に着きました。糖尿病学級で顔見知りになった方々は誰も参加されておらず初めての方ばかりでした。でも共通の病気「糖尿病」という連帯感のせいかすぐ打ち解け、話が弾み、看護婦さん達の手作りクイズなどで楽しんでいる内に「山の家」に到着。夕食も思っていた以上の御馳走でお腹一杯。同じカロリーなのに野菜を上手に使って品数を増やしているのに感心。作り方も教えて頂きました。食後は一室に集まり、一人一人話していく事になりました。人前で話す事が苦手な小心者の私はドキドキです。次々にお話を聞いている内、話に引き込まれそんな緊張感もなくなりました。私よりももっと大変な経験をしている方々のお話に胸が熱くなりました。又、先生が多くの方の家庭事情迄御存知で、それぞれの方に声を掛けられていた様子にとても家庭的な温かさを感じました。二日目の昼食の時、レストランでの事。栄養士さんが湯むきしたトマトを何人かの茄子の一品と交換していました。一人一人にそこ迄気配りして下さっている姿に又々感動。

今回の旅行はとても楽しい方が多く、また何かの折御一緒できればと思っています。帰宅して、看護婦さん達が手作りして下さったカード入れを家族に見せると、「本当に良かったね。」と主人の声。娘にも、今健康でいられる事がどれだけ幸せな事かを話しますと、めずらしく素直にうなずいていました。乾医院の皆様、声を掛けて下さった皆様、今新米患者の私は、感謝の気持ちで一杯です。

（H・O）

「箱根研修旅行に参加して」

食事について、食べ物について、職場で話題になることがよくある。私は糖尿病患者だということを話して、乾医院の話をすることが多い。

昼間、夜間にわたる医学講座、薬書による私たち患者個人への月々の連絡、待合室でのテレビによる医学講座の放映、診察して貰うに当たって、患者が部屋を移動するのではなく、先生自身が各診察室をまわるというシステム、そして今回の箱根研修旅行等々。聞いている周囲の人は驚く事一様である。そこまでやってくれる所は他にはあるまいとの感想である。そして、仲間の一人は「Y・Mさんはそうした医院側の誠意に応えているかネ。」と言うのである。不真面目な患者である私は、これには参ったと言うしかない。

箱根の研修は六年前に続いて二回目の参加であった。一回目の参加以来、検査の結果が極端に悪くなったこともなかったため、近年は食生活にもあまり気をつけることもしなかった。ところが最近どんどん検査の数値が悪化してしまった。今回の箱根研修でも、出された食事のカロリー計算も、他の参加者に比べて誤差が大きかった。普段のいい加減な食生活の結果である。座談会形式で行われた皆さんの闘病体験談は、笑いあり涙ありでどれも身につまされることが多かった。皆それぞれに頑張っているのだ。

乾先生を初めとして、他のスタッフの皆さんが一生懸命であることはよくわかる。先生もスタッフの方々も、私たち患者に向かってよく「お願いします」と言う。考えてみれば先生方からの「お願いします」はない。私たち患者の側からの言葉であるはずだ。私（たち）は、そうした先生やスタッフの方々の誠意に真剣に応えていかなければならない。今回の研修でも改めてそういう気にさせられた。いや、させて戴いた。先生のためでもスタッフのためでも、誰のためでもない。自らと家族のために真剣に取り組んでいきたい。

（Y・M）

多勢の患者さんが、第十二回糖尿病研修旅行に参加してくださり、ありがとうございました。

今回は、橋本管理栄養士が参加したため、食事の勉強を楽しくすることができました。食事を用意していただく、「山の家」やレストランの方と事前から細かな打ち合わせをし、患者さん一人一人の指示カロリーに合わせて、計算された食事を摂ることができました。それにより、自分の量がはっきり解り、「調理方法によって、こんなに沢山食べられるのね。」と驚いている人もいました。また、当院の診療時間内では測定することのできない、夕食前後の血糖値にびっくりしている人もいました。

夜の話し合いの中では、患者さんの悩みや、自分に合った治療方法を考え努力していることがよく解りました。私達も患者さんのお話を聞くことにより、医院での診療中では知ることのできない患者さんそれぞれの"内側にあるもの"に触れ、勉強させていただいています。

これからも患者さん、看護婦が共に学ぶ場として、研修旅行に是非参加して下さい。

（参加スタッフ）

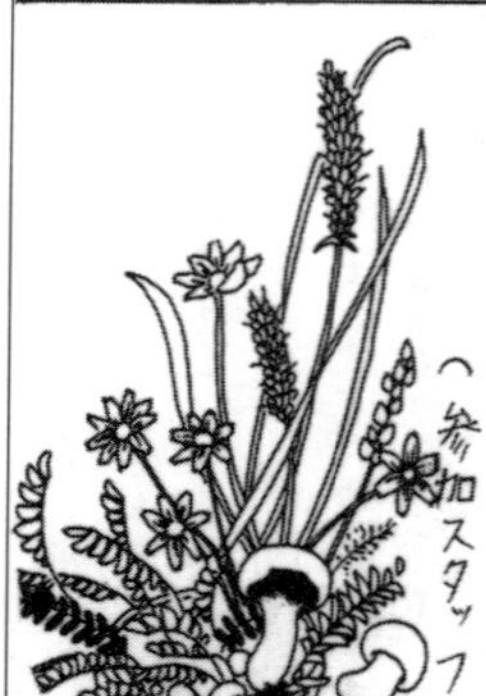

第257号

1999.12.20

いのち

乾　医院
清水市西久保1丁目 6-22
TEL 〈0543〉 66-0212
FAX 〈0543〉 66-8799

あとどれだけ読めるかな

岩波新書に桑原武夫編の「一日一言」という三六六日その日に因んだ歴史上の人物の名言を集めた一冊がある。座右に置き日々頁を開いている。本を読むのが学者の仕事とは言え、この本を編むのには気が遠くなる程の本が読まれただろうと思うと改めて敬服せざるを得ません。一九九九年も残す日々も僅かになりました。今年も本は買い込んだものの通読した本を数えてみるとあまりの貧しさに驚きます。しかし、自らを慰める訳ではありませんが多く読めばよいということではないでしょう。ショーペンハウアーは「読書について」の中で「読書は、他人にものを考えてもらうことである」と読書をこき下しています。とはいえ、読書とは一つの出会いだと思っています。本を読むことは過去の数多い知者にめぐり会い語り合うことです。

ところが、こちらが求めていないと折角出会ったのに重要さに気付かず擦れ違ってしまいます。日常性の中に埋没しないで常にどう生きるかという問題意識を日々新たに生きることが大切だと自分に言い聞かせています。「尽《ことごと》く書を信ぜば、則ち書無きに如《し》かず」は孟子の言ですが、文字を読んだだけでは書物を読んだことにはなりません。先ず疑い、自分の頭で考えて初めて読書が血になり肉となります。貝原益軒は「人生れて学ばざれば生れざると同じ。学びて道を知らざれば学ばざると同じ。知って行うこと能《あた》わざれば知らざると同じ。」と書いています。我が師林竹二も「学んだことの証しは、ただ一つで、何かがかわることである。」といっています。※ 何が変わるのかといえばものの見方が変わり、考え方が変わり、生き方が変わることです。書斎に座って万巻の書を繙《ひもと》いても、実践が伴わなければ読書は完結したとはいえません。

それにしても読書人口は減っているようです。先日来院した書店の方も閉店したといってお られました。大人になって読書の習慣をつけたいと思っても無理です。幼少時から本に親しんでいることが大切です。葵文庫の児童室で読んだ「宝島」「ロビンソンクルーソー」、友達の父親の書棚の「銭形平次捕物帖」、貸本屋の吉川英治の「三国志」「宮本武蔵」、高校時代に学校を休んで読み耽《ふけ》った「魅せられたる魂」「チボー家の人々」。少年時代の倖せな想い出は読書と結びついています。あとどれだけ読めるだろうか。

※『林竹二著作集』全一〇巻（筑摩書房）より

国家と医学界が犯した大きな過ち

今年読んだ本の中で印象に残ったうちの一冊が、高山文彦「火花　北條民雄の生涯」（飛鳥新社）です。川端康成の紹介で「いのちの初夜」で後に文壇に登場した北條民雄は一八才で結婚しましたが、その直後の一九三三年（昭和八年）にらい病（ハンセン病）の宣告を受けます。迷いに迷った末、翌年五月、土地の人から〝お山の監獄〟とよばれていた「らい病」療養所・全生病院に入院する。入院に際して父親はハンセン病の息子の本籍を移しかえ、戸籍から抹消しています。民雄自身も残された家族の生活を考え、院内で書いた作品を世に出すために力を尽くして呉れた川端康成に送った経歴書も、次のように出身地・戸籍を明らかにしていません。

大正三年九月某日某県に生まる。
昭和四年（一六才）上京、種々の職業を転々、その間二、三の学校に学びしも、学歴と称するに足らず。
昭和七年（一九才）結婚せしも、翌年癩の発病により破婚。

◆百叩きにあっても◆

ハンセン病患者に対する社会の差別と偏見は外国でも日本でも特別に強かったといえます。民雄の例でみられるように、ハンセン病療養所に入所するということは社会的抹消を意味していました。家族制度が社会の基本になっていた当時、名を変え、本籍を明らかにしないまま入所することは〝生前には縁者がなく、その死後にも遺族がない〟無縁佛になることでした。一九〇七年に制定された「らい予防法」により九〇年間に推定二万数千人が社会から隔絶されたまま一生を終え、現在も約六千人が全国一五ケ所の療養所で帰郷はおろか名前まで変え、世間から全く忘れられて暮らしています。

療養所ができる前のハンセン病患者は、人気《ひとけ》のない墓地や海辺の小屋あるいは洞穴などに身を隠し、しばらくは家族に食事を運んでもらって命をつなぐが、長くは続かずやがては乞食となって放浪するものが多かった。家族、縁者に累が及ぶのを恐れて、動けない重症の患者は閉じ込められ、長い苦痛呻吟の中でやがて訪れる死を待つか、動けるものは世間の差別に身をさらしながら、家族や故郷を捨てて浮浪する他はなかったのです。こうしてハンセン病患者は全国に散っていたのです。一九一〇年代になって放浪するハンセン病患者の存在が社会問題化してきました。警官による〝狩り込み〟がハンセン病対策として行われました。捕らえられて、水を浴びせられ、百叩きにあっても本籍、本名・戸主名を言わなかったそうです。それはハンセン病患者のでた家の者は結婚できず、結婚しても、ハンセン病患者の血族だと知れれば離縁され、絶交されるのが当たり前だったからです。

◆映画「砂の器」の感動◆

「砂の器」は松本清張のミステリーの映画化されたものです。この作品は一九七四年に製作されていますがキネマ旬報第二位に推されました。当時の映画評の多くは、遍路乞食になって放浪する父子の歩くシーンが竜飛崎から信州、北陸、山陰と日本全国にロケして、美しくまたきびしい四季の風景の中で描かれたことが成功の最大の要因であり、それにオーバーラップして演奏された音楽が素晴らしいと絶賛していました。

しかし、この映画の本質はらいを病んだ人たちの悲しみ苦しみの理解なしに捉えることはできません。松本清張はミステリーに託して決して声高にではなく差別と偏見の問題を我々に投げ掛けているのです。

近代日本の民族浄化をしなければならないと、ハンセン病患者は癩予防法によって終生隔離されました。その上更に癩の血統を残さないために、患者は断種手術を強制されたのです。この隔離政策を強力に推進させ、断種手術を率先して行ったのが「救癩の父」として文化勲章を受けた光田健輔です。

◆ハンセン病は恐ろしい病気ではなかった◆

一方、一九三四年（昭和九年）に、京都帝国大学皮膚科、小笠原登助教授が、癩の極悪性はただ社会が種々の迷信に基づいて、患者とその一族に迫害を加えることこそが極悪なのだと証言していました。しかし、昭和十六年の第一五回癩学会で、小笠原説は世を惑わす異端の説だと学会員全員から袋叩きにされて、小笠原助教授は国賊扱いされたのです。

プロミンによって治癒したインドのハンセン病患者は、現在多くの孫たちに囲まれて普通の生活を送っていますが、隔離政策と断種によって帰る故郷もなく看てくれる子供もいない日本のハンセン病患者たちは、収容施設の中で老齢化し淋しく死を待っているのです。

戦後ハンセン病の特効薬プロミンが使われ出し、不治の病ではなくなり、遺伝ではなく伝染力の弱い伝染病だということが判明したのにも拘らず、患者の強制隔離政策は続けられました。民族浄化、強制断種、隔離政策によって、家族も含めて数十万の人たちが地獄のような生活に追いやられました。これは国家と医学界の責任です。

ハンセン病に次いで差別と偏見に苦しんでいるのが精神病の患者たちです。改善されたとはいえ、未だに隔離政策同様の扱いを受けています。病棟に閉じ込められている三〇数万人の患者たちに、普通の生活ができるような施策を早急に行うべきです。同じ過ちをくり返してはなりません。

一月二九日の新春映画会「砂の器」を是非御覧下さい。

2000年〈前期〉人間の医学講座予定表

回数	月日	曜日	時間	講義	上映ビデオ予定
1025	1/17	月	夜	糖尿病学級	日常生活の心得
1026	24	月	昼	環境ホルモン	水俣20年
	29	土		新春映画会「砂の器」P.m 2:00～とP.m 7:00～	
1027	2/7	月	昼	糖尿病学級	糖尿病・最近の治療
1028	14	月	昼	肝硬変・肝癌	C型肝炎と言われた方々へ
1029	21	月	夜	糖尿病学級	糖尿病・最近の治療
1030	28	月	夜	肝硬変・肝癌	C型肝炎と言われた方々へ
1031	3/6	月	昼	糖尿病学級	いのち萌ゆるとき
1032	13	月	夜	操体法入門 ※ズボンでお出掛けください。	
1033	21	火	夜	糖尿病学級	いのち萌ゆるとき
1034	27	月	昼	乾医院の診療 患者が主役	木を植えた男
	4/1	土	P.m 2:00～	林竹二忌 映画「教育の根底にあるもの」	
1035	3	月	昼	糖尿病学級	糖尿病と合併症
1036	10	月	昼	高血圧症	間違っていないか高血圧の知識 ―静かなる殺人者―
1037	17	月	夜	糖尿病学級	糖尿病と合併症
1038	24	月	夜	高血圧症	間違っていないか高血圧の知識 ―静かなる殺人者―
	29	土	祭日	ハイキング ※詳しい事は3月末頃わかります。	
1039	5/1	月	昼	糖尿病学級	糖尿病の食事療法
1040	8	月	昼	狭心症	狭心症が気になる人に
1041	15	月	夜	糖尿病学級	糖尿病の食事療法
1042	22	月	夜	狭心症	狭心症が気になる人に
1043	29	月	昼	心の病を問い直す	
1044	6/5	月	昼	糖尿病学級	糖尿病・おそれず あわてず あなどらず
1045	12	月	昼	喘息の治療	成人喘息・これだけは知ってほしい
1046	19	月	夜	糖尿病学級	糖尿病 おそれず あわてず あなどらず
1047	26	月	夜	喘息の治療	成人喘息・これだけは知ってほしい

〈時間〉 昼→2時～4時
夜→6時30分～8時30分

〈場所〉 乾医院2階講義室
どなたでも、気軽にお誘いあわせてお出掛けください。

第258号

2000.2.18

いのち

乾　医院
清水市西久保1丁目6-22
TEL 〈0543〉 66-0212
FAX 〈0543〉 66-8799

本当の医者になりたい

最近本当の医者になることは極めて難しいことで、到底なり得ないということが解ってきました。しかし、それに近づこうと努力することで許して頂こうと思っています。

医者というのは検査をして、診断して、薬を処方したり処置をする、からだの修繕屋であってはならず、からだの不調と同時に不安や悩みを抱えて訪れる患者さんに、寄り添って共に歩む者でなければならないと思っています。共に歩む中で、奇蹟的に人間として生まれた不思議をよく理解して、人間らしく生きるということはどういうことかを、頭の中だけでなく実生活の中で残された時間をかけて共に考え追求していくことが根底になければなりません。

齢をとったり、重い病気になると、ややもすると新しく生き直すという意欲を失いがちになりますが、大自然が私たちに与えてくれた"いのち"を持った人間の存在は、私たちが知っている以上の無限の可能性を秘めていることを信じ、今の自分は本来あるべき自分への過程と考え、日々自分をつくり変えていくことを呼び掛けるのも医者の大切な仕事です。

どんな時でも、今からでも遅くないこと、希望を捨てないこと、新しい生活を目指して生き直すという意欲を失わないことを、常に語れる医者に自分自身をつくり変えていくことが要求されています。

希望を失った時救いはなくなります。医者の最大の仕事は、病める人たちに生きることに飽きることがないよう希望を与え続けることです。

そのような呼び掛けを病者に行っている時、医者が自分自身にも、周囲の人々にも、神に対しても嘘偽りなく、真摯に自分の人生に立ち向かっていないならば本当の医療は成立しません。医者の生きる姿勢こそが、技術を超えた最高の医療をつくり出します。

そのように考えると、本当の医者にはなれないな、と思わざるを得ませんが、技術的にも人間的にも未熟な自分を見据えた上で、自分をつくり変えていく過程が大事なのだと自らを慰めています。林竹二先生はプラトンやソクラテスの言葉を引用して「魂の世話」が教師の仕事であると書いておられますが、病を得たことでいのちの根源に触れる機会を持った病者の魂の世話ができる医者になりたいと願っています。

一息一息を大切に

私の恩師である橋本敬三先生は操体法の創始者です。その橋本先生は常々"健康が崩れて病気になる過程は、人体の基礎構造が歪むことから始まるのである。人の体を"動く建物"と理解すれば、歪みが構造にも機能にも現れてくることがわかるはずである。歪みが何故生ずるかというと生活が自然法則に背いているからである。必須最小限の生活の営みをしぼれば、呼吸、飲食、身体運動、精神活動の四つになり、自らの意識によってコントロールが可能であり、しかも、他人に代わってもらう訳にいかない。自分で責任を持たなければならない。"といっておられた。

息・食・動・想が天地自然の運航の理に適《かな》っていないと病が生じてくるとおっしゃっています。

息は自分の心

大学二年の頃、中川宋渕老師の居られた三島龍澤寺に半年程おいて頂いたことがあります。坐禅の初歩的訓練法として数息観といって呼吸を数えながら精神統一をする方法があります。坐禅では息をととのえる調息法、姿勢をととのえる調身法、心をととのえる調心法の三つが基本になっています。最初に老師から、息という字は自らの心と書く、息がととのってくると自分の心も落ちついてくると教えられました。円座に腰を下ろし、姿勢を正す。背筋を伸ばして、あごを引き、両手を太ももに軽くおき、目を軽く閉じたら、舌は上あごの内側につける。姿勢がとれたら、頭の中で、ひとーつ、ふたーつと一から十まで数を数えながら、それに合わせてゆっくりと呼吸をします。呼吸も字の如く、呼すなわち吐く息が先です。ひとー　つとゆっくり肺の中の空気を全部吐き出すような気持ちで吐きます。できるだけ長い時間をかけて、ゆっくりと口は使わずに鼻から少しずつ吐いて、吐き終わったら一つ間をとり、次は自然に息を吸いこみますが、こちらは速く胸と腹に充分吸いこみます。

呼吸数は安静時に一分間平均十八回といわれていますが、坐禅中の禅僧の呼吸数は一分間に四回か五回です。

自律神経の調整をする呼吸

正しい呼吸とは、ゆっくり吐く深い、規則正しい腹式呼吸のことです。私たちの体は呼吸器系、心臓・血管系、泌尿・生殖器系、消化器系すべて交感神経と副交感神経の二つからなる自律神経を介して密接な関連をもっています。例えば心臓の打ち方をゆっくりにして下さいとお願いしても、ヨガの行者でもない限り簡単にはできません。しかし、びっくりしたりすると私たちの意思とは関係なしにドキドキし始めます。このように植物神経系といわれる自律神経は、私たちの意思とは関係なく眠っている時でも絶え間なく働いて生命を維持してくれています。全身に関連している自律神経に異常が起こるとこれまた全身に影響が出てきます。頭が重い、目が疲れる、肩がこる、朝起きられない、足が冷える、胃がせいせいしない、眠られないなど人によって症状は違っても様々な症状が現れてきますが、機能異常ですから検査では中々掴まりません。更に病状が進むと器質異常が起こってきます。胃がせいせいしない、から胃潰瘍に進展することになります。

自分の意思ではどうすることもできない自律神経の働きの中で、唯一コントロールできるのが呼吸運動すなわち息です。心配している人、不安を抱えている人の呼吸は浅く乱れて、多くは胸式の呼吸になっています。正しい呼吸法によって息をととのえることで、大脳皮質および皮質下の調整中枢を休息させ、その結果として自律神経の乱れを調整すると同時に、不安定な感情、情動の状態を安定することができることが解っています。古代人が息は自分の心、息を整えれば自分の心が整ってくるといっていたことが、現代医学でも実証されています。

吐く息はゆっくり、腹式呼吸

精神状態が安定している時には脳波にアルファ波というきれいな曲線の波が現れ、不安や精神的緊張時にはアルファ波が減って、ベーター波という振幅の小さい細かい波が増えてきます。坐禅中の禅僧の脳波はすべてきれいなアルファ波で、坐禅がアルファ波を生んでいること、精神を安定させているのが坐禅中の呼吸法にあることも研究で解りました。

明治時代から民間で広く行われていた岡田式静坐法という健康法がありますが、基本はやはり姿勢を正しくし呼吸を調整することでした。その呼吸法を記しておきます。

一、正しい呼吸は、息を吐くとき下腹部（臍下）に気を張り、自然に力がこもるようにしなければならない。

二、その結果、息を吐くとき下腹部が膨れ、固くなり、力が満ちて張り切るようでなければならない。

三、臍下に気が張るとき、胸は虚になる。

四、吐く息は緩く、かつ長くする。

五、息を吸うとき、胸は自然に膨張するが、臍下の張りはすこし緩める（力を抜くことではない）。

六、呼気吸気に関わらず、重心は臍下に安定し、そこに気力の充実がなければならない。

七、息を吸うときは短く。

八、呼吸は他人がみてもわからないくらいに平静なものでなければならない。

一息一息を大切に生きていきましょう。

患者物語

Tさん（89才♀）は五年前にペースメーカーを埋込み、一ヶ月に一度診察をうけ内服治療していた患者さんでした。今年に入り体調を崩し、食欲が日毎に減っていき床に就いていることが多くなっていました。亡くなった日も、食べられない状態が続いているので入院を希望され、先生が入院先に問い合わせた矢先、容体が急変しました。午前中の診察終了後、家族の方に迎えに来て頂き、最後の診察に同行しました。車の中でお嫁さんが、目の前で起こった突然の悲しみに目をまっ赤にして話して下さいました。「おばあちゃんは、先生の所に診察に行く日を暦に付け、とても楽しみにしていました。当日の朝はいつもより早く起き身支度をし、早く行こうと急かされたものでした。」と。

来院した時は、いつも笑顔の隠やかなおばあちゃんという印象のTさんでしたが、こんな思いで来院されていたことを知り改めて、来院された患者さんとよりよい関わりが持てる様努力して、患者さんの思いに応えられる人になりたいと思いました。

待合室

ここ数年、公的な書類や意見書、領収書等が増え、加えて紹介状や報告書を書く為、書類の作成にはたいへんな労力と時間がかかります。○日までと期日が決められているものは少なくとも七日前にはお持ち下さい。また、書類の完成まで申し込まれてから七日～十四日位期間をいただきたいと思いますので、御承知くださり、御協力ください。（緊急を要する場合はこの限りではありません。）

草木染め展示即売とバザー

日時：3月12日（日）10時～2時

場所：乾医院

"どんな物があるのかな"と気軽にお誘い合わせて来て下さい。

精神障害者支援ワークステイション
楽遊工房
どんぐり
あゆみ会

確認！ 履物の間違いが1ヶ月に1件位あります。くつ箱の所にある、番号札とクリップを、是非利用して下さい。（使用法はポスターをみて下さい。） **注意！**

人間の医学講座予定表

月日	曜		講義	ビデオ
2/21	月	夜	糖尿病学級	糖尿病・最近の治療
28	月	夜	肝硬変・肝癌	C型肝炎と言われた方々へ
29	火	昼	栄養士による腎症の方の勉強会	
3/6	月	昼	糖尿病学級	いのち萌ゆるとき
13	月	夜	操体法入門 ※ズボンでお出掛け下さい。	
21	火	夜	糖尿病学級	いのち萌ゆるとき
27	月	昼	乾医院の診療 患者が主役	木を植えた男

（時間）夜→6時半～8時半　昼→2時～4時

（場所）乾医院2階講義室

第259号
2000. 4. 7

いのち

乾　医院
清水市西久保1丁目　6-22
TEL 〈0543〉 66－0212
FAX 〈0543〉 66－8799

現代に生きる私たちは大人も子どもも「忙しい、忙しい」といって日々を過ごしています。「忙」という字は「心」を「亡ぼす」と書きます。忙しい中身には日常の雑事もあるでしょう、仕事上のノルマにも追い立てられているでしょう。子どもは宿題に圧し潰され、受験戦争に駆り立てられています。たまの暇な時間はテレビを観て、ゲームに熱中し、パソコンのキーを叩いて考える習慣を忘れ、マスメディアを通してものを見、マスコミによって考えることなく知識を注入されています。

学校の語源を調べてみると、英語のSchoolもドイツ語のSchuleもラテン語のSchola（スコラ）と古代ギリシャ語のSchole（スヒョレ）から発しています。スコラ、スヒョレは「暇（ひま）」を意味しています。

立ち止まって考えてみよう

立ち止まることによってものがよく見えてくるように、人生においても立ち止まって、ゆったりした気持ちで、自分の目でよく観て、自分の頭でよく考えられるような豊かな精神状態を生み出すのが「ゆとり」であり「暇（ひま）」でこれが本来の学校の姿ではないでしょうか。

この社会では「よりよく生きる」ことは、他人を追い落として競争に勝ち抜いて「より多くの銭を手に入れること」です。子どもが立ち止まって、人間が生きること死ぬこと、人を愛すること、友人のこと、世の中の仕組み、森羅万象の根本原理について考えたり、悩んだりしていたら「受験勉強」の妨げになるといわれるでしょう。

よく学ぶためには学校では勿論、家庭でも塾でも人から教えてもらわなければならないと私たちは思い込んでいます。しかし、様々な知識を雑多に詰め込んでも自分の頭で考え、整理し咀嚼し本当に自分のものとしなければものは見えてきません。ものの見方は経験を積み重ねていく中で磨かれます。詰め込まれた知識だけでは血にも肉にもなりません。楽しい経験、辛い経験、失敗、出会い、別れなどを通して、生きることの意味を考え、自分自身を知ることによって生きる力が育まれます。

教師や医師や親は生徒や患者や子どもの上に権力者として君臨することなく、同じ学ぶ仲間として共に考え、共に人生を歩む同じ人間として謙虚に接することが求められています。静かに自分の生き方を考えてみよう。

今日からタバコをやめよう

おじいちゃんからの最高のメッセージ禁煙

Aさんは二十才から五十年間も吸い続けてきたタバコをぴたりとやめました。タバコを吸う父親に育てられたAさんの息子も当然のようにタバコを吸うようになりました。孫のBさんは高校時代から時々タバコを吸っていましたが、卒業して専門学校に通うようになると一人前のスモーカーになりました。

風邪をひいて来院したAさんのポケットからタバコの箱が顔を出していました。息子さんも孫もタバコを吸っていると聞いたので、「あなたが禁煙して、実践を通してお孫さんに最高のメッセージをプレゼントして上げたらどうでしょう。タバコはこんな害があるんですよ。」と具体的に例を挙げてお話ししました。数ヶ月経って現れたAさんは晴れ晴れした顔で、「先生、タバコをやめました。孫もやめると約束して呉れました。」と告げてくれました。おじいちゃんはどんな話を聞いたのでしょうか。

一年間でタール、コップ一杯

タバコの煙には四〇〇〇種類の化学物質が含まれ、そのうち二〇〇種類以上は有害物質です。更に恐ろしいのはそのうちの四〇種類以上の発癌物質が含まれていることです。有害物質の中には猛毒のシアン化水素やダイオキシンなども含まれていますが、健康に大きく影響を及ぼすのはタール、ニコチンと一酸化炭素に各種の刺激物質です。一本のタバコに含まれるタールや発癌物質は微量ですが、タバコを長期間吸っていますとかなりの量蓄積することになります。例えば、一日二〇本のタバコを吸う人は、一年でコップ一杯分（一八〇ml）のタールを体内に入れることになるといわれています。タバコのヤニと呼ばれているのがタールですが、ほとんどは体内に吸収されないで付着部で発癌を促進する物質として働きますが、一部は体内に吸収されて肺癌だけでなく喉頭癌、肝癌、大腸癌、膀胱癌など全身の癌の発生率が高まります。

タバコで確実に早死

タバコが原因で死亡する割合を主な病気について計算すると、全部位の癌では三三%、肺癌では七二%、虚血性心疾患三六%、肺気腫・気管支拡張症四八%、胃・十二指腸潰瘍四〇%と癌以外の病気にも深い関係があり、次頁の表にもあるように十万人のうち半分の人がタバコによって寿命が短くなっています。

受動喫煙とは、周囲のタバコの煙を吸い込むことにより、タバコを吸わない人が影響を受けることをいいます。受動喫煙の影響が最も調査されているのが肺癌です。夫の喫煙により妻が肺癌で死亡する率が一・四倍に増加するといわれています。虚血性心疾患への受動喫煙の影響は更

●10万人あたりの生涯リスク●

喫煙で早死にする	50,000人	(50%)
喫煙による肺がんで死ぬ	20,000人	(20%)
受動喫煙で早死にする	5,000人	(5%)
受動喫煙による肺がんで死ぬ	1,000人	(1%)
アスベスト使用住宅に住み肺がん死	10人	(0.01%)
環境汚染物質の許容基準	1人	(0.001%)
胸部X線撮影（1回）で肺がんになる	0.5人	(0.0005%)

(注)生涯リスクとは、生涯におけるリスクの総和をいう。例えば、受動喫煙によって10万人のうち千人が一生涯のうちに肺がんで死ぬことを意味する。

(松崎、1998)

「明日からタバコがやめられる」法研より

に大きく、タバコを吸わない人の心筋梗塞の死亡のうち二〇％は周囲の人のタバコの煙が原因といわれ、米国では年間四〜六万人が受動喫煙による心筋梗塞で死亡しているとの報告もあります。上の表にもありますように自分はタバコを吸わないのに十万人中五千人が周囲の人のタバコのせいで早死しています。愛する御家族のためにもタバコをやめて下さい。

タバコ二箱、十年で一九〇万円

一日二箱（五〇〇円）、一年間タバコを吸うと、一年間で一八万円、五年間で九二万円。家族で海外旅行ができます。タバコ代を貯金していたとすると十年間で一九〇万円、二十年間で四〇〇万円、三十年では何と六三五万円にもなります。五十年では一千万円近いお金を煙にして十年も寿命が短くなったのではどう考えても得はありません。勇気を持って禁煙に踏みきって下さい。

《禁煙の効果》

最終喫煙から20分で
○血圧が正常化を始める
○頻脈傾向が改善する
○手足の皮膚温が上昇して正常化を始める

8時間で
○血液中の酸素濃度が増加を始める

24時間で
○心筋梗塞，狭心症の罹患率が減少を始める

48時間で
○味覚と嗅覚が回復し始める
○神経末端が再生を始める

72時間で
○完全にニコチンが消える
○気管支が広がって，呼吸がラクだと感じる
○肺機能が回復を始める

2週間から3カ月で
○循環が改善する
○歩行など，運動機能が改善する
○肺機能が30％アップする

1から9カ月で
○せき，たん，副鼻腔炎，易疲労感，息切れが改善する
○肺や気管支の繊毛上皮上皮が再生し，呼吸器感染が減少する
○からだのエネルギーレベルが上昇する

5年で
○肺ガンでの死亡率が喫煙者の半分になる（1日20本喫煙の場合）

10年で
○肺ガンでの死亡率が喫煙者の10分の1以下になる（1日20本喫煙の場合）

（高橋裕子先生による）

最近は禁煙ガムや禁煙貼付薬など楽に禁煙を成功させるための禁煙補助薬も発売されています。御希望の方は一度御相談下さい。

お知らせ

春と一緒に歩いてみよう！

―ハイキングのお知らせ―

（月日）４月29日（祭）みどりの日

（時間）９時10分バスターミナル

（コース）沓谷→愛宕山→谷津山→清水山

詳しくは、院内ポスターを御覧いただき窓口に申し込んで下さい。

待合室

５月25日（木）は従業員旅行のため休診となります。

また26日（金）は、院長が学会出席のため、女医先生が診察します。御了承下さい。

人間の医学講座予定表

			講義	予定ビデオ
4/10	月	昼	高血圧症	間違っていないか高血圧の知識
17	月	夜	糖尿病学級	糖尿病と合併症
24	月	夜	高血圧症	間違っていないか高血圧の知識
5/1の糖尿病学級は都合によりお休みです。				
8	月	昼	狭心症	狭心症が気になる人に
15	月	夜	糖尿病学級	糖尿病の食事療法
22	月	夜	狭心症	狭心症が気になる人に
29	月	昼	心の病を問い直す	

時間：昼→２時～４時
夜→６時半～８時半

場所：乾医院２階講義室

診察室から

―高齢者の御家族にお願い―

宮田　弘美

高齢化社会といわれるようになって随分と経ちますが、乾医院に於いてもそれは例外でなく、着実に患者さんの平均年齢も上がっており、七〇才以上の老人医療受給者の数も年々増えています。

そんな中で近頃気になっている事があります。それは、毎回一人で来院される高齢の患者さんの事です。私達看護婦も乾医院の玄関を入ってから出るまでは、すべての患者さんに注意を払って、事故の無いように心掛けてはおりますが、混み合っている時など目の行き届かない事もあり、つまずいて転びそうになったりして、危険を感じる場面も少なくありません。院内で転倒するだけならたいした怪我もなく済みますが、行き帰りの道中で転倒したら大事故にもつながります。

老いるという字は、年をとって腰の曲がった人が、杖をついている様が変化してできた字だそうです。年を重ねていけば、肉体的にも精神的にも老いの変化が生じるのは自然の事です。しかし、若い人達にとって老人の気持ちを理解するのは難しい事です。病院へ付き添ってもらいたいと思っていても、子供に迷惑を掛けたくないという思いから、口に出せないでいる方もいらっしゃると思います。

御家族の方へのお願いです。毎回でなくて結構です。お仕事の都合で一緒に行きたくても行けない方もあると思いますが、おじいちゃん、おばあちゃんが通っている病院はどんな病院か、先生はどういう先生だろうか、看護婦はどんな看護婦だろうか知っておいて戴きたいと思います。先生からも患者さんの状態の説明をしたい方もありますのでお願い致します。

いつもと様子が違うなと思ったら、是非一緒にお出掛け下さい。

第260号
2000. 5. 12

いのち

乾　医院
清水市西久保1丁目 6-22
TEL ＜0543＞ 66-0212
FAX ＜0543＞ 66-8799

「待つこと」の重要性

病気の予後をある程度見通すことは必要でもあり、患者も家族もそれを知りたいと望んでいます。しかし、すべての疾患の予後を予知することは現代医学をもってしても仲々困難でありしばしば誤ります。したがって患者の意に反した治療を押しつけてはなりません。病気には急を要するものと、じっくり構えた方が好結果を得られるものとがあります。現代社会は徒歩より自動車、自動車よりも新幹線、船より飛行機とスピード至上主義の時代になっていますが、速ければ良いというものではありません。歩けば自動車では見えない景色が見えてきます。

何回かの住民運動に関わってきましたが、天の時、地の利、人の和がなければ勝つことはできないことを痛感しました。治療においても、患者が本当にそれを求め医者と気持ちがぴったり合う機が熟した時始めることが肝要です。その天の時も空から降ってくるのではなく日常の医療チームの努力によって創り出すという面も含まれています。

治療が効果的であるためには、というより、医療の基本は私たちの体に本来内在している自然の治癒能力を十二分に発揮できるよう手をさしのべることです。薬はそのほんの一手段にすぎません。

医者が考え、選択した治療を無理に押しつけるのではなく、ゆったり、焦らず患者が本当に必要な治療であると理解し納得し、内的要求が生まれてくるまで医者は待つことが大切ではないかと思っています。しかし、医者は待つことが苦手です。理解を深めるためには知識の詰め込みではなく、一人ひとりの人生観や感性に訴え掛けることもポイントの一つです。

十人十色といわれるように、その人その人に合った治療法・養生法を患者自身が選択できるように教育することが大切です。学習するのに速い人もいるし、遅い人もいますが焦らず、待つことが重要です。患者は自分で選択したことは継続することができます。患者に対して権威を笠に威圧的に接して、強制的に治療を行っても効果はそれ程あがりません。医療側の干渉をできるだけ少なくして自分で自身の疾病をコントロールし、健康を管理できるようにすることが町医者の仕事ではなかろうか。最近、医者は「忍耐すること」「待つこと」が大切であると痛感しています。

医者が病むことの大切さ
病を通して死との対話を

孔子は紀元前四七九年、七十三才でその生涯を終わっている。その最晩年に自分の人生をふりかえって、「十五才で学問に志し、三十才で思想が確立し、四十才で心に惑いを抱くことがなくなり、五十才で天の使命を自覚し、六十才で他人の意見がすなおに聴けるようになり、七十才で心のままにふるまっても道をふみはずすことがなくなった」と述べている。

度々耳にし、目に入れてきた言葉であるが、六十五才になって改めて自分の歩んできた道をふりかえりながらこれを読むと、己のために学問をするという凄さが少し解ったような気がする。六十才を過ぎても惑いに惑い、ますます頑なになり他人のいうことがすなおに聴けず、道の何たるかも解らず右往左往している自分が情けなくもなるが、真の道とは何なのかそれを求める過程が大切なのだと、自分にいい聴かせて自らを慰めている始末である。

病から学ぶこと

残された時間がだんだん少なくなっている。孔子の没年まで生きさせてもらったとしても三千日はもう残っていないが焦るまい。五十才になった時本気で、あと十年仕事がしたいと思ったがその十年は仕事をさせてもらったから、あとは「いのち第33号」にも引用した政池仁著の「リヴィングストン伝」の中で、「吾々は仕事が終わる迄は死ぬものではない」というリヴィングストンの言葉を信じて一日一日を精一杯生きるしかないと思っている。

毎年恒例のハイキングを休ませてもらって、連休の期間入院して手術を受けてきた。術前の検査をしたところ、六十五年間手入れもしないで使ってきた躰はあちこちいうところだらけであった。血圧が高い、コレステロールが高い、尿酸が高い、血糖も高め、おまけに左肺下葉に異常影があるとのことで立派な病人ということになった次第である。

人間生まれてくれば必ず病気になり、齢をとり、死んでいく存在である。完全に健康な躰などありよう筈がない。医者にもかかわらず、薬も服んでいないから病人ではないといいきれない。齢と共に血管はいたみ、眼も歯も衰えてくる。よしんば躰が健康のように見えても心や精神を大方の人が病んでいる。国内外に不平等、不正、争いが満ち溢れ、地球上に戦争の絶えることがなく、複雑な人間関係の中ですべての人が不安を抱え心に傷を負っている。こうしてみると人間はすべて病人ともいえるのではないだろうか。誰かの言葉に「病気に苦しんだことのない人は、まことの道に入ることは難しい。貧乏で苦しんだことのない人においてと同様に」があったことを想い出したが、薬は服まないまでも正真正銘の病人の仲間入りをして、やっと医者らしい医者になれるかなと思っている。自分が病を持つことによって治療を受けている病人の気持ちがより一層理解でき、思いやりが深まり、病人に対する接し方や医療を行う姿勢が正されるだろうと期待するからである。

病気は死との対話に導いてくれる。病気は人間が弱い存在であることを教えてくれると同時に、生が有限であることをも教えてくれる。老いや死を受け容れることができた時本当の強さが生まれてくるのではなかろうか。人が病むということは当り前のことである。病気も身の内、病気と仲よくという気持ちも大切である。

皆病人ー恥ずかしい病気はない

さて今度受けた手術は痔核の手術である。誰でも自分の病気のことは知られたくないと思っているが、それは病気に対するマイナスイメージが強いからではないだろうか。特に痔、膀胱炎、精神病、糖尿病…は仲々人にはいい難い。しかし、職業に貴賎はないと同じように、人間のどの器官をとってみても同じように大切で、他の器官が替わることはできない。肛門という出口は実にデリケートな器官で、入口に劣らず非常に重要なところであることを今回の手術で思い知らされた。

「快食、快眠、快便」が健康のバロメーターといわれているが至言である。日本人には痔をふくめた肛門の病気は多く、二人に一人あるいは三人に一人といわれている。痔核は四十代に最も多く、若いうちは軽くて齢をとるほど程度がひどくなり、一度なったら治ることはなく、それ以上に悪くなるか、現状維持のどちらかである。

悪化させないためには肛門を清潔にすること、便秘をしないこと、トイレでいきまないことが肝要である。長時間同じ姿勢でいることもよくない。長距離やタクシーのドライバー、教師などに多いといわれている。適当にからだを動かすことが血液循環をよくすることになる。冷えるのはよくないし、アルコールも悪い。刺激物も悪化の引き金になるので御注意を。近親者に痔疾患があるという人が半数近くおり遺伝も関係がありそうである。「早いうちなら手術をするにしても一泊二日で済みましたよ」といわれたが、手術に至らないよう養生することが大切である。連休中ゆっくり休ませてもらって、他の医療機関も見学でき勉強になったし、痛みさえなければN先生やスタッフのお陰で快適な入院の9日間であった。退院すると本院のスタッフから花籠を贈られ、お尻が痛かろうと円座まで用意してもらった。心優しい仲間たちに心から感謝している。

〈お薬だけの処方について〉

お薬だけ処方できる方は、その月診察をうけている方で症状が変わらず、いつも服用しているお薬を希望の方が原則です。自覚症状がない疾患の方に、診察をうけず薬だけ希望する方が多いようですが、月に一回は診察しましょう。

人間の医学講座予定表

月日	曜日	時間	講義	ビデオ
6/5	月	昼	糖尿病学級	糖尿病、おそれず あわてず あなどらず
12	月	昼	喘息の治療	成人喘息、これだけは知ってほしい
13	火	正午	糖尿病患者さんの為の昼食会 要予約	
19	月	夜	糖尿病学級	糖尿病 おそれず あわてず あなどらず
26	月	夜	喘息の治療	成人喘息、これだけは知ってほしい

※・皆さんお誘い合わせてお出掛け下さい。

〈時間〉昼→2~4時

夜→6時半~8時半

〈場所〉乾医院2階講義室

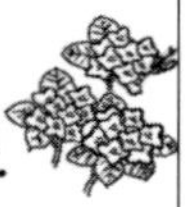

はじめまして

安居 和美

三輪 瑞美

私が短大を卒業し、乾医院に勤めて早くも一ヶ月が過ぎました。短大の頃とは一変し、毎日とてもやりがいのある充実した日々を送っています。沢山の行事や医学講座があって、これから自分にとってもいろいろな勉強になりそうです。四月に入り患者さん方とお花見、スプリングフェスタに続きハイキングに行きました。良い天候に恵まれ、気分転換にもなり本当に良かったと思います。

現在では診察の介助に続き受付をやっています。覚える事の多さに圧倒され、時には混乱状態になってしまうこともしばしばあります。(今でもそうですが)勤めはじめた頃、わからない事ばかりでおろおろする日々が続きましたが、先輩方の親切で丁寧なご指導により仕事に対する意識も前向きになりつつあります。何より患者さんからの温かい励ましの言葉に毎日助けられています。〈安居和美〉

今年、乾医院のスタッフに加わりました三輪瑞美です。新しい環境の中でとまどうこともありますが院長先生、女医先生、スタッフの方々に支えられ頑張っています。

乾医院は、他の医療機関とは違い医療のみの仕事にとらわれず、さまざまな活動を行っていることに驚きました。いままで私の中の病院のイメージは暗く冷たい雰囲気がありましたが、ここでは地域の皆さんを交えての活動、ワークステーションどんぐりの支援、人間の医学講座等、学生時代とは違ったことを経験でき、そこから学びとることができます。これを生かし、早く一人前の看護婦になれる様に自分を高めていきたいです。それにはまず他人をいたわる気持ちで(患者さんが今何を自分に望んでいるか)を感じとり、自然と行動できるようにならなければなりませんね。

二人の新人をよろしくお願いします。

第261号
2000. 6. 15

いのち

乾　医院
清水市西久保1丁目 6-22
TEL 〈0543〉 66-0212
FAX 〈0543〉 66-8799

学んだことの証しは変わること

「教育医学」を提唱して三十年間患者教育を実践してきたが、患者教育の行きつくところは、一人ひとりの患者が自分で自分なりの養生ができるように導いていくことである。教育とは本来自己教育である。自己教育を行う患者をやさしく支えることが医師やスタッフの仕事である。

すべての病者が自分自身の肉体と精神の持主であり、それぞれの人生観と生きる知恵と力を持っている。このことを確認した上で、注意深く見守る必要はあるとしても、患者を信頼することによって、医師もまた患者の信頼をかち得ることができるのである。

治療とは患者を医師の考える状態にすることではない。医師が良かろうと思ってすることでも、日常生活を行っている患者にとっては極めて不都合なこともありうる。医師の方針を押しつけるのではなく、患者の気持ちを受けとめ理解することが重要である。そのための前提となるのが、医師・患者の心の開かれた対話である。

いのちを持つ一人ひとりの病者を畏敬の心で受けとめ、病者自身がそれぞれのいのちに対して自ら責任を持ち、自由に選択できるだけの患者に育て上げる力量を、医師は持ちたいものである。医師は患者を管理してはならない。

林竹二先生は「教育は子供を変える仕事だといってよい。この変える仕事は、教えるものがまず自分を変えることによってしかなしとげられない。」といっておられます。※

林先生流に医療を考えると、患者教育において最も大切なことは、医師がたえず患者に学ぶ能力を持つことである。そのことによって、患者とのふれあいを通じて自分を変えることができるのである。自分を変えないで患者を変えることは不可能である。自分を変えることによってしか患者を変えることはできない。林先生はくりかえし「学んだことの証しは、何かが変わることである」と述べている。※

学ぶことと変わることは切っても切れない関係にあり、人間を見る目、病者を見る目、社会を視る目、ものの考え方が変わることによって、医療・患者教育の質が変わってくる。学ばないで、自分を変えようとしないで患者に教え、病者を変えることはできない。

医師の根本の仕事は学ぶことである、と絶えず自分にいい聴かせている。

※『林竹二著作集』全一〇巻（筑摩書房）より

糖尿病の人が急性疾患にかかった時どうしたらよいか

シックデイ

糖尿病で長期療養中の患者さんが急性感染症（気管支炎や腎盂炎など）や消化器疾患（大腸炎や胆のう炎など）によって発熱、下痢、脱水を起こしたり、外科手術や外傷更には精神的ストレスによって、インスリン拮抗ホルモン（カテコールアミンや副腎皮質ホルモンなど）の分泌が高まった状態をシックデイといいます。

糖尿病にどんな影響があるか

右のようなシックデイの病態時には、インスリンの働きが悪くなりインスリンの血糖降下作用が低下し高血糖となり、血中遊離脂肪酸、血中ケトン体が上昇します。その結果、血糖コントロールは突然悪化し、普通使っている以上のインスリンが必要となります。ところが食べられなくなったり下痢をすると、患者さんの中には薬を服用するのをやめたり、インスリンを射つのを中止してしまうことがあります。

恐ろしい糖尿病性昏睡

シックデイはⅠ型糖尿病でもⅡ型糖尿病でも起こります。急激に悪化した場合にはⅠ型糖尿病ではケトアシドーシス、Ⅱ型糖尿病特に高令者では非ケトン性高浸透圧性昏睡といって、糖尿病性昏睡に陥ることがあります。この状態は生命に関わる極めて重症な病態です。糖尿病性昏睡を予防する上からも、シックデイの処置は早期に慎重かつ十分に行う必要があります。

急病にかかった時は連絡を下さるか、できたら来院して下さい。

計れるものは計って報告する
体温・尿糖・血糖・水分量・血圧

細菌感染に対しては抗生物質、発熱に対しては対症療法として解熱剤、消化器疾患に対する治療などシックデイを起こした基礎疾患をきちんと治療することが大切です。

下痢、嘔吐、食欲不振だけでなく血糖が上昇するために多尿になって、水分だけでなく血液中のナトリウム、カリウムなどが不足することがあります。肝臓、心臓、腎臓に障害がない場合は、一時間に一〇〇ml以上の水分を充分摂る必要があります。

血糖や尿糖測定は三～四時間毎に行って、水分摂取量、食事摂取量と共に記録して報告して下さい。

現在の治療を中断しない

「食事を摂ることができないのでインスリンを射つのを控えた」とか

「食べられないので薬を飲まなかった」という方がよくいます。

病気になると、体はストレスを受けます。このストレスに対処したり、病気から体を守るためにいくつかのホルモンが分泌されます。このホルモンは血糖を上昇させる働きがあります。病気の時は血糖のコントロールが悪くなるのです。したがって、食欲がなくてもインスリン注射はやめないで必ず射つ。むしろ通常より多い量が必要なことがあります。

経口血糖降下剤を服用している方も、必ず服薬して下さい。病気の時には、飲み薬に加えてインスリンが必要になることもあります。

血糖や尿糖を頻回に測定して、インスリンや内服薬の量を変更する必要があります。

シックデイの食事と水分

(1) 食べられれば通常の量を摂ったほうがよいが、無理をしない。食べられるものは糖質中心とする。交換表の表1の食品、お粥、葛湯、うどん等と表2のバナナ、桃など、及び砂糖食品。食物のバランスよりも病状の早期回復に努める。

(2) できるだけ水分を摂るよう努力する。

(3) 食欲のない時や嘔気がある時はカルピスを凍らせて口に含むとか、番茶や生姜湯を少しずつ飲んでみて、様子をみながら紅茶、重湯、甘酒などを摂ってみる。

(4) 嘔吐、下痢の強い時はまず絶食、薬を使って症状を軽減させてから温かい飲み物を少しずつ摂ってみる。薄い味噌汁や野菜スープなど塩分のあるスープ類も効果的です。

(5) 食欲不振、嘔吐、下痢等が治ったら、お粥、パン、うどんなどを少量から摂ってみる。

(6) 高熱のある場合には脱水予防のため水分を充分摂ることはもちろん、ミネラル補給のために果汁、スープ、塩分の入った重湯、スポーツドリンクなど口に合ったものを摂るようにする。

どんな時医師に連絡・受診するか

次のような場合は、できるだけ早く受診して下さい。

① 2日経っても症状の改善がみられない時

② 6時間以上嘔吐や下痢が続く時

③ インスリンを射っている人が医師の指示でインスリンを増量しても、食前血糖が二四〇mg/dl以上の時

④ インスリンを射っていて低血糖がある時

⑤ 経口血糖降下剤をのんでいても、食前血糖が二四〇mg/dl以上の時

⑥ 異常に眠い時

⑦ 脱水症状や精神症状のある時

⑧ 腹痛や胸痛や呼吸困難のある時

2000年〈後期〉人間の医学講座予定表

回数	月 日	曜日	時間	講義	ビデオ
1048	7/3	月	昼	糖尿病学級	落語、くすりによる治療、
	4	火	AM 11:30～	〈要予約〉腎症の方へ．栄養士による昼食会と勉強会	
1049	10	月	昼	コレステロールと動脈硬化	愛情物語
1050	17	月	夜	糖尿病学級	落語、くすりによる治療
1051	24	月	夜	コレステロールと動脈硬化	愛情物語
1052	8/7	月	昼	糖尿病学級	友達だから
1053	9/4	月	昼	糖尿病学級	糖尿病と眼合併症
1054	11	月	昼	タバコをやめたい人とタバコをやめさせたい人のいる人に	たばこ その恐しい害
1055	18	月	夜	糖尿病学級	糖尿病と眼合併症
1056	25	月	夜	タバコをやめたい人とタバコをやめさせたい人のいる人に	たばこ その恐しい害
	日時未定ですが．9月中にインスリン学級がありますので．御承知下さい。				
1057	10/2	月	昼	糖尿病学級	糖尿病の運動療法
	14～15	土～日		〈要予約〉糖尿病患者さんのための箱根研修旅行	
1058	16	月	夜	糖尿病学級	糖尿病の運動療法
1059	23	月	昼	心筋梗塞で死なないために	心筋梗塞が気になる人に
1060	30	月	夜	心筋梗塞で死なないために	心筋梗塞が気になる人に
1061	11/6	月	昼	糖尿病学級	糖尿病食は最高の健康食
1062	13	月	昼	喘息をコントロールしよう	吸入ステロイドを中心とした慢性管理
1063	20	月	夜	糖尿病学級	糖尿病食は最高の健康食
1064	27	月	夜	喘息をコントロールしよう	吸入ステロイドを中心とした慢性管理
1065	12/4	月	昼	糖尿病学級	糖尿病と末梢循環障害
1066	11	月	昼	操体法入門	★ズボンなど．動きやすい服装で来て下さい。
1067	18	月	夜	糖尿病学級	糖尿病と末梢循環障害

〈時間〉昼 → 2時～4時
夜 → 6時30分～8時30分
〈場所〉乾 医院2階講義室

＊暑さに負けず．寒さにも負けず．医学講座に出掛けましょう！！

尚．8月には夏休み．12月には年末年始の休診日がありますので．「いのち」や．院内のポスターを．注意して．御覧下さい。

第262号
2000.8.19

いのち

乾 医院
清水市西久保1丁目 6-22
TEL 〈0543〉 66-0212
FAX 〈0543〉 66-8799

忘れてはいけないこと

精神障害者の問題に関わるようになって、我が国の医療のあり方について医学界と行政について考えざるを得なくなった。

一九〇七年に法律「癩予防ニ関スル件」の制定によって開始された、ハンセン病対策は一九三一年に「癩予防法」として誤りの極に達した。患者を強制的に隔離することで社会を守るという社会防衛論の考え方が徹底して貫かれていたこの法律は全く非人間的なものであった。患者が発見されると直ちにその人を家族から故郷から日常生活から切り離し、療養所に強制収容するというものであった。

しかも、収容した患者がどのような状態に回復したら退所できるかという規定は一切なかった。ということは、一度収容された患者は死ぬまで療養所から出られないということであるが、彼らは死んでも療養所を出ることができなかった。行政と医学界が中心になって日本の社会の中に育んだ「癩」に対する差別と偏見は彼らが死んでも故郷に帰ることを拒んだ。癩は遺伝性の病気ではなく、伝染力の弱い癩菌によるものだということが解明されてからも、生殖能力のある男性の殆どが所内の結婚の条件として、あるいは懲罰として輸精管切断による断種をされて子供がいなかったため戻るべき所を持たなかった。

戦後、プロミンなど特効薬によって完治可能になったのにもかかわらず、見直しされることなく強制収容、終身隔離の法律が生きていて患者を苦しめた。患者や関係者の半世紀に及ぶ運動の末、やっと一九九六年四月一日「らい予防法」は廃止された。悪法が廃止され、マスコミに報じられて初めて日本国民は癩患者の存在を知り、同情もした。しかし、悪法が廃止され、非難されても彼らの人生をとり戻すことはできない。

病気を正しく認識できず、差別と偏見を確固たるものにし、数万の人生を葬り去った「ハンセン病療養所」こそ日本近代社会が犯した過ちである。本当に恥ずべきは幾多の人生を踏みにじった隔離システムを生み出し育て、それを許してきた我々自身ではなかったのか。特に行政と医学界の責任は追求されるべきである。

過ちはくり返してはならない。徐々に改善されているとはいえ、精神病に対する処遇をみる時、社会防衛のための隔離政策が未だに生きているとしか思えない。早急な改善施策を望む。

脳死と臓器移植〈I〉

脳死は人の死ではない」

毎年今頃になると母の亡くなった日を想い出します。四年前の夏の暑い日でした。母は「私が死んだことを皆様にお知らせしないように。そうすればその人が私の死を知るまで、その人の中で生きていられるから」と生前いっていました。確かに人間は息を引き取った時死ぬのではありません。子や孫が死に、友人や知人が死に絶えた時に完全な死が訪れるのではないでしょうか。

母は子や孫に看とられて意識のないまま静かに旅立っていきました。意識のないままといいましたが、先日、本棚の中に高校時代読んだ武者小路實篤の「目出たき人」を見つけました。パラパラめくっていると、「人は死ぬ瞬間でも、もしかしたら、助かるかも知れないと空想し得る力を与えられている。」という文章が目に入りました。はっとしました。今迄に何百人という方々の臨終の場に立ち会わせて頂きましたが、その枕辺で最期の希望を打ち砕くような言辞を弄《ろう》さなかったか甚だ心配になりました。

大勢の方々の死に出会って、人間が死ぬ時としては、泣いてくれる人、悲しんでくれる人、愛してくれる人がいるうちが一番よいと思っています。しかし、泣いてもらっても、悲しんでもらっても、所詮一人で旅立っていかなければならないことも事実です。

人の死に方としては自然の状態で死んでいくのが最もよいと思っています。

現代医療がつくりだした脳死

人類が地球上に生まれてから数十万年あるいはそれ以上の間、死とは、呼吸が止まって、心臓も止まって、瞳孔が開いて、光にも反応しなくなり、やがて冷たくなってくる。「心臓死」を人間の死としてきました。これなら万人が死と認められるでしょう。しかし、それでも人が死んでからでも爪や髭が伸びます。全細胞が死んでいる訳ではありません。それは兎に角、人間が何十万年も、これが人間の死であると取り決めてきた死の基準を変更することが妥当でしょうか。

皆さんの中には心不全とか腎不全という病名のつけられた方がおられるでしょう。病状の重い軽いがあるとしても死んではいません。脳死というのはそれと同じように脳不全の状態であって人間の死ではありません。脳死とは全脳死ともいわれ、人工呼吸器をはずせば短期間のうちに心臓死に至ると予想される状態です。人工呼吸器がなければ脳死状態のまま心臓が動き続けることはありません。脳死は医療の進歩が作り出した人工的な状態です。

脳死患者が出産した

脳死を人の死と認めようと支持する人々の論拠は、脳は精神の座であり、脳が働かなくなれば精神機能を失うのだから、人間として生きていることにならないと主張します。

もし精神機能がなければ生きているといえないとすると、アメーバーのような単細胞生物は勿論、すべての植物は生きていないことになります。人間と植物をごちゃ混ぜにして論理のすり替えだといわれるのなら、脳幹だけが機能している状態で生まれてくる無脳児は生きていないことになります。どの病院にも一人や二人はいる植物状態の人も生きていないことになります。事実アメリカでは「無脳児は意識がないので、臓器提供は認められるべきだ」と主張する人たちがいますし、植物状態の人からの臓器提供を推進しようという動きもあります。

ところが、アメリカ、ドイツ、日本でも脳死と診断された妊婦が出産しています。しかも帝王切開ではなく自然分娩しているのです。出産できたということは、体内のホルモンや子宮や産道が正常に機能していたということです。心臓や肺やからだの諸器官がそれに合わせて働いたということです。死人が赤ちゃんを生むということができるでしょうか。脳死は死ではありません。

新鮮な臓器を手に入れたい

では何故「脳死」「脳死」とやかましくいわれるようになったのでしょうか。それは明らかに臓器移植のためです。移植医たちが死後の臓器では生着率が悪いため、生きた臓器を必要としたため、「脳死」という用語をつくりだし宣伝したからです。

くりかえしますと、脳死とは全脳死ともいわれ、人工呼吸器をはずせばまもなく心臓死に至ると予想される回復不可能な状態です。ヨーロッパでは脳死と決定すると同時に人工呼吸器をはずします。ただし、臓器提供する脳死者に対しては人工呼吸器をはずしません。これは日本でも同じです。

回復不可能な脳死状態と診断されたらできるだけ速く人工呼吸器ははずして、やがて訪れる心臓死を迎えれば何の問題はありません。自分自身は人工呼吸器もつけてもらいたくないし、できれば家で自然に死にたいと思います。

脳死を人間の死と認めながら、臓器移植のために臓器提供する脳死者の人工呼吸器をはずさないのですから、矛盾もはなはだしいといわざるを得ません。脳死を人の死としたいのは、未だ死んでいない生きている人間の新鮮な臓器を移植医たちが手に入れたいからに他なりません。

死の基準を変えてまで行われている臓器移植なるものが人類に倖せをもたらすでしょうか。（つづく）

患者物語

市内の病院で糖尿病の治療をしていた男性の患者さんです。左足が腫れ、痛みが強くて来院しました。その後糖尿病の治療は当院で続けることになり、初診時の血糖は空腹で一六九、グリコヘモグロビンは一一、三で血糖降下剤を服用していましたが、コントロールは大変悪かったです。当院での受診の仕方、医学講座への出席、食事療法、運動療法、合併症の検査に積極的に協力していただきました。食事指導は、何度も栄養士さんと会い、食事内容をチェックしています。食事ごとに食べた内容を記録し、書く事が楽しくなったようです。運動も毎日一時間半位歩いているようです。糖尿病学級も何度も出席し、病気について養生の仕方を理解できたのだと思います。今では食後血糖一〇五、グリコヘモグロビン六、〇とコントロール良好です。

病気への理解と日常の努力に拍手したいと思います。病気であっても、楽しく一生を送れるようになってほしいとどなたにもそう願っています。

待合室

診察や検査の際、名前を呼ばれた時に待合室にいらっしゃらない場合、その後声をかけて下さらない限り、お呼びすることができません。順番を先にとって外出された方は（短時間でも）必ず戻られたら受付に声をかけて下さい。

あまりお待たせしている時は、問い合わせて下さい。

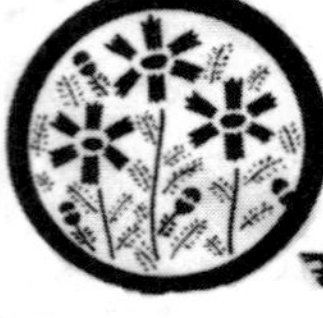

人間の医学講座予定表

月日	曜日		講義	ビデオ
9/4	月	昼	糖尿病学級	糖尿病と眼合併症
7	木	夜7時	インスリン自己注射をしている患者さんの為の学級	
11	月	昼	タバコをやめたい人とタバコをやめさせたい人のいる人に	たばこその恐い害
18	月	夜	糖尿病学級	糖尿病と眼合併症
21	木	昼	インスリン自己注射をしている患者さんの為の学級	
25	月	夜	タバコをやめたい人とタバコをやめさせたい人のいる人に	たばこその恐い害
10/2	月	昼	糖尿病学級	糖尿病の運動療法
14土～15(日)			糖尿病患者さんの為の箱根研修旅行(要予約)	
16	月	夜	糖尿病学級	糖尿病の運動療法
23	月	昼	心筋梗塞で死なないために	心筋梗塞が気になる人に
30	月	夜	心筋梗塞で死なないために	心筋梗塞が気になる人に

〈時間〉 昼→ 2時～4時
夜→ 6時半～8時半

〈場所〉 乾医院 2階講義室

涼しく過ごしやすい季節となります。学びの秋、是非お誘いあわせてお出掛け下さい。

第263号

2000.9.12

いのち

乾　医院
清水市西久保1丁目 6-22
TEL 〈0543〉 66-0212
FAX 〈0543〉 66-8799

楽しかった短い夏休みが終わった

短い本院の夏休みも終わりましたが厳しい残暑が続いています。それでも夜になると秋の虫たちの声が日に日に賑やかになってきました。

夏休み第一日目の日曜日は、しばらく行っていなかった両親の墓参に庭の草花を持って富士霊園を訪れました。早朝六時の霊園内は人影もなく冷気に包まれ静寂そのものでした。持参した朝食を摂って、籠坂峠を越えて山中湖から富士吉田へ。朝日新聞富士吉田通信局には秋山紀勝さんがいる。彼とは東亜燃料増設反対運動以来二七年のお付き合いですが、今時珍しい昔気質の新聞記者らしい記者で硬骨の快男児です。しばし歓談。富士五湖周遊道路をまわって昼過ぎ帰宅。午後は読書。

翌朝、車中、大谷藤郎著「らい予防法廃止の歴史」を読みながら東村山のハンセン病資料館へ。西武池袋線清瀬から久米川行バスで資料館前で下車。松林の中のモダンなハンセン病資料館は開館七年になります。生憎月曜日は閉館。隣接するハンセン病療養所全生園の園内を勝手に見学して歩く。患者逃走防止のために患者自らが掘らされて積み上げてできた築山"望郷の丘"にも登ってみた。垣根で外界を眺めることのできなかった子供たちがこの丘に立って、ふるさとの方向に向かって「お母さん」と呼びかけたのだそうです。

午後は小平市の近藤医院の糖尿病診療を見学させて頂く。近藤先生御夫妻のお人柄がそのまま診療に表れたような診療所でした。糖尿病腎症グループの食事会では低蛋白の冷しラーメンを試食。勉強会の実際を見させて頂く。近藤先生と歓談の後東京に帰り、丸善へ。東京駅のステーションホテルに一泊。

二二日、上野寛永寺、芸大周辺を散歩した後、国立西洋美術館で「レンブラント、フェルメールとその時代」展を観る。常設展も併せて観て満たされた午前中を過ごしました。午後は改めてハンセン病資料館へ。

数々の写真や資料は近代日本の犯した大きな過ちを静かに告発しています。胸の押し潰されるような感動を受けました。

水曜日。午前中は九月の学級の準備。午後から県立病院に入院中の患者さんの病床訪問と県医師会館で講義用のスライド撮影。夜はスライドの整理。次回の糖尿病学級の準備完了。

こうして短い今年の夏休みは終わりました。

脳死と臓器移植〈II〉
医は自然に如かず

嘔気を訴えて来院したKさんは尿毒症寸前の腎不全でした。A病院に紹介したところ透析か腎移植かということになり、ドナーがいれば腎移植をと強くすすめられました。幸か不幸か姉さんが提供してくれることになり生体腎移植が行われましたが不成功でした。姉の大事な腎臓を無駄にしてしまったという罪責感と返債不可能な負い目を透析を続けながら長くない一生の間持ち続けなければなりません。こうした姉弟の間に対立が起きた時には深刻な事態が起こることも予想されます。Kさんのその後が気掛かりです。このように成功率の高いといわれる腎移植ですら必ず成功するとは限りません。

なくてはならない心臓や肝臓や肺を摘出して他人の臓器と交換すること自体命懸けといえます。

移植が終わっても人工エイズ患者

移植された臓器が長年にわたって働き続けている患者も多くいることも確かですが、臓器移植された人のその後の人生は決して平坦ではありません。むしろ苦難の連続といってよいでしょう。移植腎の五〇％以上が一〇年以内に拒絶されています。心臓移植では最も優秀な施設の成績でも三分の一から二分の一が五年後には拒絶されています。

この拒絶反応を抑えるためには生涯病院の管理の下で免疫抑制剤を服み続けなければなりません。長期間の強力な免疫抑制療法はいうなれば人工的にエイズと同じ状態をつくり出していることです。したがって、移植を受けた患者は重い感染症の危険に常にさらされていることになります。感染を恐れて免疫抑制剤を減量すれば拒絶反応の危険が増します。免疫抑制剤の適量を決めるためには頻回の生検を行って病理検査をする必要があるそうです。

心臓移植の患者は心臓に痛みを伝える神経がつながっていませんから狭心痛を訴えません。心筋梗塞や突然死を防ぐための検査としても最低年一回の心臓カテーテル検査と、先に述べた心筋生検を行わなければなりません。

日本で脳死・移植手術を受けると約一千万円かかるそうです。海外に臓器移植を受けに行くと三千万円以上かかります。全額自己負担ということになれば金持ちしかレシピエント（移植を受ける立場となる患者）になれません。ドナー（臓器を提供する立場となる患者）は貧乏人でもなれるのですから不公平な医療ということになります。臓器移植に健康保険を適用したり、公的資金を使う方法もあるでしょうが臓器移植が増えてくれば医療財政は益々ピンチになり、パンクして他の医療の患者負担が更に大きくなるでしょう。

　臓器移植が死の基準を変えてまで行う価値のある医療とはとても思えません。むしろ欠陥医療というべきでしょう。

されているのか精神的ケア

　「臓器移植をしなければあなたは命を長らえることはできない」と告知することは「あなたは死んだも同然です」と宣告するのと同じです。本来なら生きている人の臓器を移植してもらって生き続けようなどとは考えられない人でも、死んでいるのと同じだからこそ、余計に生に執着するのではないでしょうか。かくして、コンピューターに名前を登録して順番を待つことになるのですが日本の場合、脳死移植を受けるのは宝クジに当たるようなものです。レシピエントはドナーの死ではない脳死を待ちながら着実に近づいてくる死を前にして悶々と苦しみながら生きなければなりません。他人の脳死を待ち望むことで自己嫌悪に陥るのは当然です。死の恐怖におののきながら、待ちに待って生きていくこと、そのことが地獄ではないでしょうか。そして多くの人は移植も受けられず死んでいくのです。こうした人たちの心のケアを移植医たちはしているでしょうか。

　移植をしないと一年以上生きられないと告知された患者の三〇％が待機中に病状が改善して対象外になったという報告もあります。このように診断そのものにもまだまだ問題があるといえます。

生死を考え直してみよう

　臓器移植を待つ人は唯唯待つだけ待って生きていますが、この状態が本当に生きているといえるでしょうか。しかもレシピエントになれるかどうかは自分の意志でもなく、努力によってでもなく、運ですらありません。コンピューターの隣のキーが押されたら待ったまま死んでいかなければならないのです。私だったら生き方死に方をコンピューターに決められたりするのは御免です。

　この世に生を受けたものはすべて必ず死ぬべく運命づけられています。無限に生きたいと願ってもどこかで死を受容しなければなりません。生命の有限性を認めて死を受容した時人間は精一杯生きようとするのです。

　脳死からの臓器移植は人間の臓器をバラバラにして機械の部品のように再利用しようという考え方です。どうせ焼いて灰になって終うのだから使えるものは使わなければ損だと考えているのか、何の道二人共死ぬのだから一人だけ殺して、二人の体を組み合わせて一人を生かす方が良いと思っているのでしょう。一つの生物体として生まれ出たものは一つの生物体として生を全うすべきものであって、他の人間の生を受け継いで生きるべきではないと思います。

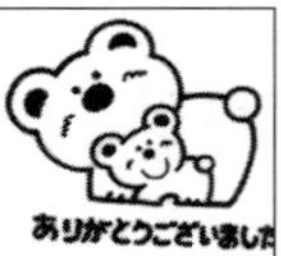

七、八月と二ヶ月間で糖尿病の患者さんに御協力頂き行った"運動に関するアンケート"の簡単な報告をします。（登録者二八八名中回答二五八名　回答率八九・六%）

問　一日二〇分以上の運動をしていますか。

答　はい　一七〇名（六五・八%）
いいえ　八八名（三四・二%）↓（運動不可を含む）

問　一週間にどの位しますか。

答　毎日　八六名（五〇・六%）
二〜三日　四一名（二四・一%）
一日　三名（一・八%）
その他　四〇名（二三・五%）

これは一部ですがこの回答を得て、当院の糖尿病患者さんが日々努力されている様子が改めてわかりました。

今後の課題として、大半の人が行っているのが散歩ということで、「健康維持の運動」から「運動療法として運動する」という方向に働きかけていきたいと思います。

運動療法には個人差がありますので必ず医師と相談して下さい。

診察室から

——受付からのお願い——

持田ひろ江

乾医院での診察の順番については、一部検査等の予約以外は受付順（診察券又は保険証を受箱に入れた順）になっております。受付では、順番を間違えないよう慎重にカルテを出しています。患者さんが多い時は、本当に長くお待たせしてすみません。

診察券を出した順と申しましても、特に具合の悪い方は窓口に声を掛けて下されば、それなりの対応を致しますので御安心下さい。又、内科の診療所ですので、表面的には、それ程に思えなくても、病気の重い方もあり、院内でのスタッフの話合いの中で順番を早めて診察を受けていただく方もありますので、ご了承下さい。

ただ、中には全く個人的な理由で順番を早めてほしい"マテナイ症候群？"の方もあり、窓口での対応に困惑することがあります。静かに順番を待って下さる皆様に、納得していただけるような理由がない場合の順番を替えることはできかねます。

それ以外に、検査の都合上で順番を替えてお呼びすることがありますが、診察は受付順となるように努力しております。

診察券を一旦出しにみえる方（いわゆる順番とり）や、診察券を出した後に一旦外出される方もあります。皆様に気持ちよく診察を受けていただけるよう配慮しているつもりですが、お気づきのことがありましたら、ご遠慮なく、窓口に声をかけて下さい。

もう一つ、保険証の提示のお願いがあります。本院では定期的に受診されている方にも、月一回は保険証を見せていただくようお願いをしておりますが、お年寄りの方は保険証が手元にないこともあり、保険番号が変わったことも知らずにいることが多いようです。お家の方もご承知下さい。

第264号

2000.11.9

いのち

乾　医院
清水市西久保1丁目6-22
TEL〈0543〉66-0212
FAX〈0543〉66-8799

最近は喘息発作で点滴をする患者さんがめっきり減って珍しい位になりました。その一番の原因は喘息学級に出席した皆さんが、喘息という病気を理解して正しい治療法を身につけたことと、ピークフローメーターを使用しての自己管理を上手に行えるようになったことによります。また、この二年間に糖尿病の方で心筋梗塞を起した方が四人おられましたが皆無事生還しました。病院での適切な治療はいうまでもありませんが毎月行われている糖尿病学級で合併症について勉強し、心臓発作があったらどうするかよく理解して下さって迅速な連係プレーができたことも見逃せません。

時々狭心発作を起してニトロールを使っていたOさん(82才)には家族にも勉強して頂きたいとお嫁さんと一緒に狭心症の講座に出席してもらいました。その翌日「おばあさんがニトロールを二錠なめても胸苦しいといっています。」とお嫁さんからの電話です。直ぐ来院してもらって心電図を撮り心筋梗塞と診断。現在は元気に通院されています。家族ぐるみの勉強が一命を救ったケースです。

あなたが主役
医学講座に出席して下さい

「肝硬変と肝癌」の講座に出席して下さった方々は、薬を服用していなくても御自分でスケジュールを立ててそれぞれの病状に合わせて二ヶ月内至六ヶ月に一度肝機能、腫瘍マーカー、エコー検査に来て下さいます。そのお陰で本院で発見される肝癌の殆どが一cmから2cm位の小さなものです。治療法の進歩と相まって皆さん五年六年と元気に過ごしておられます。

このように私たちが望んでいることは、御自分の病気の専門家になって頂きたいこと、病気を治すのはあなた自身であることをよく解って頂きたいことです。「一に養生、二に養生、三四がなくて五に薬」です。小さな診療所では大掛かりな検査ができる訳ではありません。町医者の第一の仕事は皆さんの悩みの良き相談相手または助言者となって、皆さんに最も妥当な治療法、養生法、生活法について正しい情報を提供することだと思っています。

毎週行われている「人間の医学講座」は皆さんの主治医が診察室では充分話せないことを時間を掛けて話しています。一度聴かれた方も最新の情報も混えて話していますので繰り返し聴いて下さい。必ず新しい発見があります。御自分の病気を治す主役になって頂くのが願いです。

死への旅は自然に帰る旅である

九三才のKさんが十月四日長年住み慣れた御自分の部屋で子供や孫たちに看取られて安らかに旅立って逝かれました。Kさんが初めて来院したのが昭和四九年七月、高血圧の治療のため他院から転院してこられました。六七才の時ですからそれから二六年お付合いさせて頂きました。いつもにこにこしていて、口数は少ない優しい方でした。この間に白内障と前立腺の手術を受けられたり、胃潰瘍、一過性脳虚血発作、心不全を起したりいくつかのエピソードがありました。八五才の年の暮、気胸で来院され緊急入院して頂き、正月県立病院に見舞に行ったのも今は懐かしい想い出です。

　最後に来院されたのが八月末日で、普段とそれ程変わった様子はありませんでした。「半年以上検査をしていないから次回することにしましょう。」といって帰られました。

　九月二五日、家族より「四日前から水分は摂れるが、食物は食べず起きてこない。熱もないし、咳もありません。」と連絡がありました。午後往診、意識もはっきりしていましたが、明らかに脱水状態で動くとめまいがするといって寝たきりでしたが血圧は正常。「高齢の方が食物を食べなくなった時は危険な状態です。補液をすればもう一度食べられるようになるかも知れませんが、おじいさんの意向もあるから皆さんで相談して下さい。」と告げて帰ってきました。翌日家族から「もう動きたくないから、このままそっとしておいてもらいたい。」とおじいさんが言っているからこのまま家で看ますと電話がありました。それから十日間家族の方々も本当によく看てくれました。往診も朝行ったり夜行ったり、休日にも出掛け、一日《ついたち》には血圧も下がってきましたが意識ははっきりしていて「長い間お世話になってありがとう。」などといってくれました。亡くなる当日は家族に「疲れるから声を掛けないようにしてくれ。」といって眠りに入りました。午後六時より下顎呼吸、六時四十分眠ったまま鬼籍に入られました。

　臨終の席でお嫁さんがお世辞もあったでしょうが「おじいさんは月一回先生の所に行くのを楽しみにしていました。本当におじいさんはいい先生に診てもらって幸せだったと思っています。」といってくれました。長いKさんとの交流を想い出しながら胸がジーンとしました。この一言は町医者にとっての文化勲章だと思いお受けしました。

三週間に五人の方々が

　Kさんが亡くなられた一週間前の九月二七日に大腸癌の肝転移で自宅療養中のHさんが強い苦痛もなく帰

らぬ人となっています。十月一四日には癌性腹膜炎で九月二〇日に退院してきたIさんが亡くなられています。その二日後の十月一六日には在宅酸素療法で頑張っていた九二才のSさんが、病状が急変して五日目で午前四時四〇分に息をひきとられました。前夜往診の際に今夜亡くなるかも知れないから呼吸状態に気をつけて、下顎をしゃくり上げるような下顎呼吸になったら間近だから、家族みんなでお別れするように伝えてありましたので皆さん落ちついて看取って下さいました。その翌日の未明、脳梗塞で殆ど意識もなく寝たきりだったSさんが数日前より発熱していましたが急速に病状が悪化してお亡くなりになりました。発熱した時、「今度はお亡くなりになる可能性が強いから、お話はできないにしても身近の方は日曜日にでも皆さんお会いになっておいて下さい。」とお伝えしてあったので御臨終の二日前に皆さんが集まられてお別れをして下さいました。

二一日間に五人の方々の死亡診断書を書かせて頂いたことになります。この間は特別の処置はなかったとはいっても正直大変でした。それでもどのお宅の御家族も自宅で看取ることができて良かったとおっしゃって下さりほっとしています。

自然死に苦しみはなかった

毎月三十数人の来院できない御老人の往診をしていますが、皆さんどなたも家で死にたいとおっしゃっておられます。また、最期に苦しむのは嫌だともおっしゃいます。家で死ぬためには元気なうちからどんな死に方をしたいか考え心積もりをしておくべきです。そしてそれを、それとなく家族に理解してもらっておくことです。そのために必要なのは常日頃の家族内の対話と愛情です。死ぬのに医者はいりません。最後の舞台である死の主役は死に行く御本人であり、それを支える家族です。

では死ぬ時に苦しみがあるのでしょうか。この度お亡くなりになった五人の方々どなたも安らかな死顔をしていらっしゃいました。ということは死ぬ時には苦しみはないように思われます。実際死の瞬間にはエンドルフィン、エンケファリンという脳の快楽物質が一斉に分泌されるため、むしろ恍惚感を味わうのだとも言われています。Kさんが「疲れたから眠らせてくれ。」といって眠りについたように死とは深い眠りに入っていくことのようです。「医は自然に如かず」のように自分の死に方としては自然死を選びたいと思っています。

十年生きられるとしてもそれは三千六百五十日です。一夜明ければ一日短くなっています。それどころか昨日の自分は昨日死に、今日の自分も死につつあるのです。死につつある自分を見据えて生きている今日を精一杯生きることを改めて教えられた一ヶ月でした。

患者物語

10月14・15日の2日間に渡り恒例の糖尿病患者さんの為の研修旅行が、紅葉の始まった箱根で行われました。今回は、糖尿病の勉強をする事と、患者さん同志のふれあいが私達の目標でした。研修がはじまり橋本栄養士の食事の講義では、食品交換表を開いて熱心に取り組む姿が見られました。夜には乾先生を囲んで参加者全員で話し合う時間を持ち、診察室では伺えない患者さんの療養生活で苦労された話や、知らなかった一面に驚き又、心打たれました。食事や運動に真剣に向きあっている姿に、頭が下がる思いでした。話し合いの後部屋にもどってからも、患者さん同志語りあえた事もよかったと思います。

入浴を遠慮していた患者さんが、同室の患者さんの一言のおかげで仲良く一緒に入浴ができたり、美術館を訪れた時にも患者さんが他の患者さんをしっかり支えて歩いてくれる姿にも出会えました。研修旅行を通して、人が人を思いやる姿に感動し、今後も患者さんと共に歩いていける様頑張りたいと思いました。

年末年始の休診のお知らせ

H12・12/29(金)午前中まで診療
午後は休診

H12.12/30(土)～H13・1/3(水)まで休診させていただきます。

H13・1/4(木)より通常通り診療を行います。年末年始は混雑が予想されますので、早めの受診をお願いいたします。

《栄養指導はくり返しうけましょう!!》

高血圧・高脂血症・糖尿病・高尿酸血症・腎症など、治療の第一は食事です。薬をのむことと同じ位、食事の勉強を、くり返し行うようにしましょう。毎週火・木が栄養指導日です。

〔待合室〕

12月15日(金)の午後の診療は、秋葉寺大祭のため休診となりますので御了承下さい。

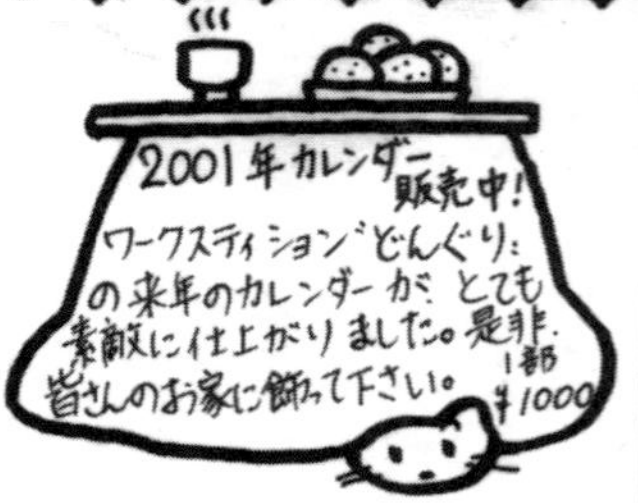
2001年カレンダー販売中!
ワークスティション"どんぐり"の来年のカレンダーが、とても素敵に仕上がりました。是非、皆さんのお家に飾って下さい。
1部 ¥1000

人間の医学講座予定表

月 日	曜日		講義	ビデオ
11/6	月	昼	栄養士による糖尿病学級	糖尿病食は最高の健康食
13	月	昼	喘息をコントロールしよう	吸入ステロイドを中心とした慢性管理
20	月	夜	栄養士による糖尿病学級	糖尿病食は最高の健康食
27	月	夜	喘息をコントロールしよう	吸入ステロイドを中心とした慢性管理
12/4	月	昼	糖尿病学級	糖尿病と末梢循環障害
11	月	昼	操体法入門 *ズボンでお出掛け下さい。	
12	火	昼	腎症、糖腎食勉強会 *要申込み	
18	月	夜	糖尿病学級	糖尿病と末梢循環障害

〈場所〉乾医院2階講義室 〈時間〉昼→2時～4時 夜→6時半～8時半

どなたでもお誘いあわせてお出掛け下さい。

第265号

2001.1.12

いのち

乾　医院
清水市西久保1丁目6-22
TEL〈0543〉66-0212
FAX〈0543〉66-8799

理性をとり戻すべき二十一世紀

いよいよ私たちは21世紀を生きることになりましたが、果たしてこの世紀が子供たちや孫たちにとって本当に幸せな時代になりうるのかどうか、それは今生きている私たち大人たちの生き方にかかっています。20世紀は日本にこうして生きていれば一見平和の時代だったような錯覚に陥りますが04年の日露戦争から今も戦われているイスラエルとアラブの戦いまで、14年の第一次世界大戦、31年満州事変、36年スペイン内戦、37年日中戦争、第二次世界大戦と41年太平洋戦争、50年朝鮮戦争、65年ベトナム戦争、71年インド・パキスタン全面戦争、イラン・イラク戦争、91年湾岸戦争と将に戦争と殺戮の世紀でした。私たち大人は間もなくこの世を去っていきますが、次の世代、その次の世代の人類が本当に平和でよりよく生きてもらいたいと年頭に当たり強く願います。しかし、地球全体を覆っている人口問題、食料問題、環境汚染、南北格差などは益々深刻化するだろうと予想せざるを得ません。21世紀の幕開けの今、全ての大人は人類の未来を真剣に考えて人間としての理性をとり戻し人間同志の関係を創り直すのには何をしたらよいのか考え直し行動する時だと考えます。

昨年読んだミステリーの中の「隣近所のつきあいも満足にできねえ連中が、パソコン通信で世界中とお友だちになれるなんざ、お笑いぐさだね。」（川の深さは 講談社）という台詞が妙に心に残りました。最近IT革命が叫ばれ膨大な予算が注ぎ込まれますがここで大切なことは、「誰が、誰のために、何故、今」IT革命をやろうとしているかが問題であり、その結果人間関係はどう変わってくるのかを充分考えるべきです。私たち一般市民がIT革命を望んでいるのでしょうか。「国の競争力は"家計へのパソコン普及率で決まる"」といったのはマイクロソフト社のB・ゲイツです。彼に代表されるようにIT革命を強く主張しているのは情報・コンピューターで多大な利潤をあげている人たちだということです。

これまでの歴史は不況、国際化、貿易摩擦が強まり企業の合理化が叫ばれ始めると、高令者、障害者、在日韓国・朝鮮人・外国人労働者への差別・排除は強まってきたことを証明しています。IT革命なるものが人間関係をずたずたにし、南北格差を助長し汚染を深化する引き金にならないかと杞憂しています。

急行列車は一時停車
＝世紀末の心筋梗塞＝

志と目的

吉田松陰は私が若い時代から最も尊敬し、影響を受けた思想家の一人であり、時代の変革者です。

　昨年十一月二九日、水曜日の休診日を利用して下田の保健婦さんの依頼もあり下田南高校南伊豆分校で講演をしてきました。折角下田に行けるのだから下田の吉田松陰の史蹟に触れてみたいと早朝出発しました。

一八三〇年八月四日　松陰生まれる
一八五四年三月　金子重輔と下田沖の米艦に投ぜんとして成らず。
自首　　二十四才
一八五九年十月二十七日　小塚原の刑場で、劇的な三十年に満たない二十九才で人生を終えています。

死寸前の伝馬町の牢獄から高杉晋作宛の書簡に「死して不朽の見込あらばいつでも死ぬべし。生きて大業の見込あらばいつでも生くべし。」と既に生死を度外視して、ただ信念を貫こうとしています。また「呉々も人を哀しまんよりは自ら勤むること肝要に御座候。」とも書いています。

　萩市を訪れた人は誰しも松下村塾跡を訪ねますが、村塾に入塾するものに松陰がきまって尋ねたことは、何のために学ぶかということでした。また渡邊蒿蔵談話にあるように「学者になってはいかぬ、人は実行が第一である。書物の如きは心掛けさへすれば、実務に服する間には、自然に読み得るものなり。」と語り、講孟夜話の中では「己のため、己の実行のためにこそ学をなすことである。」「志なくしてはじめた正学は、己のためにはじめながら、たまたま正学を知らず、曲学を主としている者よりも好ましくない。」と書いています。志と目的を重んじ、死んでみせることによって自分の教育を完成させた稀有なる思想家、教育者でした。

　どう生きるかを改めて考えさせられた半日でした。

血圧が測れない、脈が触れない

　十一月三十日　午前中診療をして、午後往診、夕刻の診療終了後静岡駅前のセンチュリーホテルで循環器の講演会があり出掛けました。講演終了後懇親会があり、出席されていた県立総合病院の先生方と親しく話をさせて頂きました。特に循環器部長の土井修先生には多くの患者さんがお世話になり、皆さん良好な経過をとっていますので「先生が居られるので安心して患者さんをお願いできます。今後とも呉々も宜しくお願いします。」とお礼とお願いをして帰宅しました。

　十二月一日　午前四時頃、胸と背中に痛みを感じたのでしょうか、自分ではよく覚えていませんが、胸苦しいといって隣に寝ていた妻を起こしたようでした。心電図を撮ろうとしましたがとても動けるような状態ではなく、冷汗が出ていたのはよく覚えています。血圧を測ろうとしましたが測定できず、脈も触れなかったようです。ニトロールを一錠服用させてもらったようですが症状全く改善せず、県立総合病院救急外来に連絡、救急車を要請しました。

救急隊に連絡したのが四時三九分、八分後の四時四七分に救急車が到着しています。救急隊の搬送表によれば意識清明とありますが、救急隊の来たことと担架に移されたことはぼんやり憶えていますが記憶にありません。救急隊員が最初に血圧を測った時にはやはり測定不能のようでした。測り直して一〇一～七二で脈拍数が四〇／分。

自分では全く記憶がありませんが、以前のレントゲン写真、心電図、検査成績等を持って行くようにとか、酸素吸入の指示などもしていたようでした。病院に五時十一分に到着していますが、搬送中、到着時、その後の検査、処置についても全く記憶がありませんが、周囲の人の話では最初にお世話になった森典子先生などとも、まともに応答していたようでした。

心電図ではⅡ・Ⅲ・aVFでST上昇Ⅰ・aVLでST低下、急性心筋梗塞と診断されました。その上心筋障害のために心房と心室の間の命令の伝導障害が起きて、完全房室ブロックで脈拍数が三五／分になっていました。右外頸静脈から細長い導線が右心房を経て右心室の中に挿入されて、体外人工ペースメーカーで電気刺激を送るペーシングが行われました。

数時間前に歓談をした土井先生も駆けつけて下さり、心臓カテーテル検査、冠状動脈撮影が行われました。その結果、右冠状動脈の根部が完全に閉塞していることが確認され、直ちにPTCA（経皮的冠動脈形成術）いわゆる風船療法とステント留置術といって金属で冠動脈を拡げる方法を行って頂きました。治療が終了した頃のことは僅かに記憶にあって、土井先生に「血液が通るようになりましたよ。」といわれたような気がしています。治療後ICU（集中治療室）に移されました。

得難い経験をさせてもらう

ICUに移ってからのことは自分ではっきり理解しているつもりでしたが、かなり朦朧《もうろう》状態が続いていたようでした。というのも血圧が中々上昇せず、補液でドーパミンやドブタミンの持続静注が行われましたが改善がみられないで先生方に御苦労をお掛けしたようでした。

第三病日十二月三日、血行状態が思わしくないため冠静脈洞にペーシングカテーテルが留置され心房心室ペーシングが行われました。その効果があってか徐々に改善方向に向い、十二月六日には（四面につづく）

ペーシングなしで心拍数七〇／分、洞調律に戻ってきました。本人は寝たきりで何も判りませんでしたが、六日と七日には一過性の心房細動と心房粗動が起こり血圧が低下してきたため、この不整脈を除去するために電気ショック療法も受けました。また体外ペーシングも併せて一時的に行われたようでした。その後は心房粗、細動も消失して、十二月八日、集中治療室から一般病棟に移ることができました。

その後については後日に譲るとして比較的順調に経過し、十二月二七日、退院して参りました。

未だやるべき仕事が残っているよ

確かに病気になるよりならない方が良いでしょうが、思いもかけない心筋梗塞でまたとない経験をさせてもらいました。その後に行われた第二回目のＰＴＣＡ（風船療法）後の二日間を加えると足掛け十日間集中治療室に居たことになりますが、このような経験は望んでも中々できるものではありません。「お前が本当の医者になるためには是非この経験はしておくべきだ」といわれたような気がしています。診察室で皆様方と顔を合せられるのは、当然のことながら土井先生、為清先生はじめ循環器科チームの皆様のお陰です。と同時に、まだやるべき仕事が残っているからこの世に連れ戻してもらったように感じます。六十才を過ぎて師や友人が次々と旅立つ中で「いつ死んでもよいような生き方をしよう」と決めていましたが、今度の得難い経験は改めて生死のこと、自分の医療のあり方、自分に残されたやるべき仕事などにつき深く反省させられ、またとない勉強をさせて頂きました。ありがたいことだと思っています。

ただ、ひびの入った体になりましたので今迄のようには活動できず、御迷惑をお掛けすることもあろうかと思いますが、どうぞお許し下さい。

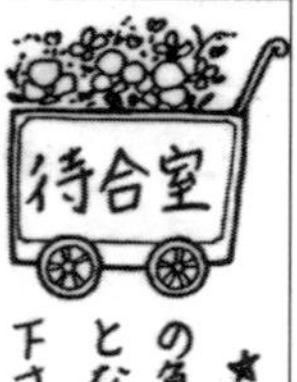

☆一月より老人医療の負担金が８００円となりました。御了承下さい。

☆三月まで医学講座は休講です。

院長の健康状態により、四月昼の医学講座から再出発を考えています。二月号の「いのち」に予定表を掲載します。是非御出席下さい。

☆年賀状をありがとうございました。

年賀状を頂きながら失礼した方々が多勢おられます。お許し下さい。

《新春映画会のお知らせ》

1月27日(土) (昼の部2時〜 (夜の部7時〜

紳士協定　※乾医院2階講義室にて

監督　エリア・カザン

主演　グレゴリー・ペック —1947年(米)—

アカデミー三部門受賞作品でありながらアメリカの恥になるような内容の作品ということで、占領下の日本では公開されず、'87年に上映された。

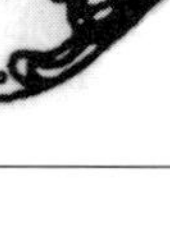

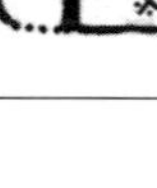

エリア・カザンの描く人間社会の差別と偏見。

※お誘い合わせてお出掛け下さい。

第266号
2001. 2.15

いのち

乾　医院
清水市西久保1丁目　6-22
TEL〈0543〉66-0212
FAX〈0543〉66-8799

個の確立があってコミュニケーションが成り立つ

一九六〇年、三井三池の炭鉱労働者の労働争議がありました。「エネルギー革命」の始まりでした。基幹産業は次から次へと装置産業に転換されると同時に労働は細分化され、生産現場は機械化、コンピューター化され、沈黙が支配するようになりました。共に働く労働者が個人個人に分断され対話を失った時労働組合は急速に衰退して、抵抗する力を失い今や資本の補完力に成り下がっています。その後は田中角栄の列島改造論に代表されるような、公害列島化、食料の自給率が二〇%を割り込むという農・水産業の低迷、バブル経済の崩壊、失業率の増大、青少年の引きこもり、犯罪の増加と将に出口なしの情況が現出しています。人間は有史以来、自然に働きかけ、労働によって生産すると同時に人間関係を創りだし、社会、文化を創造してきたのです。ところが、この四十年間で人間を豊かにする筈だった「エネルギー革命」は労働を解体し、人間関係をばらばらにしてしまいました。その上、人間に自分の眼で視て、自分の頭で考え、自分で選択して、自分の足で歩き責任を持つという主体性を奪ってしまいました。原子力産業の未来も絶望的です。こうして資本と国家の主導ですすめられてきた「エネルギー革命」は破綻に瀕しています。そこで登場してきたのが、「IT革命」です。

先日NHKの「IT革命の特集番組」なるものをたまたま見ましたが、将に経済優先、人間不在そのものを感じました。情報通信技術革命が世界を席捲したら、市場の誰よりも少しでも早く反応することが成功の条件となり、功利主義と効率性のみが追求されるような破壊的な世界が現出するだろうと予測されます。それは学問、教育、メディア、政治あらゆる分野に浸透して極めて不安定な社会になり、遠くない将来惨めな結果で終わりを告げるだろうと思います。

個の確立があってこそ真のコミュニケーションが成立しますが、IT革命による薄っぺらな電子メディアは人間のからだと精神の触れ合いを失わせ人間世界をばらばらにするでしょう。革命というのは、誰もが労働に喜びを感じ、労働によって精神的にも物質的にも豊かになり、共に労働することによってお互いを理解し合える社会を創出することではないでしょうか。

道を誤ってはいけません。

本当の医者になるための試験だったのかも

―世紀末の心筋梗塞（二）―

　昨年十二月一日未明に発症した私の心筋梗塞は下※の模式図のようなアテローム硬化のプラークが破綻を来し、右冠状動脈の根部が血栓で閉塞したことで起りました。このような破裂し易い不安定なプラークを発症前に臨床的に診断できるかというと仲々難しいことです。このようにして起る心筋梗塞は、狭心症を前ぶれとせず突然発症するものが四割以上といわれています。実際、毎週運動療法を兼ねて県立総合病院まで自転車で行って、病床訪問をしていましたが、狭心痛のような症状は一度も経験していませんでしたし、昨年撮った二回の心電図にも特に異常がありませんでした。

　病院到着後直ちに行われた風船療法と二つのステント留置によって開通した右冠状動脈でしたが、十二月十九日に行われた冠状動脈撮影では再び完全に閉塞していると診断され、再度二十一日にPTCA（経皮的冠動脈形成術）を二時間かけて施行して頂きました。二十六日に四回目の心血管カテーテル検査を行い、血栓も減少しており狭窄も二十五％になったとのことで年末の二十七日退院となりました。

　二月十五日に検査のための冠状動脈撮影が予定されていて、この結果で正式に仕事をしてもよいという許可を頂けることになっています。しかし、一ヶ月もほぼ寝たきりの生活でしたから、易疲労感はあるものの特に苦しい訳ではありませんから「大事に、大事に」といわれて過ごすのも仲々辛いことです。むしろ、診察室で皆さんのお顔を拝見していた方が元気になるので、ぼつぼつ無理にならないよう診療しています。

（冠動脈イベントの発生機序）※

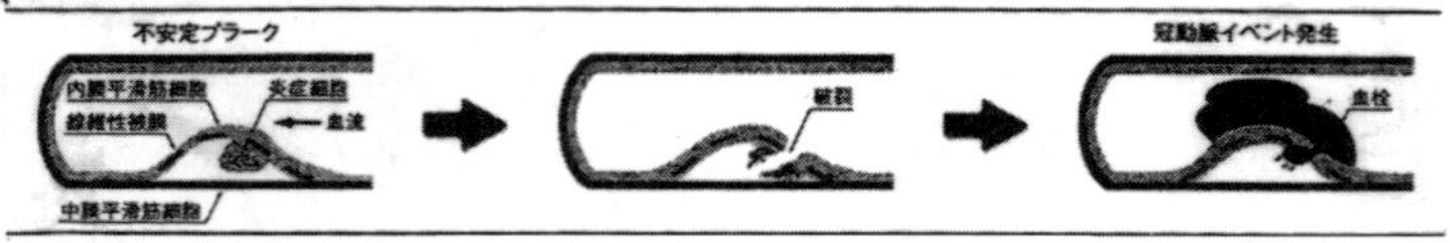

生きているうちにICUに

　心筋梗塞は急性の疾患の中では最も致死率の高い疾患です。しかも、死亡者の八十五％は発病後二十四時間以内に死亡し、この初期死亡者の六〇％が一時間以内に死亡しています。したがって心筋梗塞が疑われたら、一刻も早くPTCAが可能で且つ、ICU（集中治療室）が完備している病院に搬送してもらうことです。

　心筋梗塞で亡くなった方を解剖させて頂くと、「死ぬのにはもったいないほどの心臓だ。」といわれるほど心筋のダメージが強くないものが多いことが判っています。では病初期に何故多く死亡しているかというと、私の心臓に起ったように、約半数が不整脈によるものです。

そこで、心筋梗塞初期の患者を特別の病棟に集めて心電図を持続監視して、不整脈にひき続いて起る心停止に対して蘇生術を行うことができれば、初期死亡を減らすことができるだろうと生まれたのがICUです。ICUでは二十四時間絶え間なく持続的に監視が行われなければなりません。そのためには医師は勿論、看護婦も不整脈監視能力を全員が身につけるよう訓練されていなければなりません。そして、万一危険な異常が発生した時には直ちに適切な処置がとれるような体制が常時備わっていなければなりません。

第六病日私がICUにいる時に、逸速く不整脈を発見してくれたのは看護婦さんでした。梗塞が比較的小さくて、ポンプ不全のないような心筋梗塞の場合、ICUが完備しているか否かで死亡率を激減できることが報告されています。

「死なない」「死んでもいい」

PTCAが終わってICUに移ったことは記憶にありますが、房室ブロックと血圧低下のため、意識レベルがかなり下がっていたようです。しかし土井先生から「塞がっていた血管は開通しましたよ。」という言葉が頭に残っていて、「死なない」という確信と「一生懸命生きてきたんだから、今死んでもいい」という思いが行きつ戻りつしていたように思います。「死にたくない」とは思わなかったようです。

「死なない」と思っている一方でやはり「死ぬかも知れない」という不安が交錯していたのでしょう。それに加えて、心電図のモニター、ドブタミン等の持続点滴、酸素吸入、血中酸素濃度の持続監視、導尿カテーテルそれに心室・心房体外ペーシングのためのカテーテルの挿入と、多くの管や線に繋《つな》がれて身動きできないところに、モニターの電子音、部屋の明かり、医師や看護婦の緊張した動きと様々な処置の中で、自分ではかなりしっかりしていたと思っていましたが、精神的に大分不穏な状態にもなっていたようでした。集中治療室という特殊な環境と、生と死の狭間にいるという思いの中で起る精神状態のことを「ICU症候群」とも呼んでいるようです。

普通心筋梗塞ですと、症状にもよりますが三日間位で一般病棟に移れるそうですが、私の場合は八日目に四階に移ることができました。

それにしても生還できたのは、自宅で発症したこと、発見が早かったこと、発症一時間位で病院に搬送されたこと、優秀な循環器のチームと設備が存在したことなど全ての点で非常に幸運だったと感謝しています。

残された時間をどれだけ意義のあるものにできるかそれが課題です。

「人間の医学講座」再開!

4月より6月までは、左記のような日程で医学講座を行います。今までとは、少し違い、不規則な場合もありますので予定表をよく確認してお出掛け下さい。医師、栄養士、看護婦が、それぞれの分野の持ち味を活かして医学講座を盛り上げたいと計画しています。是非、御出席下さい!!

（※4/29(祭)には恒例のハイキングも行います。）

月日	曜日	時間	講義	ビデオ
4/1	日	p.m 6:30〜	竹二忌	映画「職業・人間について」
2	月	昼	糖尿病学級	糖尿病患者のための あんな時、こんな食事
10	火		〈要予約〉腎症の患者さんの為の調理実習	
16	月	夜	糖尿病学級	糖尿病患者のための あんな時、こんな食事
23	月	昼	心筋梗塞	心臓病チェック
5/7	月	昼	糖尿病学級	糖尿病だって何でもできる
14	月	昼	コレステロール	ストップ！動脈硬化
22	火	昼	〈要予約〉糖尿病患者さんの為の食事会	
6/4	月	昼	糖尿病学級（※ズボンで来て下さい）	糖尿病の運動療法
11	月	昼	喘息学級	気管支喘息を克服するために
18	月	夜	糖尿病学級（※ズボンで来て下さい）	糖尿病の運動療法

〈場所〉乾医院2階講義室　〈時間〉昼→2時〜　夜→6時半〜

《診察室から》
〜新たなスタートを〜

河村 薫

二十一世紀が幕明けし、早くも一ヶ月が過ぎてしまいました。皆さんはこの一ヶ月、どのような想いで過ごされたのでしょうか…。去年の正月の院内のミーティングで私は、「こういう仕事をしていると自分は病気にならないような気がしてしまうけれど、いつ何が起こっても悔いのないような生き方をしたい。」と話したのですが、去年一年間を振り返ってみるとその言葉とは裏腹に、何となく忙しさに追われ、せかせかした日々を送ってしまったような気がして後悔しきりです。今年はもう少し心穏やかに、一日一日を大切にしていきたいと思っています。

十二月には乾先生が倒れ、最近親類にも不幸があり、否が応でも生きること、死ぬことについて考える機会が多くありました。「生きたようにしか死ねない。」と聞いたことがありますが、今その言葉が心に深く響いてきます。何気なく毎日を過ごしていると、つい、生きている事が当たり前の様な感覚になってしまい、不平不満も多くなってしまうようです。でも実際は、いつ何が起こるか解りません。先生の入院でその事を尚更強く感じました。先生は退院後、「病気になってみないと患者さんの気持ちは解らない。」とおっしゃいました。大病を経験された先生のその言葉にはとても重味がありますし、本当にその通りだと思います。私には患者さんの辛さを少しでも理解しようと努力することしかできませんが、病気があってもその病気と共に前向きに生きている患者さんに負けないよう、又、乾先生の診療に対する真摯な姿勢に学びながら、新世紀を迎えた今、もう一度自分自身の生き方を振り返り、新たなスタートをきろうと思います。皆さん、この一年もよろしくお願いします。

第267号

2001．3．13

いのち

乾　医院
清水市西久保1丁目 6－22
TEL〈0543〉66－0212
FAX〈0543〉66－8799

　この度、心筋梗塞という生死に関わるような疾患を経験したことは、私の今後の医療や生き方の上でかけがえのない勉強をしたと思っています。これが自分を変える契機になるよう希っています。しかしながら、そのために「人間の医学講座」が四ヶ月間休講になって終いました。医学講座は皆さんのために行っていることは勿論ですが、私のために極めて大切なものです。何故ならタイトルにあるように「教えることの半分は自分が学ぶこと」だからです。

　医師にとって最も大切な資格は優しさを持つ人間に自らを変える努力を続け、学問を愛する心を持続させ、絶えざる学究心によって深い学識と技術を身につけることです。患者に治療の主役になってもらうために「教育医学」を行ってきましたが、患者が主役になるためには患者も必死になって勉強してもらわなければなりません。しかし、患者に学んでもらうためには、常に自らが学ぶ医師でなければならないと自分にいい聴かせています。患者は、この医師が勉強しているか勉強していないかを、いとも簡単に見抜いているのではないでしょうか。

斆《おし》うるは学ぶの半《なか》ばなり（書経）

　診療において最も重要なことは、医師が患者から学ぶという視点を失わないことです。そして患者との触れ合いの中で自らを変える能力を持つことです。自分の中の何を変えるのかといえば、患者という人間を見る見方、「生老病死」についての考え方、社会を見る目、自らの人生観を変えることによって今までの自分の医療を変えることです。学ぶことをしないで、自己変革について思いを致さないで、患者に教え、患者を変えようとしても所詮それは無理です。

　診察室の中には医師と患者がいますが患者は医師に逆らえる立場にはいません。したがって医師は常に個人的な感情で患者を圧えつけていないか、あれやこれやの禁止事項を押しつけて患者に窮屈な思いをさせた上に患者が治療の主役となるための主体性を奪って、云われたことしかしないような没主体的な患者をつくりだしていないか常に反省し自らを戒めなければならないと思っています。

　人は学習することによって、ようやく自分の知識の貧しさや行いの誤りに気づきます。同様に他人に教えてみて自分の指導力不足と教えることの難しさを知ることができます。教えることと学ぶことは表裏一体です。

忘れられない貴重な恐怖体験

世紀末の心筋梗塞（三）

感銘を受けた復生病院見学

昨年の夏見学に行った清瀬の「ハンセン病資料館」で知り合いになった、御殿場の国立駿河療養所に入所している伊藤秋夫さんに案内して頂いて十一月に神山の復生病院と駿河療養所を訪ねて数人の元ハンセン病だった方々のお話を伺ってきました。

一八七三年（明治六年）パリ外国宣教会テストウィド神父は来日しました。静岡県下の伝道の担当となった神父は鮎沢村の近くを巡回している道すがら水車小屋の中から聞こえてくる呻き声に気づきました。近づいて中に入ってみると、既に失明した重症のハンセン病の三〇才位の女性が今や自殺しようとしていました。一八八七年（明治二〇年）のことです。「彼女は夫には捨てられ、一日一杯のご飯だけをあてがわれ、水辺の板の上に無造作に投げ捨てられたボロにくるまって横になっていたのである。深く心を痛めた神父は彼女を救う決意をし、神の愛を語りかけた。その後訪問を重ねるごとに、神父は彼女に十分な世話ができないことを無念に思っていた。繰り返し申請しても、私立病院も公立病院も彼女を受け入れようとはしなかったからである。」（いのちの遺産より）その後神父は御殿場に一家屋を借り、五、六名の患者と共に生活をして自らその看護をしました。近くの住民は患者がだんだん増えるのを恐れて、立ち退きを要求してきました。神父は土地を求めて病院を建てる決意を固めました。日本で初めてのハンセン病院、神山復生病院の発足でした。

その後の苦難と愛の病院史は感動あるのみです。

現在では病院の裏になっている黄瀬川に掛っている橋は「天国橋」と呼ばれています。世間から爪弾きにされ、家を捨て、家族から離れて、放浪していたハンセン病患者たちがやっと辿り着いた神山の地で「この橋を渡れば天国がある。」といったことから「天国橋」と呼ばれているそうです。在院中の藤原さんからお聞きした岩下壮一神父、井深八重婦長の想い出話は人間の生き方について深く考えさせられました。

集中治療室での「悪夢」

ハンセン病の医療史はここ十数年関わっている精神障害の地域ケアと関係して、我が国の精神医療史と共に私の医療を反省する上でも最も関心を持っている問題です。

昨年十二月一日未明に発症した心筋梗塞で入院し、最初の八日間は集中治療室で治療を受け、四階の一般病棟に移ったのは十二月八日でした。

病初三日目位までは、自分ではしっかりしていた積りでしたが、血圧が上らない、不整脈があったなどで意識レベルは大分低下していたようでした。大裂袈にいえば生と死の谷間を生かされていたような状態でしたから、この間の記憶は殆どありません。精神的にかなり不安定かつ不穏だったようで、家族に至急来院するように病院から連絡が入ったこともあったそうです。

第四病日になって病状も改善すると同時に精神的にも落ちついてきましたが、前夜眠れなかったこともあって眠剤として安定剤が使用されました。そのために理性の抑制がとり除かれたのでしょうか、その夜は幻覚とも妄想ともつかない恐ろしい体験をしました。夢だったかもしれません。

荒涼とした原野にアウシュビッツのようなユダヤ人の絶滅収容所かハンセン病の施設ともとれる建物があり、その建物に向って痩せ細ったユダヤ人やボロをまとったハンセン病患者や精神障害者が、ゾロゾロと列をなしてとぼとぼと地を這うように歩いている光景が現れ、しかもそれが延々と続くのです。物語になっているような、いないような内容でしたが、それは恐ろしい思いをしました。目が覚めてからもはっきりと目の前に浮かぶように覚えていました。

分裂病の恐怖の一端を垣間見たか

その翌日は眠剤を変えてみましょうということになり、ハルシオンが使われました。

いつ眠りについたか判らないうちに眠りに入りましたが、目を覚ますと周りに歌舞伎の黒子に似た痩せた異形の者たちが大勢いて、私のからだを縛りつけているのです。あまりの恐ろしさに無我夢中で縛られていた紐をひきちぎりました。自由になって立ち上がると周りは真暗の闇でした。その先は覚えていません。

後に聞いて判りましたが、その時点滴や酸素や心電図などの繋がれていた管をひきちぎり、血だらけになって先生や看護婦さんたちに大層迷惑をかけたようでした。凄く恐ろしかった光景だけは翌日もはっきり目に焼きついていました。

今お付き合いしている分裂病の患者さん方の幻覚や妄想や幻聴による不安や恐怖は想像もできませんが、集中治療室での恐怖体験は患者さんたちの苦しみの一端を垣間見させてもらったのかと、医療スタッフの皆さんには大変お手数をお掛けしましたが、今となってみれば貴重な勉強をさせてもらったと、ありがたく思っています。

頭の中に浮かんできた恐ろしい光景は、今自分が抱えている問題と無関係ではなく、荒野の中の橋は「天国橋」に似ていたし、ハンセン病や精神障害者やユダヤ人問題はいつも念頭から離れない問題です。心の脆さを教えられた良い経験でした。

休診のお知らせ

4月17日(火)は、院長が学会に出席するため、休診となります。次の日が水曜日なので連休となってしまいますので、お薬を切らさない様早めの受診をお願いいたします。

慢性の病気で当院に受診されている患者さんで、会社等で健康診断を行ったら、検査結果を持参して下さい。診察の参考に、コピーさせて頂きます。

患者物語

Yさん(五十七才・女)は六年前、頭痛、嘔吐で当院に受診されました。空腹時血糖二五〇mg/dl・HbA1C十二、七%で糖尿病と診断され、食事療法・運動療法・インスリン療法と治療を続け、大変良くなりました。HbA1Cも六、五%になり、「このまま治療を続けていけば、インスリン注射はやめられるかもしれない。」と先生に言われるようになりました。

しかし、一生懸命がんばってきたので油断してしまったのか、その後治療を中断してしまいました。ハガキ、電話で呼びかけましたが、残念ながら受診していただけませんでした。

四年後、家族にすすめられて来院した時には、体重が十五kg減り、HbA1Cも十四%になっていました。その後治療を再開し、少しずつ良くなってきています。

私たちは患者さんが病気を理解し、治療を続けられる様願っています。又家族の協力も必要です。患者さん本人を主役とし、医師・看護婦・栄養士・家族が脇役となり、病気があってもいきいきとした生活ができるよう、お手伝いしたいと思います。

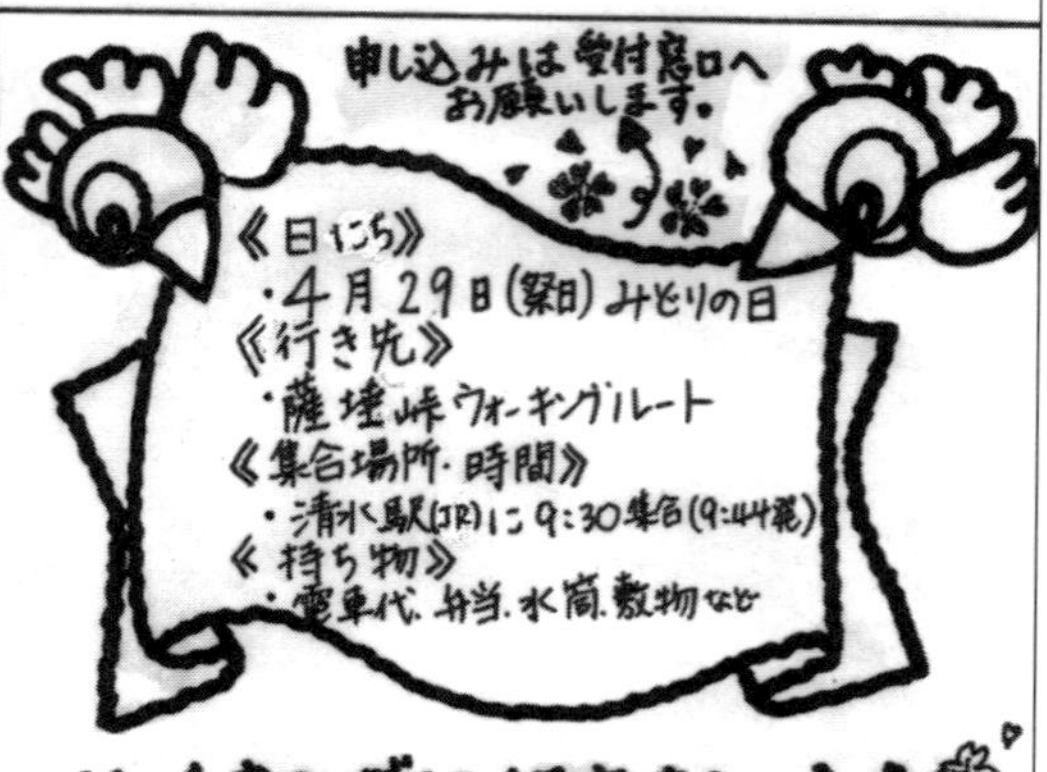

申し込みは受付窓口へお願いします。
《日にち》
・4月29日(祭日)みどりの日
《行き先》
・薩埵峠ウォーキングルート
《集合場所・時間》
・清水駅(JR)に9:30集合(9:44発)
《持ち物》
・電車代、弁当、水筒、敷物など

ハイキングに行きましょう！

待合室

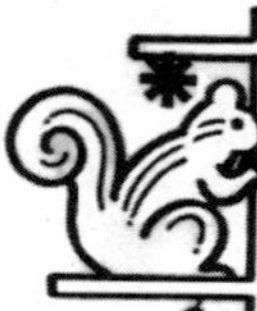

春は引っ越しが多い季節です。お家の住所・電話番号、保険証の変更があった場合は、受診の際、窓口に必ず御申し出下さいます様、お願いいたします。

4月2日(月)の昼2時からの糖尿病学級から、いよいよ「人間の医学講座」が再開されます。

また、多くの皆さん方と共に勉強できることを願っています。御出席下さい。

第268号
2001.4.27

いのち

乾　医院
清水市西久保1丁目6-22
TEL〈0543〉66-0212
FAX〈0543〉66-8799

歌を忘れたカナリアは

今から四十年位前私が未だ大学生だった頃、警察官職務執行法（警職法）の改悪が目論まれ国会に上程されました。社会党・総評が中心になった労働組合は勿論、全国の大学の学生自治会もストライキで反対の意志を表明しました。国鉄労働者もストライキで決起しましたから全国各地で列車が長時間に亘って停まりました。東北線や常磐線の列車も荒川の鉄橋辺りで立ち往生して乗客は車内に閉じ込められました。やっと動き出して大方の人々は疲れ果てて上野駅の改札口を出ていきました。その乗客の皆さんに今日のストライキが何の目的で行われて、警職法改悪が民主々義をどう破壊するのか説明したビラを学生たちが配りました。怒鳴られるかと思いきや大勢の人から「御苦労さん」といってビラを受け取ってもらった時は感激したことをよく覚えています。大多数の国民が政府の暴挙に腹を立てていたのです。同じ頃、日教組を事実上の骨抜きにすることを狙って教職員の勤務評定が出されてきました。これに対しても先生方を中心に、労働者や街や村の父兄が全国的に広範な反対運動を展開して怒りを表明しました。一九六〇年の安保改訂阻止の運動は燎原の火のように全国に燃え拡がり、各地でスト、反対署名は議事堂の一部屋を塞ぐ程集まり、数万人の市民が十重二十重に国会議事堂を取り囲むような抗議行動が何回も行われました。怒っていたのです。

これに対して、一九九九年には「周辺事態法」「盗聴法」「国旗・国歌法」「改正住民基本台帳法」といった戦後の民主々義を根底から覆すような悪法が次々と成立しても労働組合も学生も声を上げず、マスコミも知識人も沈黙を守りました。

泥棒に追い銭のように住専や銀行に税金が注ぎ込まれても、年五十六億円の外交機密費が競走馬や議員の外遊諸経費に化けようとも官僚が天下りして税金を湯水のように使う特殊法人がどんな滅茶苦茶をしようとも日本人は怒らなくなってしまいました。確かに「よく噛んで、腹八分目、いつもニコニコ、よく歩く」は健康の秘訣ですが、私憤と公憤は異なります。幾つになっても公憤を持ち続け闘う姿勢を保つこともこれまた健康と若さの秘訣ではないでしょうか。歌を忘れたカナリアは月夜の海に象牙の舟に銀の櫂を添え乗せればよいのですが、憤りを忘れた国民はどうしたら…。

病気から学んだこと・得たもの

―世紀末の心筋梗塞（四）―

昨年十二月一日未明発症した心筋梗塞から四ヶ月以上が経過しました。二月中旬に六回目の心臓カテーテルを行って頂き、三月からぼつぼつ診療復帰の許可が出て四月からは元通りの診療ができるようになりました。

四月一日には「どんぐり」のメンバーと函南の逓信病院に恒例のお花見に行ってきました。翌二日は「医学講座」で一時間余の講義もしてみました。往診もぼつぼつ始めてみました。四月十七、十八日の京都での糖尿病学会にも出席しました。二十九日の院内ハイキングには皆さんと一緒に薩埵峠を歩いてみたいと思っています。奮って参加して下さい。

毎日死につつある私たち

御心配をお掛けしましたがこうして仕事ができるようになりました。今は、病気をしたことで医者として非常に多くのことを学ばせてもらって、有り難い経験ができたとむしろ感謝しています。

この世の事象は陰と陽で成り立っています。例えば、明と暗、強と弱、喜びと悲しみ、白と黒、健康と病気、生と死のように。そしてこれらは互いに対立しているかのように見えますが、実際には両者は渾然一体としていて簡単に分けることはできません。白と黒の中間には灰色があって少しずつ濃くなっていっていつしか真っ黒になります。ここからが黒とはっきり分けることのできる線を引くことはできません。私の心筋梗塞を例にして考えてみましょう。確かに十二月一日午前四時頃胸苦しくて目を覚ました時発症した訳ですが、それ以前に右冠状動脈の起始部には心電図では捉えられず、症状もありませんでしたが、アテローム硬化のための狭窄は存在したのです。そうしてみるといつからこの病気が始まったのか判らなくなります。若さと老いも同じです。若者も一日一日僅かずつ老いていき、いつしか老人になっているのです。

死から生を見て生きる

明るさと暗さで考えてみましょう。もしこの世の中が明るさだけで暗さがなかったとしたら明るいということを認識できません。お釈迦様がいっておられるように人間が生まれてきたら必ず病気になり、齢をとり、必ず死にます。生・病・老・死は人間の本質そのもので異質のものではありません。闇がなかったら光の有り難さが判らないように、病気になって初めて見えてくる世界もあります。入院してベッドに横たわって初めて健康で仕事ができるということがどんなに自分にとって大切だったかということを、嫌という程思い知らされました。集中治療室に八日間ということは将に九死に一生を得た経験でしたから、嫌応なしに死を考えざるを得ませんでした。そこではやがてやってくる死についての心構えをしなければなりませんでした。諦めはしませんでしたが、「自分なりに精一杯生きてきたから今死んでもよい。」という覚悟もできました。「もし助かって仕事ができるようになったら、今迄よりもっと良い仕事をしたい。」とも思いました。このように病を得るということは、命には限りがあることを学ばせてくれます。死は生に対して対立したもので、忌避すべきものという考えが、死を見つめることで残された生をどう充実させるかと、少しは考えられるようになりました。

ところが、退院して一月経ち、二月が過ぎ、三ヶ月も終わりの頃になると、こうした覚悟が自分の中で徐々に風化しつつあることが感じられます。このままだと一年も経った頃には、身体的に弱くなっただけの元の自分が残るだけになるのではないかと恐れています。集中治療室での覚悟をどのように持続して、これからの生き方の糧にできるかが今後の課題です。

優しさに溢れた診療所にしたい

二ヶ月近くも診察室を離れていて、診察室で初めて皆さんと顔を合わせた時「やっぱり自分の居場所はここなんだ。」という思いと、「仕事ができる」喜びを感じました。病後初めてお目に掛かった患者さん方が口々に復帰を喜んで下さり、「心配しましたよ、お大事にして下さい。」と声を掛けて下さり、中には涙を浮かべて下さる方もいて感激させられました。父親から引き継いだ診療所で三十年間、これが私の人生の仕事場でした。後何年生きられるか判りませんが、病気の経験を無駄にしないで、病者の立場を理解できる医者として、生きている限り医の道を歩んでいきたいと思っています。

留守の期間を妻や二人の息子と従業員が頑張って休診にしないでしのいでくれました。有り難く思っています。私の病状については本人の私よりも一緒に働いている仲間の方がずっと心配してくれたようです。見舞いに来たいのにじっと我慢してくれました。退院祝いには羊毛の膝掛けを頂きましたが、冬の間彼女達の心の温かさを感じながら使わせてもらいました。これからもスタッフと協力して、優しさに溢れた診療所にしていきたいと思っています。どうぞ皆さんもお気付きの点がありましたら、遠慮なくお声を掛けて下さい。

病気のお陰でいのちの有限性、人々の優しさを実感できました。家族の絆も再確認できました。本当に多くのことを学んだ心筋梗塞でした。

糖尿病患者さんのための会食会のお知らせ♪

(月日) 5月22日(火)
(時間) 正午～(要予約)
(テーマ) めんの食べ方を工夫しよう。

今年も楽しい会食会を計画中です。先着24名ですので、お早めに窓口へお申し込み下さい。

待合室

すっかり、気持ち良い生活しやすい季節となってきました。出掛けることも多く、体調も良く、診察が遠退きがちになりますが、お薬を服用されている患者さんは、月に1回は受診する様、心掛けましょう！

募集中

「いのち」では、患者さんの皆さんからの御意見を、常時募集しています。医院に通院して感じたこと、医院の行事に参加しての感想等、どしどしお寄せ下さい。

尚、希望があれば、匿名で掲載いたしますのでお気軽にお書き下さい。

（担当）小野

募集中

診察室から

―患者さんの温かいことばがけにふれて―

秋山 千津子

通院歴十数年の患者さんが、うれしそうに受付にかけ寄って来て「大先生の声が聞こえてくるわ。お元気になって本当に良かった。」と話しかけて下さいました。喜びと安堵の表情を浮かべている患者さんを見て、改めて、患者さんが院長先生に抱いている信頼感の深さを感じました。

いつの世も、強くて頼もしい人の存在は、弱い心を持っている者にとって頼りであり、支えであり、ひと言の助言が大きな励みや希望となります。その強く頼もしい人は、戦国時代においては将軍であり、家庭においては両親でありと、時代や環境に応じて姿かたちは異なりますが、その存在だけで心の支えとなっていくものです。

院長先生は常々、林竹二先生の「教育の根底にあるもの」から引用して「大人」を「医師」に、「子供」を「患者」に、「教育」を「治療」に置きかえて講義して下さいます。

「患者は医師の支えを必要とし、不安な気持ちをもっている。これを権威によって支配するのではなく、やさしくうけとめ、患者の治癒能力をひきだすことから治療がはじまる」

この信念のもと、患者さんも一方的に先生に身をまかせるのではなく、自分の自己管理の大切さも教えられて来たのではないでしょうか？だからこそ、「私も養生するから先生も養生してね。」と逆に先生にいたわりの言葉をかけて下さる事ができるのでしょう。

今回の事件ともいうべき先生の急病に、私達スタッフ一同も一時は不安になりました。退院早々に復職なさろうとする先生に、少し厳しい視線!?を送ってしまった事もありました。私達も今までとは少し違う視点から、患者さんに対するいたわりの心と健康を願う心を学んだ思いです。

第269号
2001.5.25

いのち

乾　医院
清水市西久保1丁目6-22
TEL〈0543〉66-0212
FAX〈0543〉66-8799

資本の支配と医学管理的支配

「学校に行けない、仕事に就けないということは、からだに障害があること以上に人間としての悲しみを感ずる。」とある障害者は語ってくれた。それでは、何故に障害者は職を得ることができないのか。それは、就労についての採用権の凡てを企業が握っているからである。その企業の採用の基準は常に「能力の有無」である。効率のよい生産労働力を持って資本増殖に奉仕できるか否かが唯一の価値尺度になっている。この考え方に従うと必ず一方には「労働不能者」とみなされる労働者のグループがつくりあげられる。労災や職業病になった人達がその代表であろう。企業が望む生産労働力を持っていなければ、僅かばかりの補償金を宛てがわれて企業から追い出されるのである。

本来仲間である筈の労働組合も企業と同じ能力主義に立った人間観で弱者・病者をみているから、彼らの排除には積極的ではないにせよ反対はしなかった。こうした「労働不能者」という考えが社会的に拡がると、老人や病人や障害者は当然のように「生産阻害者」であるというイメージが固定化される。このような人間観は企業・資本の論理に基づくものであって人間の論理ではない。

資本が人間を支配することが当たり前でないとすると、人間が人間を管理するということもおかしいことである。

身体的、知的、精神的損傷を持つ人が自分を障害者であると認めたくない気持ちとは逆に、現在の福祉サービス提供の仕組みは、大部分の障害者は誰かの助けなしには生活できないというイメージを世の中の人に強く植えつけている。それは障害者がサービスを受ける時、権威のある医療の専門家の門をくぐってお墨付きをもらわなければならないことになっているので、障害は医療の問題であるという誤った考え方が定着してしまったのではなかろうか。

障害者が医療を必要とする度合いは健常者より多いかも知れないがそれは必要な時医療機関を利用すればよいだけのことであって、普通の人と変わりない。むしろ、障害者の自立ということを考えればできるだけ早く医療の管理的支配から抜け出すことが重要であり、医療側も障害者の自立を第一義にケアを行うべきである。障害者がごく自然に当たり前に保護される社会こそ人間的な社会である。

弱者が住み易い社会は万人が暮らし易い社会

障害者の問題というと皆さん方は「障害者の問題か、それは私には関係ないよ。」と思われるかも知れませんが、実は障害者と私たちの間には紙一重の違いもないのです。明日交通事故で障害者と呼ばれる身にならないとも限りません。それより日本国民の全てが納めるようになる介護保険料を考えてみましょう。これはいずれあなたもこの保険のお世話になるだろうということです。この保険を適用してもらうためには主治医の意見書が必要で毎月何人かの方々の書類を書いています。この意見書の項目に障害老人と痴呆老人の日常生活自立度を判定して必ず書き込むことになっています。ということは、人間は誰でも遅かれ早かれ身体か精神の障害者になることは免れないのです。そして誰しもが、たとえ現在健康であっても老後には強い不安を抱いて生きています。このように障害者の問題は実は私たち自身に差し迫った問題なのです。

ところが、この間の経済不況の中にあって、銀行の不始末や倒産企業にはドンドン税金が注ぎ込まれる一方で福祉予算は縮少に縮少を続けています。世界一金持ちになった国といわれた高度成長期にあっても障害者は恵まれませんでした。したがって、障害者は勿論ですが健常者といわれる私たちも、夢や希望を失いかけ日々漠然とした不安の中で生きています。遠からず国民の不満が爆発するかも知れません。それを察してか政府は逸速く盗聴法、国民背番号制など、為政者が統制と圧力を加えようとすればものすごい力を発揮する法律を制定しました。人権も民主主義も風前の灯状態といってよいでしょう。しかし、この法律といえども大衆の力によって使わせないこともできるのです。

障害者という弱者の視点から社会を視て、世の中のあり方や人間の生き方について「障害を持ったものが住み易い社会こそが万人が住み易い社会であること」を訴え、子どもや病人や老人それに種々の障害者に優しい社会を創り出す新しい提案をし、且つ実践しその中で新しい文化を創造するのが二十一世紀であって欲しいと希っています。希望と夢を失ってはなりません。

慈善でなくて権利を

歴史的に障害者は普通の人とは見なされてきませんでした。障害者は周囲の人から「お前はこれならできる」「あなたはこれならなれる」と規定されて面倒をみてもらうことはあっても普通の生活はできませんでした。世の中の皆がそうした見方をしていましたし、障害者自身もそのように他人から決めつけられてもそれが当然だと思っていました。また障害児を持っていない親や障害児に接したことのない教師に「障害をどう思いますか。」と尋ねてみれば、障害があることは忌まわしいことであり、悲しいことであるという答えが返ってくるでしょう。確かに第三者から見れば障害は忌まわしいものひた隠しに隠すべきもの、否定されるべき嫌なものかも知れませんが障害者にとっては障害は彼ら自身の身体であり、身体は正《まさ》しく彼ら自身のかけがえのない一部に違いないのです。

障害者を観る観方が、以前は個人の問題であると考えられていましたが、最近二十年位の間に世界的に大きく変化して社会の問題であると考えられるようになってきました。それには障害者自身が声をあげられるようになったことが大きく係わっています。

よく見かける広告に障害者施設のためのチャリティー・コンサート、バザーがあります。多くは障害者を悲劇の主人公にして、哀れみの対象として障害のマイナスイメージを助長しているように思えます。しかし、障害者は「哀れみはいらない、分離や隔離はご免だ、慈善もお断り、特殊学校もいらない、みんなと同じように外に出て普通に暮らしたい。」と大多数の障害者が望んでいるのです。「慈善でなくて権利を！」と。

変わるべきは社会であり私たち

障害者が何かしようとしても様々な困難が起こってきます。以前はそれが明らかに本人の「障害」の問題とされてきていましたが、そうではなくて問題は障害者たちを拒んでいる社会や環境であるというように考え方が少しずつではありますが変化してきました。社会的環境が整いさえすれば障害者はたいていのことはできます。ところが社会はそう簡単には変わってくれません。そこで障害者は障害を持つ痛みをどう乗り越えていくか、そのためには問題を解決するための方法や手段を考えなくてはなりません。彼らにとっては大変なことです。誰にでも得手、不得手があります。不得手の人が居たらそのマイナス面を誰かが助けて一緒に仕事をするのは当たり前のことではないでしょうか。それとも障害者を私たちの仲間の外に追いやって別の扱いをし続けていくのでしょうか。

変わらなければならないのは障害者ではなく、社会であり、社会を構成している私たちの意識です。一方障害者自身も家族も変わらなければなりません。人目を避け、劣等感のために卑屈な態度をとることはありません。障害があるということは、日常生活の中のありふれた状態にしか過ぎないのですから恥じる必要はありません。私たち健常者は障害者の生き方に感動したり、哀れんだり、励ましたりする前に彼らの声に耳を傾け、自分の生き方を見据え優しい社会の創造に努めましょう。

2001年後期 人間の医学講座予定表

回数	月日	曜日		講義	ビデオ
1073	6/4	月	昼	糖尿病学級	糖尿病の運動療法
1074	11	月	昼	喘息学級	気管支喘息を克服するために
1075	18	月	夜	糖尿病学級	糖尿病の運動療法
1076	7/2	月	昼	糖尿病学級	糖尿病の足病変
1077	9	月	昼	生活習慣病と動脈硬化	生活習慣病のための運動療法
1078	16	月	夜	糖尿病学級	糖尿病の足病変
1079	23	月	夜	生活習慣病と動脈硬化	生活習慣病のための運動療法
1080	9/3	月	昼	インスリン治療中患者さんの為の学級	糖尿病だって何でもできる
1081	10	月	夜	肝硬変と肝癌	C型慢性肝炎といわれた方へ
1082	17	月	夜	インスリン治療中患者さんの為の学級	糖尿病だって何でもできる
1083	25	火	昼	肝硬変と肝癌	C型慢性肝炎といわれた方へ
(※ 9/29(土)～30(日) 糖尿病患者さんのための箱根1泊研修旅行) 要予約					
1084	10/1	月	昼	栄養士による糖尿病食事療法	ここがポイント 食生活習慣
1085	9	火	昼	喘息学級	わかりやすい喘息
1086	15	月	夜	栄養士による糖尿病食事療法	ここがポイント 食生活習慣
1087	22	月	夜	喘息学級	わかりやすい喘息
1088	11/5	月	昼	糖尿病学級	糖尿病おそれずあわてずあなどらず
1089	12	月	夜	高脂血症	沈黙の病気 ザ・サイレントキラー
1090	19	月	夜	糖尿病学級	糖尿病おそれずあわてずあなどらず
1091	26	月	昼	高脂血症	沈黙の病気ザ・サイレントキラー
1092	12/3	月	昼	糖尿病学級	糖尿病養生問答
1093	10	月	昼	心筋梗塞	心臓にやさしい生活
1094	17	月	夜	糖尿病学級	糖尿病養生問答

〈場所〉 乾医院2階講義室

〈時間〉 昼→2時～4時

夜→6時30分～8時30分

どなたでもお誘い合わせて気軽にお出掛け下さい!!

院内の掲示物に勉強会や休診日等のお知らせが載っていますので、注意して御覧下さい。

第270号
2001.6.30

いのち

乾　医　院
清水市西久保1丁目6－22
TEL〈0543〉66－0212
FAX〈0543〉66－8799

時間を耕す

心筋梗塞という死の渕に立ったような病を経験して、いのちの有限性、残された時間の有限性を実感した。一瞬一瞬の時は本当に短いが、その一瞬一瞬を意識して生きなければあっという間に死の時を迎えることになる。時間というものは死を見つめた時本当の時間になるのではなかろうか。病気から立ち直った私に「お大事に、ゆっくり仕事をするように。」といって下さいますが、年月は過ぎて終えば決して再び戻ってくることはないし、私たちの肉体も精神も一度死んでしまったら生き返ることはない。やりたいことは学問でも仕事でも、焦りはしないがのんびりやっているひまはないのである。

私たちはいつも自然との関わりの中で、人との関わりの中で生きてきた。その時を時間といってきたのではないか。よい時間を持つということは、気持ちのよい自然環境の中でよい人間関係を保ちながら生きるということである。

ゲーテは「時間はわたしの財産だ。わたしの耕地は時間だ」といっている。私たちは自由に耕すことのできる自分自身の耕地すなわち時間を持っている。

時計で計った時間そのものに内容はない。同じ一時間、一ケ月といっても誰にでも同じ時間が過ぎていることにはならない。

時間とは自由に自分の生き方を選ぶための可能性であり、自由に羽ばたくことのできる空間である。人が時間を生きるということは、自分の生き方と在りようを自由に選択して責任を持って生きるということである。

その意味で私たちは本当の時間を生きているであろうか。本当の時間に気づくということは唯単に自由に費やせる時間を持つというだけではなく、その中で真の人間の在り方を求め、そうした人間になるよう努力していく過程、そうした時間を過ごすということである。

自分の眼で視て、自分の頭で考え、自分の足で歩いている時間こそが自分の時間である。正しいと思っていても誤っている場合もある。常にどう生きるか学ばなければならない。真剣に自分自身の時間・耕地を耕そう。そして若い人は若い人の花を咲かせればよし、齢をとった人は齢をとった人の花を咲かせればよい。しかし、本当にやりたいことは若い頃考え求めたものとあまり変わっていないように思う。人間の一生は一秒一秒確実に過ぎ去りつつある。

診察室に写真と骨壺で

死の渕に立った心筋梗塞から生還することができ、こうして診察室で皆さんにお目に掛かれることを心から感謝しています。しかし、もし十二月に助かっていなかったら自分の葬儀はどのように行われたのだろうかと家族と話し合ったことがありました。

葬儀とは何か、考え直してみよう

葬儀がなぜ行われるかといえば一般的には、一つには死者の霊を弔うためであり、一つにはかけがえのない近親者を失った生者の慰めのためです。しかし、別の側面として死者個人のためだけに行われるのではなく、家や会社の公式の儀礼でもあり葬儀が仏式であろうと神式であろうと、または無宗教であろうと同じで故人の死によっても家も会社も絶えることなく立派に継承されることを社会にアピールする役割を果たしています。だが、葬儀の参列者はそこで改めて一人の人間の死を確認することができます。したがって葬儀を一人の人間の生と死を改めて確認する機会と捉え、身近な人、忘れ得ぬ人の死とどう対峙しどのように見送るのかもっと真剣に考え、もう一度そのあり方が問われてもよいのではないでしょうか。

私は茶道、華道、書道においても凡て儀式とは教えのこころを形に表現することだと思っています。したがって葬式をするとしたらどんな形で何を表現していくのかを問い、それぞれの生と死のあり方に合わせて葬儀の形式が決められるのが本来のあり方ではないかと思います。

葬儀は無用か

現在しきたりとして行われている葬儀が果たして遺族の悲しみを和らげているだろうか。今の葬式があまりにも形式化して親族としての悲しみや喪の表わし方や癒しのあり方からあまりにも遠く隔たり過ぎていないだろうか。故人が事故死や心筋梗塞や脳出血といった突然死だった場合は特に遺族は呆然自失の状態に陥っています。それでも周囲は葬儀社に頼んで着々と葬式を準備し、遺族は故人の死を受けいれないまま喪主としての役割を果たさなければならなくなります。葬式の主人公は一体誰なんでしょうか。死んだ本人だろうか？家族だろうか？喪主とは何なのでしょう。

多くの場合、家の葬儀でも社葬や合同葬にしても、しきたり以上の意味はなく、遺族の慰めになっていません。葬儀が年々華美になるのは、故人や後継者の威信を高めるための最も安易な手段であり、また、世間体をおもんばかるが故です。それでは形はどれ程立派であっても心が籠らないのは当たり前です。

現代のように価値観が多様化してくると、個人も行政も葬送についてはどのように改革してよいか解らず、不安になった分だけ旧来の無難な形式を踏襲しているのが現状です。

葬儀社の不透明で高い料金設定、高額でランク付までである戒名問題など、寺や僧侶に対する不信感と共に葬儀そのものも釈然としないましきたりとして行われています。果たして僧侶は自分の読経によって故人が極楽往生して、遺族は癒されると確信しているでしょうか。死者、遺族不在の血縁、親族、地域社会が入り交った半封建的で、全く形式的な葬儀に対して疑問を感じ葬儀無用を唱える人も増えています。

いのちの連続性を考える

現代社会は私たちの祖先によってつくられ、伝えられてきました。そして、これから生まれてくるものたちに伝えていかなければなりません。今生きている私たちは自分だけの損得や利便性だけを考え、祖先から伝えられた自然環境や資源を次の世代に守り伝えていかなければならないのに、浪費して、破壊しています。

葬儀は人がこの世に生まれ出て育てられ、子どもたちを生み育て、老いて死んで自然に還り、また新しい生命がこの世に生まれ出るといういのちの循環の不思議を、関係のある人たちの間でその度に確認して、世代のつながりを伝えていく一つの儀礼です。

私自身は儀式そのものが体質に合わないから結婚式にも葬式にも殆ど出席しないで過ごしてきましたから、自分の葬式もなしでよいと思っています。ましてや華美で形式的で心の籠らない葬儀など御免こうむりたい。しかし、私の死によって私が生きている時何を考え、何をしようとしていたかを伝えることができ、いのちの連続性を一人ひとりが考える機会になるなら葬儀があってもよいとも思っています。私は宗教心の厚い父母に育てられ学生時代には塚本虎二先生の聖書講義を聴き、中川宋渕老師に教えて頂いたこともあり、宗教に関わりがない訳ではありませんが、現在は信仰を肯定も否定もしていません。したがって葬儀の形式はどうでもよいと思っています。残念ながら葬送は本人のことでありながら実際には本人が関わることができません。

いかに生きるかは、いかに死ぬかということでもあります。自分が死んだ時どのようにとり扱ってもらうか考えておいてもよいだろうと思います。もし葬儀が行われるならできるだけ簡素に、診察室の机の上に何の飾りもなしで骨壺と写真だけを置いてそこで皆さん方とお別れをさせて頂けたらと思っています。私の葬儀が死者と残されたものの関係をつくる一つの架け橋になってくれたらこんな嬉しいことはありません。

人間の医学講座予定表

月日			講　義	ビデオ
7/2	月	昼	糖尿病学級	糖尿病の足病変
9	月	昼	生活習慣病と動脈硬化	生活習慣病のための運動療法
16	月	夜	糖尿病学級	糖尿病の足病変
23	月	夜	生活習慣病と動脈硬化	生活習慣病のための運動療法
8月の医学講座はお休みさせていただきます。				
9/29(土)～30(日) 糖尿病患者さんのための箱根旅行 参加者大募集中!! 窓口へどうぞ。				

〈場所〉乾医院2階講義室
〈時間〉昼→2時～4時
夜→6時30分～8時30分

楽しく、わかりやすい講義です。お誘い合わせてお出掛け下さい。

待合室

《夏の休診のお知らせ》

8月20日(月)
21日(火)
22日(水)
休診

皆さん、お薬を切らさない様、早めに受診して下さい。御迷惑をおかけしますが、よろしくお願いします。

健康福祉センターにおいて、HIV抗体検査と同時にHCV抗体検査を行うことになりました。期間は10月31日まで、検査料は無料。
〈問い合わせ〉054-221-2441

診察室から
患者さんの声を大切に

外岡 薫

医学講座が四月から再スタートし、早三ヶ月が経ちました。今まで医学講座のほとんどを乾先生が受け持っていましたが、今年から看護婦や栄養士がそれぞれの立場を活かして受け持っていく形になりました。

四月は、栄養士による腎症の患者さん対象の低蛋白食の調理実習。五月には、栄養士と看護婦による糖尿病食の食事会。六月は、看護婦による糖尿病の運動療法としてストレッチ体操が行われました。毎回多くの患者さんが出席して下さいました。医学講座で調理実習やストレッチ体操を患者さんと共に行うと、患者さんとお話しをする機会を多くもつことができます。その話しの中で患者さんから学ぶことも多くあります。

「私は糖尿病だから甘い物は食べられない。」という言葉をよく耳にします。その言葉から、五月に行われた糖尿病食事会では、シュガーレス甘味料を使ったデザートを一品考えてみました。甘い物も少しの工夫で食べられますよ、という願いからでしたがいかがだったでしょうか？

診療時間内では時間に追われることが多く、なかなかゆっくりとお話しをすることができませんが、患者さんと関わることはとても重要なことだと考えています。これからも患者さんの声を大切に共に学んでいけたらと思います。医学講座にもすすんで御出席下さい。よろしくお願いします。

最後に右記のデザート「ヨーグルトかん」のレシピを紹介します。

（材料）寒天一本・水480cc・プレーンヨーグルト120g・パルスイートカロリー0% 30g・レモン汁少々。（作り方）①寒天に水を加え煮溶かす②①の粗熱がとれたら水で溶かしたパルスイートとヨーグルトとレモン汁を加えよく混ぜ、型に入れ冷やし固める。

第271号
2001.7.31

いのち

乾 医院
清水市西久保1丁目6-22
TEL〈0543〉66-0212
FAX〈0543〉66-8799

医の心

医師は自然の補助者「自然の召使い」である。ガレノス

医師が治療をしたから病気が治ったのではなく、本来患者の身体に宿っていた自然の治癒能力が発揮されて治ったのである。医師や薬剤が時としてその手助けをすることもある。

医の心とは自らが治っていく過程に手をさしのべ癒《いや》そうとする心である。自然の治癒能力の偉大な力を信頼し、いのちを畏れ敬い治癒過程に従って無理なく治そうとする心である。「医は自然に如かず」である。

自ら治そうとしている病者を前にして癒さずにはいられなくなる心。それが医師及び医療に携わるすべての人の医の心である。また、不治の病で死の床にある病者に対しても希望の灯を掲げる心が医の心である。

医の心には何の強要があってもならず、無理があってもならない。医の心は病者の癒しを手助けするだけではなく、医の道を歩むことによって自らも癒され、高められていくのである。それは丁度親がわが子を育てて自らも育つように、病者を癒しつつ医療者の心も癒され育っていくのである。

心ある医療者は病者を愛するだけではなく尊敬をもって病者に接しなければならない。治療にあたっては一人ひとりの病者に対する尊敬に根ざした医療に心し、医師の症例集めの材料であったり、一症例ではなく、一人のかけがえのない「いのち」を持った独立した人格を有する存在として病者を認め遇さなくてはならない。

医療のすべては検査でも治療でも教育でも病者のためにあることは自明のことであるが、医療者は常にこれを胆に銘じ日常の診療に従事しなければならない。医療の中心は疾患を診断し治療することであることはいうまでもないが、医師が良いと考える検査や治療であっても押しつけてはならない。情報を提供され決定するのは患者である。しかし、それ以前に医師は患者の不安な気持ちや悩みを優しく受けとめ理解することが大切な前提である。更にそこにとどまらず、いかにして疾病を予防し、いかにしてより健康な自己を創りあげていくか、その養生法と生活習慣を自分なりに獲得していくことこそ治療である。その意味でも治療の主役は患者自身である。

更に一歩踏みこんで、どのように生き、病と老いをどのように受容し、いかに死ぬかを共に考え、患者に寄り添って歩むことが医の心の実践である。

墓とは何か
何故墓を建てるのか

昭和五十年（一九七六年）東亜燃料工場増設の反対運動が終わって間もない頃、我が家で墓地論争が起こりました。両親共に元気でしたが次第に齢をとり自分たちの終《つい》の住み処《か》が気になりだしたのか、私の父は次男でしたから我が家には墓がなかったので「お墓をどうしよう」という話が母から出ました。母の意向は、父の在所の伊佐布のお寺の墓地を買ったらどうだろうということでした。そこから話が始まって、一体墓とは何だろうという議論に発展しました。墓とは(1)先祖を祀るところ、(2)自分の死後の住み処、(3)自分の生きた証としてのモニュメント、(4)生き残った人のためのもの、などの理由で墓が建てられるのでしょうが、果たして墓は何のために建てられているのでしょうか。

現在の葬法を考え直す時期

万葉集の中に「玉梓の　妹は玉かも　あしびきの　清き山辺に　まけば散りぬる」の歌に見られるように、奈良時代には遺灰をまく風習が広く行われていました。勿論、古代の天皇や貴族は遺骸を永久に保存するために古墳や塚を造らせましたが、庶民が墓を造るようになったのは江戸幕府がキリシタン禁圧を目的として檀家制度をしいてから後の事です。百姓も町人も一人残らずいずれかの寺の檀家になるよう強制され、宗門人別帳に登記され、勝手に宗旨を変えることも禁じられました。寺を通じての民衆管理によって墓が庶民の間に広まりました。更に、幕府を倒した明治政府は神道を軸に「天皇制家族国家」の樹立を目指して、その中心となる家族制度を強化するために、死んだら家の墓に祀って敬うという決まったやり方を庶民に押しつけました。このようにして葬法までも国家管理のもとにおいたのです。「○○家之墓」が多いのはこのためです。

我が家の議論の中で、生きている人の数には限りがあるが、死者の数は限りなく無限に積み重なって増えてきます。古代のように死者が自然に還元されるのなら問題はありませんが、死んだら墓地に埋葬するという日本の葬法では死者がこの世に占める土地空間は無限に増えていき、生きている人間でも土地を手に入れるのは困難なのに死者のために自然や環境が壊されかねない。したがって、現在の葬法も考え直す時期がきているのではないか。元来、墓地の供給は行政が行うべきものではないか、という考えが出てきました。そこで、「墓地を買うのは一寸待ってみて下さい。市と交渉して市民共同納骨堂のようなものを造ってくれるよう頼んでみます。」ということになりました。

皆一緒に土に還る共同墓地を

当時の市長は佐藤虎次郎氏でした。東亜燃料問題でやり合った仲なので、面識がありましたので直接会って話し合いができました。

「人間は大自然から生まれて大自然に還るものだし、大自然の前ではどんな人間でも皆平等ではないですか。ところが今の世の中は平等どころか他人を蹴落としてでも上になりたいという利己的精神で満ち満ちています。死んだ後までも立派な墓を建てて競い合うようなことはやめて、虎さん（市長はこう呼ばれて市民に親しまれていた）とは東燃闘争で争った間柄だけど、あなたも私も市民の誰もが一緒に土に還れるような共同墓地か共同納骨堂を市で造って市民の福祉に貢献して下さいよ。納骨の時に何万円かを維持費として納めれば、神や仏を信ずる人も信じない人も宗教には関わりなく誰でも入ることができ、入った人の名前を記帳して市が管理します。

造る場所は富士山と駿河湾が望めるような広い空間を確保し美しい公園墓地として四季折々の花を咲かせて清水市民だけでなく日本中の誰もが入れることにすれば、転勤・転居の時代でもあり日本中のあちこちから入りたい人が続出して、お彼岸やお盆やそれぞれの命日には清水市民は勿論、全国からの参拝者が訪れ観光や市の活性化にもなりますよ。実際、二男や三男の人でお墓がない人が墓地と墓石をと思ったら数百万円のお金を用意しなければならないし、大変なことです。例えお金の用意が出来たとしても単身者や子どものない夫婦は永代供養を前提としている寺や霊園から敬遠されるのが実情です。」

市民の心の通い合う清水市に

「それよりもっと大切なことは清水市民の多くが「死んだら皆一緒にあのお墓に入るのだから」という気持ちになって心の通い合う清水市になったらいいな、という願いをこめて市長さんにお願いしているのですよ。」と頼みこみました。話を聴いてくれた市長は「お前、いいことをいうじゃないか。よし解った。企画調整部長の赤堀のところに行って相談してみろ。」といってくれました。

話はトントン拍子に進んで、「納骨堂建設審議会」が結成され私も十五人の委員の一人になりました。全国自治体の共同墓地の実情が調査され七千万円の予算もつきました。納骨堂のレイアウトも出来上り、土地の確保だけが問題として残りました。お墓ということで候補地周辺の人々の了承が得られず遅れているうちに市長交替となり、稲名新市長は納骨堂建設計画案を白紙撤回してしまいました。幻の市民共同墓地となりましたが、今でも遅くない実現すべき良い構想だったと思っています。

患者物語

Tさん(♀)93才は心臓病もあり高齢のため、来院される時は娘さんが付き添って来られます。Sさん(♀)89才も高齢な上、足の痛みがあるのでお嫁さんと来院されます。Hさん(♂)85才はいつも息子さんが付き添ってみえます。他にも、家族の方が一緒に付いて来院されるお年寄の患者さんが多くいらっしゃいます。

患者さん自身もとても安心した様子で、私達看護婦も心強く感じます。やはり家族の支えなしには、病気の治療は成り立ちません。ましてや高齢の患者さんでは、御家族に助けて頂きたいことがたくさんあります。診察の際、食事のことや薬のことなど、家族の方にも知っていてほしいことを直接お話することができるのも助かります。

町でお会いしても、「○○さんのお嫁さん、おばあちゃん変わりないですか？」などと声を掛けることができ、〝町医者〟の和やかな会話ができます。御家族の方ともできるだけ対話できる時間を持ち、サポートさせて頂けたらと思っています。今後も共に患者さんを支える「チーム」としてお付き合いさせて下さい。

夏の健康メモ

《熱中症》

今年は、連日の猛暑で、よく耳にする病名です。室内でも起こることがあり、誰でも気をつけなくてはなりません。

Q．どんな時起こるの？
A．高温多湿の環境で、作業や運動をし、十分水分を摂らなかったとき。
Q．症状は？
A．筋肉痛、脱力、頻脈、嘔吐、意識混濁→意識消失、など
Q．手当ての方法は？
A．①風通しのよい所に寝かせて、冷やす。
衣服をなるべく脱がせて風を送り、からだを冷やす。（水風呂はダメですよ！）
②冷たい飲み物を摂らせる
意識が戻ったら、できれば0.1％の食塩水やスポーツドリンクを飲ませる。
③医師に受診する。

待合室

8/30(木)・31(金)は院長先生は不在となります。一部検査ができないことがありますので御了承ください。

予約について

エコーと胃カメラの予約は、以前と異なり、同日には原則として取れない様になりました。御理解と御協力をお願いいたします。

8/20(月)・21(火)・22(水)は夏休みのため休診となります。お薬を服用されている方は切らさない様お気をつけ下さい。

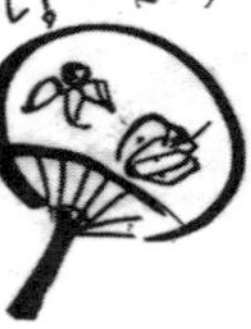

人間の医学講座予定表

8月の医学講座はお休みとなります。

月日	曜		講義	ビデオ
9/3	月	昼	糖尿病でインスリン自己注射をしている方の為の学級	糖尿病だって何でもできる
10	月	夜	肝硬変と肝癌	C型慢性肝炎と言われた方へ
17	月	夜	糖尿病でインスリン自己注射をしている方の為の学級	糖尿病だって何でもできる
25	火	昼	肝硬変と肝癌	C型慢性肝炎と言われた方へ
29(土)~30(日)			糖尿病患者さんのための箱根研修旅行	

（予約が必要です。）

〈時間〉昼→2時~4時　夜→6時半~8時半
〈場所〉乾 医院2階講義室

第272号

2001.8.30

いのち

乾　医院
清水市西久保1丁目6-22
TEL〈0543〉66-0212
FAX〈0543〉66-8799

安らかに送るために

今年になって八人の方の死に出会い、死亡診断書を書かせて頂いた。町医者になって三一年、これまでに五五一人の方々を在宅で看取らせて頂いたが、体力の衰えと共に往診が少しずつ大変になってきた。しかし、家庭医としては、自分の両親を自宅で看取ったように、「畳の上で死にたい」というお年寄りは強い苦しみさえなければできるだけ家族に囲まれて、長く親しんだ家具のある住み慣れた御自分の部屋で最期の時を迎えてもらいたいと思っている。

そこで問題になるのが予後の判定である。日本では二人の医師が相談し合って診るという対診が殆ど行われていないから、開業医は一人で疾患の予後を見通さなければならない。これが仲々難しい。三九年の経験から最近はそれ程大きな間違いはしていないが大失敗の一例を挙げると……。二〇年も前のことだったろうか。春の彼岸まで十日位の頃、九〇才に近いおばあさんのAさんが段々衰弱して、目をつぶったままものも言わず、食べるものも食べずただ水だけが飲めるという状態に陥った。「お彼岸まではもたないと思います。御家族にやって頂くことは兎に角、水をできるだけあげることとです。」と家族に伝え、二日毎に往診した。意識のないおばあさんが十日目にバナナを食べたというのです。それからパンを食べるようになり、徐々に回復して秋のお彼岸の近くにお亡くなりになった。これは極端な例としても、予後を正しく予見することは今でも難しい。

死に近い患者を看る場合はできるだけ往診回数を多くし、ゆっくり話す時間をとることが大切である。最も大事なことは身体的苦痛をとり除いてあげることである。次に患者の心の平静さを保つよう努めることである。それは死が間近の病者であっても希望を持つよう支えることでもある。人間は希望を失ったら生きていくことはできない。希望は人に勇気を与え、力を持続させ、苦しみを軽減する。

意識のないように見える患者でも死の淵から生還した人の証言によると、枕元で話していた人たちの内容をすっかり理解していたという事実もあるから、患者の前では明るく振る舞い、絶望的言辞を弄《ろう》してはならない。これは患者を苦しめることになる。助からないと思って看ている患者でも、回復を願って努力をしているのと同様な熱心さで係わることが必要である。

老いや病を受け容れて積極的に生きていこう

そのために練習して覚悟すること

人間のからだも自動車のような機械と同じで、古くなれば故障も増えてきてやがては動かなくなります。能力は低下してくるし、いろいろな病気もでてきて必ず死が訪れる時がやってきます。

　老いや病や死についてあらかじめ学んで、心の準備をしておくことが大切です。精神的な備えがあれば、そのショックを大分やわらげることができるでしょう。老いや病でからだに衰えや変調が現れるとからだは敏感にこれをキャッチします。このような徴候がやがて自分にもやってくることを覚悟しておくことが大切です。

　健康で病気一つしないで老年期を迎えた人には、自分が老いてやがては死んでいく存在であるということを理解するのは仲々難しいことと思います。しかし誰でも何年かすると必ずからだの動きは鈍くなり、今までやれていたことができなくなり、他人の手助けが必要になることを覚悟しておいて下さい。そのような時、人の助けが必要な時には、つっぱらないで、見栄をはらないで素直にできるだけ多くの人の助けを受けた方が楽です。特に男性は見栄っぱりで自尊心の強い人が多いので、他人の助力を受けることを快《こころよ》しとしません。多くの人は他人の援助を受けるようになったことで、自分が劣等な人間になったと感じたり、独立心や自尊心を失ってしまったと考えるから助力を断るのではないでしょうか。

お互い支え合ってこそ人間

「人」はお互いに支え合って人という字になっています。「人間」は人の間にあって人間なのです。私たちはお互いをどれだけ必要としているかを十分理解すべきです。人は誰でも自分の精神的、身体的弱点や欠点については、できるだけ人には知られたくない、隠しておきたいと思います。当たり前のことです。しかし、率直にそれを受け容《い》れて他人の助力が必要な時には感謝して受けるのが賢い生き方です。

　病気や老いのためにからだが動かなくなったり病んだり苦しんでいる時、一つのことに集中して何かしようとすることは仲々できません。しかし、病気のことだけを考えたり、老いを悲しんでばかりいるとあなたは病や老いの虜《とりこ》になってしまいます。病気になったといってもからだ全部が丸ごと病んでいる訳ではありません。病んでいるのはからだの極一部にしか過ぎません。老いたといっても老いきってしまった訳でもありません。あなたは若かった以前の自分と比較して悲しんでいるだけではないですか。

あなたが長い人生の中で培ってきた世界観、人生観、価値感、判断力、洞察力や感情を持っているのですから立派にこの社会に存在し、また存在する意味があります。確かに能力は低下し、生きられる期間も一日一日と短くなっています。だからこそあなたが一番やりたいことに心を集中して、一生懸命生きることが大切なのです。若い時、健康な時の一日とは、一日の重さが違うことを心して生きるべきです。

ありのままの自分を受け容れる

病気や老いによる苦痛や悩みに対して感情的、精神的に穏やかでいることが苦しい一日を楽に過ごせる一つの方法です。そのためには今のあなたのおかれている現実をありのままに受け容れる練習をすることです。

ありのままの自分を受け容れると口では簡単にいえますが、これは仲々難しいことです。私たちは誰でも皆、病んで必ず死に迎えられることは理屈では解っていますが、生物としての私は心の底でこれを拒絶し認めたくないと思っています。全くおかしなことですが、老いや死がそう直ぐには自分にはやってこないと思っているのです。しかし、死という誰にも避けることのできない運命を受け容れることができれば、回復不可能な重い病気になったとしても、少しは楽になるでしょう。

死を受け容れるといっても容易にできることではありません。ましてや若い人や健康で病んだことのない人には難しいでしょう。それでも常日頃必ずやってくる死について考え、少しずつ覚悟をする練習をしておけば楽に最期の時を迎えられるでしょう。

死は自然の懐《ふところ》、故郷《ふるさと》に帰ること

折角病気になって乾医院を訪れたのですから、深く考えるよいチャンスを得たと考えて下さい。そして第二診察室に入った時には島津さんの書いて下さった書を御覧になって下さい。

「我を佚《いっ》するに老を以《もっ》てし、我を息するに死を以てす。　荘子言

死を憎み嫌うのは、異郷に放浪して、家郷に帰ることを忘れたものにひとしい。

死はふるさとに帰ることだ。

恐ろしいことでも、いやなことでもない。」

荘子の言葉の意味は「天の神は我々に楽を与えようとして老境をもたらし、我々を休ませるために死をもたらす。」ということです。

老いや病を受け容れることは決して消極的な態度ではありません。むしろ現実を直視した上で残された時間を最も自分にとって意義のある過ごし方で生きぬく積極的態度といえます。それらを受け容れた上で一番したいことをして、最も快適だと思う時間を楽しむとよいでしょう。

人間の医学講座予定表

月日	曜		講義	ビデオ
9月の3日、17日の糖尿病学級は、インスリン自己注射をしている患者さん向けなので、一般の糖尿病学級はありません。				
9/10	月	夜	肝硬変と肝癌	C型慢性肝炎といわれた方へ
25	火	昼	〃	〃
10/1	月	昼	栄養士による糖尿病学級	ここがポイント食生活習慣
9	火	昼	気管支喘息	わかりやすい喘息
15	月	夜	栄養士による糖尿病学級	ここがポイント食生活習慣
22	月	夜	気管支喘息	わかりやすい喘息

〈場所〉乾医院2階講義室
〈時間〉昼→2時～4時　夜→6時半～8時半

待合室

　最近、検査や食事指導等、予約で行わせて頂くことが増えてきました。

　予約日まで、かなりの日数がある場合が多いので、手帳やカレンダーに印をつけて、忘れずに来院して下さいます様、お願いいたします。

　尚、御都合が悪くなった際はお電話で結構ですので早めに連絡をして下さい。

診察室から

同病の仲間と共に ー箱根研修旅行のお誘いー

安居　和美

　今年もいよいよ箱根研修旅行の時期が近づいて参りました。この研修旅行は糖尿病の患者さんを対象としたもので、今年で何と十四回目を迎えます。

　昨年の九月私も、スタッフとして初めてこの研修旅行に参加しました。その時は私自身参加するのが初めてだったこともあり、どのような旅行になるのかとても楽しみにしていました。参加者の中には毎回参加されている方、今回が初めてという方、家族に付き添われて参加する方と様々でした。「今年も参加することができて本当に良かった。」と嬉しそうに話している様子も見られ、この研修旅行に参加できることを、毎年励みにしているようでした。

　この旅行中には、レクリエーションや交流会、実際に食べた食事を基にした、栄養士による食事療法の話、箱根路散策などがあり、どれをとっても勉強になることばかりでした。

　例えば栄養士による講義では、実際の料理を解説しながら、一日の食事のカロリー（単位数）計算や、主菜、副菜のバランスのとり方などを学びました。さすがに熱心に糖尿病治療に取り組んでいる方が多いせいか、どの顔にも一生懸命さが現れていました。正しい食事療法を学んだことで、自分の普段の食事を見直す良いきっかけになったことと思います。

　他にも交流会では、患者さん自身の発症から今に至るまでの話などをしていくうちに、次第に打ち解けていく場面もあり、とても感動しました。

　仕事などで忙しくなかなかこの旅行に参加できない方もいらっしゃると思いますが、是非一度参加してみて下さい。この旅行の良さがきっとわかると思います。一人でも多くの参加を乾医院一同お待ちしています。

第273号

2001.9.29

いのち

乾　医院
清水市西久保1丁目6-22
TEL〈0543〉66-0212
FAX〈0543〉66-8799

医療は交わりである
ー魂と魂の触れ合いー

「どんぐり」や「よもぎ会」の運動を通して精神医学を勉強をする中で、自分の医療を反省する機会を得たとありがたく思っている。

　精神科に限らず医療は交わりである。医師、患者間によい関係ができて初めてよい治療が成立する。医師が患者を治すのではなく共に関係をつくりながら、双方が変り共に癒されるのである。医療スタッフと患者との間に信頼関係がなかったら治療は成り立たない。特に医療側が患者も一人の人格をもった同じ人間なのだということを胆に銘じていなければならない。

　口先だけで患者を導こうとしても患者は信頼を寄せることはない。からだ全体から愛情が満ち溢れていなければならないし、自ら実践すれば患者はそれにならってついてくる。患者を治そうと思ったら先ず自分が変ることである。これは親でも同じである。

　患者の治療過程を最もよく観察できるのは医師である。医師の眼は公正的確でなければならない。医師は面接の中から病状予後を予見しその中で適正な治療を選択するのであるが、精神科の面接で最も大切なことは人間と人間の魂の触れ合いである。

　患者に共感し、患者を心服させることのできる人間にしか精神科の医師はつとまらない。これは内科医にも求められていることである。医師は面接の中でよく聴き、よく観て、患者の気づいていないことに適切に助言を与え、求めていることに手をさしのべるのであるが、医師の言葉は少なく患者の言葉が多いことが望ましい。それは、話すことによって患者はその言葉の中に自分を観ることができるからである。

　患者はからだ全体で、或いは言葉の端々に彼の苦悩や不安を表現している。ただ医師の中にはそのメッセージを受けとめてくれるものと全く鈍感なものがいる。患者から本当の悩みや苦しみや不安それに喜びを聴けないことは医師の罪悪である。もっと酷い表現を使えば精神科医の資格はない。医師は治療の対象者としてのみ患者を捉えるのではなく、患者が何に悩み、どのような助けを必要としているかを聴き出し共に寄り添って歩むものでありたい。

　真摯に誠実に自らの人生と医療に対峙しているひたむきな医師の姿勢は何を語らなくてもそのまま患者たちを癒している。親についても同じである。

安らかに送るために(二)

看病のポイント

ご覧のように「いのち」は粗末な院内紙です。紙面も限られていて書き終わった後、いつも書き残しの感じが否めません。前号もそうでした。

看取りは人生の貴重な経験

重症や死の間近に迫った病人の看病をするのは実際大変なことです。看病のポイントを挙げてみますと、

① 病人から逃げない
② 座りこんでできるだけ寄り添う
③ 共感して聴き、認めてあげる
④ 言葉の背後の気持ちを汲みとる
⑤ スキンシップの重要性
⑥ 病者に今一番したいと思っていることをしてもらう、してあげる

病人の病気は家族全体の病気です。病人が回復するにせよ、最後の時を迎えるにせよ、安らかに楽にしてあげるためには家族全員の理解と協力が欠かせません。

病人が気力を保ちつづけるように最も辛いこの時期にできるだけ傍らに寄り添ってあげて下さい。しかし、付き添っているあなたの悲しみや憂うつな気分が病人に解ってしまうと、かえって病人を苦しめることになります。重症の病人の看護の中で最も大切なことはいうまでもなく、病人の気持ちを安らかにしてあげることです。したがって「私が夫の前で悲しそうな態度をとったら、あの人をどんな気持ちにさせるだろうか」と自問自答してみて下さい。

近親者の死を看取るという経験は、あなたの人生の中でも滅多にない重大なまた貴重な意義のある行為ですから誇りを持って精一杯やって下さい。病人の看病がすべて病人のために行われ、支援するものだった場合には、その家族は愛する肉親にこの上ない贈りものをしたことになります。このようにできたことが家族自身の誇りにもなりますし、見送りが済んだ時、後悔もなく人生の中で大きなものを得たことになります。

聴いて、その人の人生を肯定する

そうは言っても、病人はどうしても我が儘になります。怒りっぽくもなります。訴えも多くなります。しかし逃げないで下さい。家族特に配偶者が自分の思う通りの看病をしてくれると機嫌がよくなります。したがって看護をする人は病人の苦痛やしてもらいたいと思っていることを聴いてあげて下さい。苦しみや痛みを聴いてあげて解ってあげるだけで苦痛は軽減します。してもらいたいことが解ったらできるだけ叶えてあげて下さい。例えば食欲のない人から食べたいものを聞き出すのは大変なことですが、病人の懐しい味などを話の中で探り出し用意してあげる

のも一つの方法です。

病人の人生をふり返ってもらってその人生を認めてあげることが大切です。例えば「おばあさんは随分苦労をなさったようですが、その生活の中でよく四人ものお子さんを育ててこられましたね。皆さんがそれぞれしっかりした家庭をつくっておられるのもみんなあなたのお陰です。立派なことです。」と聞かされた病人は、自分の人生は無駄ではなかったと思うだけで現在の苦しみをいくらかでも和らげることができます。

どんなに重症でも希望を捨てないよう「今したいことがあったら、どんなにしてでもお手伝いしますから言ってみて下さい。」「今の苦しみは先生にお願いして取り除いてもらいますから、きっと楽になりますよ。」と僅かな希望でも持ってもらうよう働きかけて下さい。

言葉も大切ですが、愛情や温かい気持ちを手を通して伝えることは更に重要なことです。病人は手を添えてもらっているだけで安心して休むことができるでしょう。

どこの家庭でも様々な問題を抱えています。家族関係がうまくいっていないお宅もあるでしょうが、お互いに許し合うことが大切です。一人の人間がその人生を終わろうとしている時、その時こそ過去を水に流し不仲の人間関係を改められる最もよい機会です。その事が重病の人や死に逝く人の心をどれだけほっとさせ、安らかにしてあげられるか考えてみて下さい。

苦痛を軽減し、家族を支える

死に逝く人を看る医者の仕事は身心のケアをして、苦痛をできるだけ少なくするよう努力することは勿論ですが、もう一方の主役である家族を支援することです。

今死に臨もうとしている肉親を看守っているのは辛いことです。当然のことですがどんな病気で今どのような状態であるかをよく解ってもらいます。特に病人が苦しんでいないことを家族に理解してもらいます。それは家族としては苦しんでいるかどうかが最も強い関心事だからです。

家族が疲れすぎないように交代をするとか休息をとってもらう配慮も必要です。予後もできるだけ正確に判断して臨終の時家族が枕辺にいられるように伝えます。下顎呼吸などについても話しておきます。

お亡くなりになってからは家族の労苦をねぎらい、死者に対する看病と医師への協力に感謝していることを伝えます。近親者が亡くなると覚悟はしていたとはいえ気持ちは動転していることが多いので、直ぐやるべきことをお話しします。死後の処置・死装束について、お寺・教会への連絡、市役所市民課で火葬許可をとること、葬儀屋を決めて連絡することなど順序を書きとめてもらいます。死の臨床に当っての主役は、死に逝く人と家族であって医師は脇役です。

患者物語

Mさん(女)70才は、一年半程前に当院で胃カメラの検査を行いました。病理組織検査の結果から「半年後位の間に再検査をしましょう。」と説明されましたが、その後来院されず、三ヶ月前に咳が続き、食欲が無いと訴えて来院。その後の検査により癌と診断されました。

Mさんは、怖くて病院に来れなかったそうですが、半年毎に検査を受けていれば……と、私達スタッフにとっても悔まれる出来事です。

検査の結果により「三ヶ月後にもう一度検査をしましょう」などと経過を観察していく場合がありますが、何事もなく済んでしまう事がほとんどです。万が一病気が見つかったとしても、経過観察中であれば早期の発見となります。定期的に通院されている患者さんの中で癌が発見されても、手術をしてその後元気に通院されている方は大勢いらっしゃいます。

特に年に数回だけ来院される患者さんで「○○後再検査を！」と言われたら必ず来院して下さい。切にお願いいたします。

待合室

お知らせ

10月1日より"国民健康保険証"が新しくなります。今までの藤色からわかくさ色に変わります。必ず新しい保険証を持って、来院して下さい。

「精神障害者支援よもぎ会」の2002年カレンダーが今年もすてきに出来上り、当院で販売いたします。12枚つづりで、一部1000円です。ご覧になってみて下さい。

また、11月17日(土) 2時よりは～とぴあ清水で、「精神障害者の社会復帰施設の果たす役割」の講演会も予定されていますのでお仲間をお誘い合わせて、多数御参加下さい。

糖尿病の患者さんへ… HbA1Cが待ち時間に測定できる器械が入りました!!

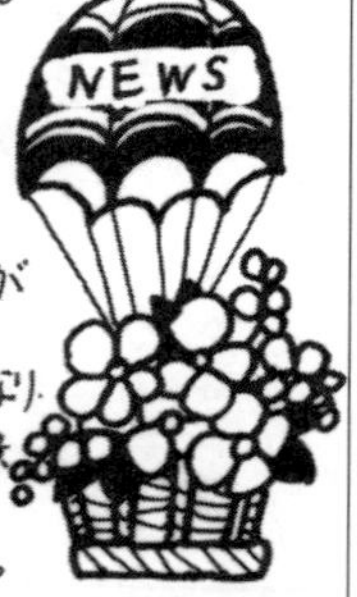

今まで、血糖はすぐに測定できましたが、HbA1Cは、次回の受診時にお話することになっていました。そうしますと、過去1ヶ月の血糖コントロールの結果を更に1ヶ月後聞く、ということになり、今現在のコントロール状態が把握しにくいものでした。

9月より、当院で検査が可能となり、患者さんが最新のデータをもとに、治療できるようになりました。

より良いコントロールを目指しましょう。

人間の医学講座予定表

月日	曜日		講義	ビデオ
10/1	月	昼	栄養士による糖尿病学級	ここがポイント食生活習慣
9	火	昼	気管支喘息	わかりやすい喘息
15	月	夜	栄養士による糖尿病学級	ここがポイント食生活習慣
22	月	夜	気管支喘息	わかりやすい喘息
11/5	月	昼	糖尿病学級	糖尿病の自己管理 おそれずあわてずあなどらず
12	月	夜	高脂血症	沈黙の病気 ザ・サイレントキラー
19	月	夜	糖尿病学級	糖尿病の自己管理 おそれずあわてずあなどらず
26	月	昼	高脂血症	沈黙の病気 ザ・サイレントキラー

〈時間〉昼→2時～4時頃 夜→6時半～8時半
〈場所〉乾医院2階講義室

◎秋の夜長、いっしょに勉強してみませんか？

第274号
2001.11.16

いのち

乾　医院
清水市西久保1丁目6-22
TEL〈0543〉66-0212
FAX〈0543〉66-8799

戦争は集団殺人の正当化だ

二〇世紀は二度の世界大戦や数々の戦争による殺戮の世紀であった。その悲劇の上に立って二一世紀こそは平和な世紀にしたいと願いをこめて今世紀は幕を上げた筈であった。ところが九月十一日の同時多発テロを契機に、またもや大量殺人が国際平和の名のもとに始められてしまった。

テロへの「報復」或るいはテロ組織撲滅のためと称して、一発の費用で数万人の難民の食糧を供給できる巡航ミサイルを連日何十発も打ちこんで多数の住民を巻き添えにしている現在のアフガニスタン侵攻はどのような視点からみても決して自衛とは言えない。無法な殺戮行為としか言わざるを得ない。アフガニスタンの市民や難民がどのような悲惨な状態に追い込まれているか思いを馳せてみよう。報道規制のためアメリカに都合のよい映像しか観ることはできないがそれでも、ボロをまとい壊れた水筒を持つ飢えた子供の姿には胸が潰れる思いがする。

九月十一日のテロは許されないが報復のための大量殺人は許されるという論理は成り立たない。テロはテロを生む。現在米英軍の行っている軍事行動はテロ以外の何ものでもない。何故にテロ事件が起こったかその根源を見極め、現代社会の歪みの是正こそがテロ根絶の根本療法である。

戦争は自衛のための戦争であろうと、テロ封じであろうと、集団自衛権の発動であろうと殺人を正当化することに変わりない。日本はこの無法な「戦争」に参加してしまった。前線であれ、後方支援であれ憲法違反である。

五五年前平和憲法は焼土と化した我が国の廃虚の中から、無差別に人を殺した戦争への反省として生まれたのである。当時の世論調査では七〇%の人が戦争放棄の条項に賛成し、反対していた二八%の中でも五分の一の人が自衛権まで放棄しているから反対していたのであり、自衛権を認めた場合には八割近い人が賛成していたのである。

憲法九条がこぞって迎えられた時代は忘れ去られ、非武装を目指す「平和主義」は非現実的だとされ、今やアジア最強の軍事大国になっている。現実に憲法が合わなくなったとして憲法改悪論が一気に台頭してきた。

軍隊は合法的な殺人集団である。戦争は集団殺人の正当化であることを考えれば、我が国の平和憲法こそ世界に誇れる数少ないものの一つである。

市民参加の社会福祉を！

ーいのちの尊厳を基礎としてー

　私たちは誰でもかなり高い確率で障害者になります。交通事故、転倒、さまざまな疾患などによってです。先天性障害を持つ人は障害者の十数%にしか過ぎません。

　アフガニスタンやイスラエルでは、無益な戦闘が繰り広げられていますが、恐らく日々多くの障害者が創り出されていることでしょう。第一次世界大戦当時脊髄損傷などで下半身麻痺して一命をとりとめた戦傷者の九〇%が帰国前に死亡していましたが、第二次世界大戦時には八五%の同じような傷痍軍人が一九六〇年代まで生きていたといいます。五〇年前には到底生きることはできなかった五〇〇gから七〇〇gの体重で生まれてきた未熟児の五〇%は現在では救命することはできますが、その半数以上が何らかの神経学的障害を持っているといわれています。高齢になれば聴力障害、歩行障害……痴呆と何らかの障害が現れてきます。誰でも障害者になる可能性をもっており、年々増加の一途を辿っています。にもかかわらず私たちの社会は障害者を差別しつづけています。

障害者を生きにくくしているもの

　障害自体は哀れむべきものでも、悲劇でもありません。障害者に対して社会が作り出した神話的差別と偏見こそが障害者の生活を困難にしてきたのです。

　障害者がどのような扱いを受けているかによってその社会の質が問われるといわれていますが、果たして我が国や清水市はどうでしょうか。

　私たちはかけがえのない"いのち"を持ったすべての人間が障害者に限らず公平に扱われる社会の創出を目指しているのではないでしょうか。それを阻害しているものは何か、障害者問題を切り口にして私たちがつくり上げてきた社会の在り方を考え直し、変革していくことは万人の幸福のために極めて大切なことです。

　世の中全体は健常者の論理を中心に動いています。したがって、障害者がどれ程涙ぐましい努力をして自立しようとしているか世の中の人々は気づいてくれません。それは健常者の世の中では障害者は劣った人間であり、異端分子であり、生産の役に立たない穀潰し位にしか思われない風潮が色濃く残っているため、障害者はその社会に異議を唱えることによって更に差別が強まり、この社会から除け者にされることを恐れて声をあげることができませんでした。その結果として御上から何がしかの「福祉」を投げ与えておけばよいということになり、先進国中稀にみる時代遅れの福祉制度しかありません。その福祉制度もバブル崩壊とこの不景気の中で後退に後退を続けているのが実情です。

障害者とその家族に理解を

障害をもっていることはその個人にとってのハンディキャップであることは確かなことですが、障害者を抱えた家族もまた、共に重いハンディキャップを背負わされているのです。全ての親は親なき後の我が子を心配し、「この子を残して死んではいけない」と切ない思いを胸一杯にして毎日を過ごしているのです。

障害者やその家族が何故苦しみ生きにくいかといえば、この社会の彼等に対する理解が乏しく、支援する資源が極めて少なかったからです。私たちは障害者やその家族にとって、どのようなサービスが適切でかつ求められているかを知る必要があります。障害者やその家族の声に耳を傾けて下さい。

そのためには障害者自身が声をあげ、家族が実情を伝えることが大切です。障害者も家族も自らを語ることによって自分自身の内にある差別や偏見から解放されるし、社会の理解を得ることができます。障害者と健常者が相互に認識を深め合うことによってしか、差別や偏見をなくすことはできません。実際障害者がひたむきに生きている姿は健常者に自らの衿を正して生きることを教えてくれているではありませんか。

福祉のこころと人材を育てよう

経済の高度成長期には無計画なばら撒き福祉を拡げましたが、オイルショックでしょぼんと萎んでしまいました。障害者のニーズに基づいたきちんとしたプログラムがなかったからです。福祉は資本のおこぼれを上から与えられるもの、御上が行うことという考え方が長い間続きまた行われたため、次第に市民は福祉に無関心になってしまいました。市民が無関心だから国と官僚が主導的な福祉体制ができ上がってしまったのです。

福祉の中心は地域福祉計画を作ることではなくて、計画作りを通じて多彩な市民のグループに参加を要請し、特に障害者本人に参加を求めて彼らが本当に求めているものを聴き、福祉についての認識を深め、福祉の心を広く市民の中に育てることです。福祉は建物ではありません。人と心です。

市民の一人ひとりが福祉を自分の問題として、日常の当たり前のこととして自発的に参加できるようなシステムをもった福祉社会をつくりたいものです。そのためには中心になる人材の育成と確保が必要です。福祉に関わっていることが誇りと思われるような社会づくりとそれに見合った評価と報酬が約束されなければなりません。高級官僚と福祉の現場で汗を流している人の年収を較べてみればこの社会の歪みは一目瞭然です。物でなく人間中心の社会にしよう。

人間の医学講座予定表

	曜日		講義	ビデオ
12/3	月	昼	糖尿病学級	糖尿病養生問答
10	月	昼	心筋梗塞	心臓にやさしい生活
17	月	夜	糖尿病学級	糖尿病養生問答

〈時間〉昼→2時～4時
夜→6時半～8時半

〈場所〉
乾医院2階講義室

年末年始のお休み

2001年12/29（土）午前中まで診察
31（月）当番医（救急の方のみ）
2002年1/1（火）～1/4（金）まで休診となります。
1/5（土）午前中診察、
1/7（月）より通常通りです。
御了承下さい。

〈待合室〉

◎午後にも検査ができます。

4時からの午後の診察時間にも、胸部レントゲン、心電図、血液検査（食事に影響されないものに限る）を行うことができます。

検査は多少時間がかかりますので、5時までには来院して下さる様お願いします。

◎お薬の処方について

診察をうけて頂くと、普段常用しているお薬は30日分処方することができます。（お薬によっては30日分処方できないものもあります。）

ただし、月に2回診察をうけても、60日分は処方できません。御承知下さい。

◎かぜの季節、うがい・手洗いを励行しましょう。

診察室から

元旦の計 減量に挑戦しよう！

――まず1か月1キログラムから――

橋本 志賀子

昨年一一月実施の国民栄養調査結果がこの度発表されました。それによると三〇～六〇代の男の人の三割が肥満という結果がでました。

肥満の基準は体重を身長の二乗で割った数値（ＢＭＩ）が二五以上をさします。また四割の人が食事をとる際栄養面は考えないで食べているということも浮き彫りにされました。これは大きな問題です。二五以上になると糖尿病や動脈硬化に関連する異常が出やすくなります。男の人の場合、仕事一筋時間にも追われ、車に乗ることが多く、帰りも遅く、ストレスが多いのでしょう。古今東西、気分転換に美味しい食事とアルコールは妙薬ですが……。

医療の場にいるとつくづく予防の重要性を感じます。肥満の人は身近なところから、まず体重月一キログラム減少に挑戦しましょう。体重一キログラム減らすには一日に二〇〇キロカロリー×三〇日（計六〇〇〇キロカロリー）減らせばよいのです。二〇〇キロカロリーとはご飯一杯分のことです。または油大匙二杯（フライ、トンカツ、てんぷらなどの揚げ物、やき飯、焼きそば、マヨネーズサラダなどを止めて和食にする）またはビール（三五〇ミリリットル缶）とフライドポテト七～八本です。この程度減らせば一か月後体重一キログラム減りますよ。男性が若い内から肥満なのに比べ女性の場合は六〇代で三割の人が肥満だそうです。大福餅一個とみかん一個またはケーキ一個を減らせば二〇〇キロカロリー減ります。

運動は七〇〇〇歩歩くと二〇〇キロカロリー消費しますが、自分の体調に合わせ無理をしないように。運動は体力、心肺機能も高め、高血圧、高脂血症、高血糖の改善効果もあります。ダンベルは筋肉を増やし肥りにくい体にします。元旦の計に是非入れて減量に挑戦して下さい。

第275号
2001.12.14

いのち

乾　医院
清水市西久保1丁目6-22
TEL 〈0543〉 66-0212
FAX 〈0543〉 66-8799

取り戻そう人間の理性

聖戦と称して人を殺傷したり、自由の為と唱って他国の人民を無差別に爆殺することが果たして正義であろうか。誰だって人を殺すのは嫌だ。ところが一旦戦争に参加すると人間は豹変して鬼畜のような野蛮な行為を平気でやれるようになる。戦争はいかなる場合でも獣的行為であるから例え勝ったとしても何の栄光もない。

戦争によって被害を被るのは必ず庶民であり人民である。武器を執って実際に戦うのは人民である。住宅を焼かれ、田畑を荒らされるのは庶民である。敵郷を追われ、家族を殺され、田畑を荒らされるのは庶民である。戦争で大統領や首相や死の商人が被害を受けることは敗戦国の極一部を除いてまずない。戦費の凡ても人民の税金すなわち人民の働きによって賄われている。国のため、宗教のため、正義のため、自由のためなどと人民を上手に言いくるめて戦争に参加することを唆《そそのか》す大統領、首相、党主、教主など上に立つものは第一級の殺人者である。第一次世界大戦からアフガニスタン戦争まで人間の屍の山の向こう側で戦争があれば儲け、平和な時代がくればまたそこで儲けるという死の商人とシステムが戦争を仕掛けていることを忘れてはならない。彼らは政治、経済、マスメディアの凡てを握って私たちを操作しているのである。

一国の利害得失によって戦争を起こし二十世紀に犯した誤りを繰り返しこれ以上人間の理性を貶めさせてはならない。反戦を強く叫ぼう。戦争は嫌だと声を上げよう。もう一度言おう、正義の戦争など存在しない。平和の為の戦争もない。今こそ私たちは世界の人々と声を合わせて戦争の非人間性を訴え、地球上の軍備の廃絶を呼び掛けよう。戦争をやめさせる方法は仕掛人が政治を使って戦争をしようとしても人民が強く不戦を主張して、人民が戦わないからやむを得ないと諦めさせることである。

紀元前四百年に墨子は「一人を殺せば、不義の行為として、かならず死罪にされる。この論法でゆくと、十人を殺すものは、十不義を重ねたのであり、十倍の死罪にしなければならず、百人を殺すものは、百不義を重ねたのであり、百倍の死罪にしなければならない。ここまでは天下の君子の誰もがわきまえている。しかし、大きく不義を犯して人の国を攻めると、非難しないで名誉とし、正義とする。それが不義であることを全然ご存知ない」と書いている。

沈黙の臓器・腎臓に注目しよう

〜〜24時間蓄尿検査を受けて下さい〜〜

現在わが国には腎機能が低下して食事療法や薬物療法では日常生活が困難になり人工透析を受けている方が20万人以上おられます。新規に透析を始める方も年間三万人近くを数えます。人工透析はどんな働きをしているのでしょうか。

腎機能を代行する人工透析

腎臓の働きが通常の5%以下くらいに低下しますと、尿毒症を起こす危険が出てきますから、人工透析が必要となります。人工透析では腎臓の代わりをして

① 腎不全のため血液中にたまった老廃物を除去する。

② 尿が出ないため体内にたまった水分や塩分、カリウム、リンを除去する。

③ 腎不全によって酸性になった血液のPHを中性に補正する。

このような働きをしていますが腎臓でのホルモン産生を代行する働きはありませんからエリスロポエチンなどのホルモンが欠乏するので、注射で補う必要があります。

糖尿病性腎症・慢性糸球体腎炎 腎硬化症が三大腎臓病

(1) 糖尿病性腎症

糖尿病の三大合併症の一つで、コントロールが悪いと発症します。比較的進行が早いので要注意です。年間約一万人の人が新規に透析になっています。

(2) 慢性糸球体腎炎

免疫の機序で起こる腎臓病です。ひとくちに慢性糸球体腎炎といっても、いろいろなタイプの腎炎があります。そのタイプの違いによって進行の速度も違います。

(3) 腎硬化症

糸球体輸出入動脈の硬化が原因となっています。高齢者や高血圧の患者さんに起こりやすい腎臓病です。進行は遅いケースが多いといえます。

腎疾患を早期に発見するために

腎臓は、肝臓と同様に沈黙の臓器といわれてかなり病状が進んでも無症状であることが珍しくありません。ほとんどの腎臓病は尿検査で異常が出ますから、きちんとした尿検査を受けることが大切です。

(1) 微量アルブミン尿

ペーパーでの検尿では尿にかなりの蛋白(5mg/dl以上)が出ていないと検出できませんでした。高血圧症や糖尿病でいつでも尿に蛋白が出ているような病期には腎機能は既に低下しています。そこで一般の蛋白尿検査より極微量のアルブミンを測定することによって糖尿病性腎症や

高血圧腎症の早期発見が可能になり、この時期に血圧と血糖のコントロールを厳しくすると腎機能低下を予防できます。

(2) 蛋白尿（アルブミン尿）

尿に蛋白がいつも検出される場合は腎障害を疑います。蛋白尿は腎臓の濾過器である糸球体の障害を評価する指標です。随時尿でつねに(+)以上の蛋白尿が認められたら、24時間蓄尿して一日の尿蛋白の排泄量を調べます。一日1g以上の尿蛋白の排泄量が認められたら、腎炎などの糸球体障害が強く疑われます。

(3) 血尿

腎疾患の多くは顕微鏡的血尿の頻度が高いのですが、急性糸球体腎炎や急速進行性糸球体腎炎、慢性糸球体腎炎のなかのIgA腎症では肉眼的血尿を認めるものがあります。

(4) 円柱

尿を顕微鏡で調べて赤血球円柱や顆粒円柱が認められれば腎実質の障害を示しています。

是非行いたい24時間蓄尿検査
クレアチニンクリアランス

一日分の尿をためることを24時間蓄尿といいます。蓄尿することによって尿蛋白の一日排泄量の他、腎臓病や糖尿病・高血圧の診断や治療のための多くの情報を得ることができます。本院ではユリンメートPという24時間蓄尿用の器具を用意していますので、どなたでも簡単に蓄尿できます。蓄尿検査によって……

(1) 腎臓の機能が測定できる

腎臓の機能は、糸球体の濾過能力（糸球体濾過量）で評価されます。血液のクレアチニンや尿素窒素は大体の濾過能力の目安にはなりますが、障害が軽い場合には異常を示しません。正確には24時間蓄尿による、クレアチニンクリアランスの測定が使われています。

(2) 尿蛋白、アルブミン量が分かる

尿蛋白の多い患者さんは腎不全に進行しやすい傾向にあります。糖尿病患者さんも早期腎症の指標、微量アルブミンを正確に捉えることができます。

(3) 塩分摂取量が分かります

蓄尿中のナトリウム濃度と蓄尿量が分かれば、一日の食塩摂取量を推測することができます。高血圧治療にとって大切な情報です。

(4) 蛋白質摂取量が推測できる

蛋白質1gに含まれている窒素量は0.16gといわれています。蓄尿の総窒素排泄量が分かれば、一日に摂取した蛋白質量を推測することができます。腎疾患治療に低蛋白食は極めて重要ですが、それが指示通り励行されているかどうか患者、医師、栄養士にとって判定するのに有用です。

腎臓が既に悪いといわれている人は勿論、高血圧や糖尿病の患者さんも血圧や血糖だけでなく尿の微量アルブミンや蛋白に関心を持ち、24時間蓄尿検査を積極的に受けて下さい。

2002年前期　人間の医学講座予定表

回数	月日	曜		講義	上映ビデオ
1095	1/21	月	夜	糖尿病学級	糖尿病現代養生訓 ―糖尿病グラフィティー―
	26	土		午後2時～（昼の部） 午後7時～（夜の部） 新春映画会「パッチ アダムス」	
1096	28	月	夜	操体法入門 ※ズボンなど運動のしやすい服装で来て下さい。	
1097	2/4	月	昼	糖尿病学級	糖尿病の合併症
1098	18	月	夜	糖尿病学級	糖尿病の合併症
1099	25	月	昼	生活習慣病と動脈硬化	ストップ！動脈硬化―血管が危ない―
1100	3/4	月	昼	糖尿病学級	糖尿病養生問答くすりによる治療
1101	11	月	昼	高血圧コントロールの極意	高血圧・日常生活の注意点
1102	18	月	夜	糖尿病学級	糖尿病養生問答くすりによる治療
1103	25	月	夜	高血圧コントロールの極意	高血圧・日常生活の注意点
1104	4/1	月	昼	糖尿病学級	糖尿病現代養生訓 ――病息災への道―
	1			竹二忌	
1105	8	月	昼	肝硬変と肝癌	肝癌を視野に入れたC型肝炎の治療
1106	15	月	夜	糖尿病学級	糖尿病現代養生訓 ――病息災への道―
1107	22	月	夜	肝硬変と肝癌	肝癌を視野に入れたC型肝炎の治療
	29			ハイキング	
1108	5/7	火	昼	糖尿病学級	糖尿病の食事療法
1109	13	月	昼	コレステロールと心臓病	高脂血症はなぜ恐い？
1110	20	月	夜	糖尿病学級	糖尿病の食事療法
	未定		昼夜	糖尿病食事会（予約制）	
1111	27	月	夜	コレステロールと心臓病	高脂血症はなぜ恐い？
1112	6/3	月	昼	糖尿病学級	糖尿病の足病変
1113	10	月	昼	喘息治療のコツ教えます	ぜんそくの上手なコントロール
1114	17	月	夜	糖尿病学級	糖尿病の足病変
1115	24	月	夜	喘息治療のコツ教えます	ぜんそくの上手なコントロール

《時間》 昼→2時～4時　夜→6時半～8時半

《場所》 乾医院2階講義室

＊家族や近所の方をお誘い合わせて繰り返し勉強していきましょう!!

第276号
2002.1.28

いのち

乾　医院
清水市西久保1丁目6-22
TEL〈0543〉66-0212
FAX〈0543〉66-8799

孫たちに平和で住みよい社会を残していこう

凧あげも羽根つきもなく、独楽を回す子どもも見掛けなかった正月休みが終わって、再び忙しい日常の生活が戻ってきた。それでも正月には六人の孫たちがそれぞれに成長して元気に集まってくれた。小さな子どもを見ているとこの子たちがどのような一生を過ごすのか心配になる。それは誰しも同じではなかろうか。環境汚染、食糧問題、金融大恐慌を起こしかねない不況、それにアフガン戦争に象徴されている脅かされる平和の問題である。

九月一一日のテロはまぎれもなく全人類に対する敵対行為であり許されるべくもないことは自明の理である。しかし、情況証拠だけで犯人を決めつけ、一国の政府である「タリバン政権を打倒してアルカイダの頭と目されるオサマ・ビン・ラディンを殺してもよいから抹殺せよ！これは戦争だ！アメリカの正義の戦いに参加しない国はテロを支援する国家として敵とみなす」というブッシュ大統領の演説にアメリカ中が沸き立ちアフガニスタンの戦争が開始された。

私が国民学校に入学した年に大東亜戦争が始まった。十二月八日に真珠湾で死んだアメリカ人は二八〇〇人だった。それから四年間でアメリカ軍に太平洋戦争中殺された日本人は三五〇万人。広島では二〇万人、長崎で七万人、沖縄では二〇万人、このように戦争は無辜の非戦闘市民を巻き込んだ大量殺戮であることをかけがえのない人命の犠牲によって学び、その中から私たちの平和憲法が生まれてきた。

ビン・ラディンを捕えるためと銘打って万に近い人間が殺されている。無差別絨毯爆撃に使用されている特殊爆弾は百米四方の地下百米までの人間を皆殺しにする。どれだけの一般市民が死んでいるか報道が規制されているから確かめようがないが、難民の殆どが直接間接に肉親を失っている。

ニカラグア、スーダンその他で明らかになっているが、今回も炭疽菌でボロが出たようにアメリカ軍そのものがテロ集団であることが証明された。

日本政府のやるべきことは派兵することではなく、テロを生む根源の追求と、犯人グループの組織の摘発と共犯者の逮捕・裁判を提唱することではなかったのか。戦争放棄の世界に誇れる日本国憲法第九条を声を大にして示し戦争抑止のパイロットになることであった。次の世代に平和な世界を渡していこう。

腎臓の病気には低蛋白の食事療法が最も有効
栄養士と仲良くして下さい

どのような病気でも治療の基本は「一に養生、二に養生、三、四がなくて、五に薬」です。この養生の仕方をコーチするのが医療者の主たる仕事です。では養生法は難しいでしょうか。そんなことはありません。「よく噛んで、腹八分目、いつもニコニコ、よく歩く」が原則です。生活習慣病といわれている高血圧、糖尿病、高脂血症、肥満などはこれだけで十分ですが、病期によって運動を控えて頂きたい方がいるようにそれぞれの疾患によって養生法も少しずつ違ってきます。では養生の中で何が最も大事かといって甲乙はつけ難いのですが、江戸時代の観相の大家・水野南北が「人は食を本《もと》とす。仮令《たとい》良薬を用うといえども、食を作なさずば性（生）命を保つこと能《あた》わず。故に人の良薬は食なり。」と述べているように食事療法を疎《おろそ》かにしては養生はできません。先に腎機能検査の中の24時間蓄尿によるクレアチニン・クリアランスについて述べましたが、今回は腎疾患時の腎機能と食事療法の原則について書きます。

蛋白質を摂り過ぎている日本人

腎障害時の食事療法の基本は、腎臓の働きに見合った蛋白質の摂取といってよいでしょう。腎臓が悪いといえば先ず"塩分を控える"と皆さんはお思いでしょう。確かにエネルギー、食塩、カリウム、リンなどにも注意はしなければなりませんが、最も大切なことは適切な蛋白質の摂取をすることです。適切とは私たちが腎臓のことを気にしないで食べている蛋白質量より少なく、一般に低蛋白食といわれる食事にするということです。

では私たちは一日どれ位の蛋白質を食べればよいのでしょうか。日本人の栄養所要として、成人の場合、一人一日当たり男70g、女60gとされていますが、一九八五年の世界栄養会議で蛋白質の安全量は成人一日当たり0.75g/kg体重と決定されました。すなわち、体重が60kgの人であったら45g以上の蛋白質を摂っていれば十分健康が保たれるということです。

蛋白質は血や肉になる大切な栄養素です。小児期には蛋白質を多く摂るとからだの中のいろいろな組織に蓄えられて発育が促進されますが、成人になると余計に摂った蛋白質は全部窒素を含んだ化合物に分解され、その大部分は腎臓によって処理され尿の中に排泄されます。腎炎・高血圧症・糖尿病・高齢などによって腎臓の機能が低下している時必要以上の蛋白質を摂って腎臓に負担を掛けると腎臓は更に機能が衰えるということになります。腎臓の働きが正常の半分以下になりますと、蛋白質の分解産物である尿素窒素、クレアチニン、尿酸などの老廃物が血液中に増加して高窒素血症になります。

クレアチニンクリアランス (mℓ/分)	エネルギー (kcal)	タンパク質* (g/kg)	水分 (mℓ)	食塩 (g)	カリウム (g)	リン (mg/kg)	脂肪 (g/kg)
60〜80	30〜45	1.0〜1.2	尿量＋200〜300	高血圧(−) 浮腫(−)：8〜10	制限なし	10〜12	0.9
40〜60	30〜45	0.7〜1.0	尿量＋200〜300	高血圧(−) 浮腫(−)：8〜10	3	10〜12	0.9
20〜40	35〜45	0.5〜0.7	尿量＋200〜300	高血圧(−) 浮腫(−)：5〜8	2	10〜12	0.9〜1.0
10〜20	35〜45	0.5〜0.6	700〜1,500	高血圧(−) 浮腫(−)：3〜5	2	10〜12	0.8〜1.0

＊ネフローゼ症候群を合併した場合はタンパク質の尿中排泄量を加算する

高窒素血症が更に進行しますと、尿毒症となり透析が必要ということになります。

低蛋白食が進行を遅らせる

腎機能の低下を抑制して尿毒症にならないためには、低蛋白食にして窒素を成分とする老廃物を減らして腎臓を保護することが大切です。ではどのような食事療法をいつから始めるかが問題ですが「活動量に合ったエネルギーと腎機能に見合った蛋白質を含む食事療法」が原則で、上に示した表が一つの目安になります。

いつから低蛋白の食事療法を開始するかは専門家によっても意見の違いがあって、クレアチニン・クリアランスが80ml/minになったら始めなさいという先生と60ml/minになったら直ちに行いなさいという先生がいます。

上の表を見て下さい。クレアチニン・クリアランスが50ml/minで、標準体重が50kgとすると一日蛋白質40gの低蛋白食を摂ることによって腎機能の低下を明らかに遅らせることができます。糖尿病があるか、太っているか痩せているか、高血圧などによってそれぞれの方の食事内容が異なってきます。

腎臓は沈黙の臓器・蓄尿検査を

大部分の腎臓病は、かなり進行してからでないと何の症状も出てきません。腎臓の働きが正常の20％位になっても無症状のこともあります。しかし、正常の30％〜50％以下に低下してくるとむくみや高血圧が出てくることが多いようです。血液検査でクレアチニンが上昇してくる頃には腎機能は50％以下に落ちています。

尿に蛋白が出たら24時間蓄尿検査を受けて、異常があったら栄養士と協力して、おいしくて長続きできる腎臓食の勉強をして下さい。医療は皆さんのためのものです。何でも気軽に質問して下さい。

患者物語

Iさんは12月半ばに、咳と白い痰が出るということで受診されました。お薬をお渡しする時薬の説明と、続けて5日間はキチンと服用していただくようお願いをしました。12月はその後おいでになりませんでした。1月になっても咳がよくならなかった為、他の病院へ行ったそうです。その3日後「薬を飲んでいても咳がひどくなっていく。」と、再びこちらにみえました。よくよく聞くと12月に咳のために処方された当院の薬はほとんど飲んでいなかったようです。

Yさんは糖尿病と高脂血症の薬を飲んでいます。日頃の「薬を飲むようになっても、食事と運動をキチンとしないと薬も効かないよ。」という医師の言葉をYさんは、暮れに体調を崩し運動もできず、キチンとした食事も摂れなかった為、薬は効かないと思い一切やめてしまったそうです。医師がお話ししていることはそういうことではありません。薬を中断したりすぐ転医しないで、まず指示を守って養生してみて下さい。ちょっとした思い込みで治療にならないことがあります。

待合室

・エコー、胃カメラ、食事指導など、予約で行うものが多くなっていますが、予約を忘れてしまう方がけっこういらっしゃいます。予約票をお渡ししますので、手帳やカレンダーに付けてお忘れにならない様お願いいたします。

・一月より薬剤情報をプリントできるようになりました。お薬が変更になった時などにお渡しするように致します。保管して、家族の方とよく読んでみて下さい。

院長不在のお知らせ

2月22日(金)と23日(土)は学会出席のため、院長は不在となります。診察は通常どおり行っておりますが、検査等一部できない場合もありますので御了承下さい。

インフルエンザが流行しはじめる時期です。うがい、手洗いを励行し、睡眠・栄養を十分とりましょう。

人間の医学講座予定表

月日	曜日		講義	ビデオ
2/4	月	昼	糖尿病学級	糖尿病の合併症
18	月	夜	糖尿病学級	糖尿病の合併症
25	月	昼	生活習慣病と動脈硬化	ストップ！動脈硬化 ―血管が危ない―
3/4	月	昼	糖尿病学級	糖尿病養生問答 くすりによる治療
11	月	昼	高血圧コントロールの極意	高血圧・日常生活の注意点
18	月	夜	糖尿病学級	糖尿病養生問答 くすりによる治療
25	月	夜	高血圧コントロールの極意	高血圧・日常生活の注意点

〈時間〉昼→2時～4時　夜→6時半～8時半

〈場所〉乾医院2階講義室　※寒いですが出掛けてきて下さい。

第277号
2002.3.1

いのち

乾　医院
清水市西久保1丁目6-22
TEL〈0543〉66-0212
FAX〈0543〉66-8799

一昨年十二月私が心筋梗塞で入院して皆様方に御心配をお掛けしましたが、発症前、疾患らしい状態は全くなく、勿論クスリも服用していませんでした。ただ、血圧は治療をする程ではないが一寸高く、コレステロールも時に高値、境界型の糖尿病が疑われ、体重も多めでした。

虚血性心臓病（狭心症、心筋梗塞）の危険因子として、高脂血症、高血圧、耐糖能異常と喫煙がよく知られています。これらの危険因子はその程度が軽くても、重なった場合には虚血性心臓病は飛躍的に増大することが疫学的調査で明らかになっています。このような危険因子が重なった状態をマルチプルリスクファクター症候群といっています。これは一九八八年に米国のリーヴン教授によってインスリン抵抗性を背景として、高インスリン血症、耐糖能異常、高トリグリセリド血症、低HDLcho《コレステロール》血症、高血圧を伴う状態を下図で示すようにシンドロームX《エックス》として発表されたのが最初です。

その翌年米国のカプラン教授が肥満に注目して、上半身肥満、耐糖能異常、高トリグリセリド血症、高血圧の合併を〝死の四重奏〟と定義しました。最近はこれに喫煙も加えて〝死の五重奏〟と呼ばれています。私の発症前の状態はマルチプルリスクファクター症候群だったといえます。では何故個々の危険因子が軽度であっても動脈硬化が進展するのかについて、二月に大宮市で開かれた学会でもかなりの解明が進んだことが示されましたが、対策としては食習慣を改善して肥満を解消すること、運動を続けることによって善玉コレステロールを増やし、インスリンの働きをよくする（インスリン抵抗性改善）ことが最も重要であることが強調されていました。「一に食事、二に運動、三、四がなくて五に薬」です。

死の四重奏

定期の検診の中で御自分の健康状態をよく理解して養生に励んで下さい。「人間の医学講座」にも御出席下さるようお願い致します。

（永）

syndrome X (X 症候群) Reaven, G. M., 1988	deadly quartet (死の四重奏) Kaplan, N. M., 1989	syndrome of insulin resistance (インスリン抵抗性症候群) DeFronzo, R. A. ら, 1991
インスリン抵抗 高インスリン血症 耐糖能異常 高 VLDL トリグリセリド血症 低 HDL コレステロール血症 高血圧	上半身肥満 耐糖能異常 高トリグリセリド血症 高血圧	肥　満 インスリン非依存型糖尿病 高血圧 動脈硬化性疾患 脂質代謝異常 高インスリン血症

インターネットの裏側にある寒寒とした社会

私は月に四回は院内で、一回は外部で講義・講演を行っているが、聴衆は何を求めているのであろうか。勿論知識でもあろうが、演者の語り口や表情の中から情熱や伝えたい思い、会場の雰囲気と同時に感動・共感を味わいたいと思っているのではなかろうか。相手に解ってもらおうとしたら、自分の伝えたいと思うことを十二分に理解し、真に自分のものとして、自分の言葉と声で、相手の顔を見て自分の人間性をこめて話すことである。

人と上手に交わるためには、人との交流の時間をたっぷりとることしかない。聴き上手、話し上手、笑わせ方、間のとり方すべて人との現実の付き合いの中でしか修得することはできない。既成のビデオやインターネットでそれらを獲得することは無理である。

自主性と創造力と協調性が衰える

現代社会は効率とスピードを追い求めるあまり耐える力、優しさ、正義感、手先の器用さなどをあまりにもないがしろにしてきた。そこに華々しく登場してきたのがインターネットである。テレビが「時間吸い取り器」であるように、インターネットも我々の最も貴重な宝、すなわち時間を吸い取っている。

今社会が必要としている人材は心が温かく、正義感があり、正しい倫理感を持ち、誠実で、論理的に物事を考え、辛抱強く、協調性があって創造力に富む人間である。しかし、インターネットではこれらのいずれをも身につけることはできない。テレビとコンピューターは人々をより受動的にしているため、自主性と創造力を日々衰えさせている。

勇気、決断力、実行力、辛抱強さ、人望などはどうして身につくかといえば、自分の頭で考え、自分の手足を動かし成功し、失敗する経験でありその中で認識力を高め、他者と協同することによって成熟していくのである。液晶画面での体験ばかりで、現実の体験がどんどん減っていけば、私たちは現実の社会を観ることが下手になり、人と交流しながら仕事をするという能力はますます貧しくなっていくに違いない。

何のための情報か

確かにインターネットは瞬時に大量の情報をもたらしてくれる。しかし、私たち庶民の人生にとってそれだけ多くの情報が必要かつ重要なものであろうか。大量の情報を得て多くの知識を身につけたとしてもそれだけでは何の力にもなりえない。しかも、情報の価値はスピードと正確さと信頼度によって決定づけられるが、無料で手に入る情報の多くは殆ど何の価値のないものが大多数である。インターネットで長時間を過ごした後に読書で味わうような充実感と知識の深まりを感ずるであろうか。インターネットは世界中の人と仲間になれるというが友人や家族との関係は親密になったであろうか。インターネットは私たちに力を与えるどころか私たちから人間らしさを一日一日奪っているような気がしてならない。

かつてスーパーマーケットやコンビニの出現によって八百屋さんや魚屋さんなどの小売店が街から消え、買い物の楽しさが減り、地域の人間関係が稀薄になっていった以上の速さでインターネットの普及は地域を変えていくであろう。

地域共同体の崩壊

インターネットは新たな友情を生み出し何十万という新しい出会いをつくり出し、豊かな社会関係を創造しつつあるといわれているが果たしてそうであろうか。インターネットによって生まれた人間関係は多くの場合極めて表面的なもので、本当の友情なるものに発展することは少ないであろう。インターネットの利用によって浅い人間関係ができたとしても信頼関係といえるような深い交わりは形成されないか、され難い。ファックスやメールでは人の表情や温かみを読みとったりすることは難しい。また、自分の気持ちや人柄を伝えたりする表現能力を衰えさせる。

もし、何百万という人達が資本の要請に応えてインターネットに接続したとしたら、一体どんな影響が現れるか、個々人の社会活動の減少が起こり地域社会の解体が始まるであろう。何故ならインターネット中毒に罹るとインターネットのとりこになっている時間は自分の考えている以上に長くなり、したがって社会活動から遠ざかる結果となるからである。テレビ、ゲーム機、インターネットが拡がるのと反比例するように地域社会に対する関心度が薄くなり、インターネットにつながって多くの時間を費やせば費やす程地域の人との交流は減り、お互いが助け合う時間も少なくなる。

世界中の人とコミュニケーションできるというが、遠く離れたところの人たちとの浅い交流関係が増えたとしても地域社会の近しい人との人間関係の減少を埋め合わせることはできない。インターネットの世界にとりこまれると世界が拡がったように錯覚するかも知れないが、実際には孤独な人間を作り出しているのではなかろうか。オンラインでつながって長時間になればなる程、家族や友人との関わり合いは薄くなり家族との対話も減少する。結果として家族の絆は弱まり、親しき友も減り心の中を風が吹くような淋しさが訪れる。

華々しいインターネットの虚構の世界の裏側は、寒寒とした地域共同体の崩壊のような気がしてならない。

人間の医学講座予定表

月日	曜日	講義	ビデオ
3/4	月 昼	糖尿病学級	糖尿病養生問答 くすりによる治療
11	月 昼	高血圧 コントロールの極意	高血圧 日常生活の注意点
18	月 夜	糖尿病学級	糖尿病養生問答 くすりによる治療
25	月 夜	高血圧 コントロールの極意	高血圧 日常生活の注意点
4/1	月 夜	竹二忌 ―教育の根底にあるもの―	

昼→2時～4時　夜→6時半～8時半　乾医院 2F講義室にて

恒例!!

春のハイキングのお知らせ

(月日) 4月29日(月) みどりの日

(時間) 午前9時15分 清水バスターミナル集合

(コース) 北街道線バス‖西奈…徒歩…梶原山公園……一本松公園で解散

(持物) 弁当・水筒・バス代・等

＊希望者は受付窓口へ申し込んで下さい。

診察室から

―薬袋の裏面を見てみましょう―

吉田　久子

薬袋の裏面を御覧になった事がありますか。なかなか裏面まで御覧にならないのではないでしょうか。もちろん薬袋の表には、薬の飲み方、服用時間をわかりやすく見ていただけるように工夫しています。改めて裏面を見てみますと、診察の心得、生活習慣、病気の予防について、ぎっしり詰まっている事に気づかれると思います。

短い診察の中、自分の訴えをお話しできない方がいらっしゃると思います。診察が終わってホッとした時でしょうか、受付で治療や薬のことを聞き返している方があります。お話ししたいと思う事は、要領よくまとめて診察室に入るのがよいと思います。これは今の茶色の薬袋の裏に書いてあることです。

診察室の中から毎日、先生と患者さんとの会話が聞こえてきます。口ぐせのように話している事は「よく噛んで、腹八分目、いつもニコニコ、よく歩く」です。聞けば聞くほど、この言葉につきるのではないでしょうか。簡単な事だと思いますが、これがなかなか難しいものですね。

当院では、医学講座があります。注射や薬を希望される方には、こういう場を活かせば薬を飲むよりずっと治療になるのではないでしょうか。一に養生、二に養生、三、四がなくて、五に薬。都合のつく時に参加し、病気をよく理解し、楽しく過ごせるようにしてほしいです。これは緑の薬袋に書いてあります。

薬袋を大事にされて、診察の都度持ってきて下さる方が大勢います。ありがとうございます。今回薬袋を新しくする事で、皆さん裏面も見てくださっているのかなと思い、書いてみました。先生の考え、私達看護婦の思いも印刷されています。是非御覧下さい!

第278号
2002.4.8

いのち

乾　医院
清水市西久保1丁目6-22
TEL〈0543〉66-0212
FAX〈0543〉66-8799

一一〇〇回になった人間の医学講座

林竹二先生は「教育には作品はない」というプラトンの哲学に基づいて「人間の営為を創作[Poiēsis]と行為（あるいは実践）[Praxis]に分ける考えがある。制作の場合、人間の活動は手段で、活動の目的はその結果としてつくり出される物（作品）である。しかし、行為の場合は、行為自体が目的で、その結果何が生まれても、それが目的ではないと考えたのである。」「教育という行為（実践）は、結果として生まれてくる作品を目的として営まれるものではない。」※とお書きになっています。従って教育の中で子ども達が驚く程の大成長を遂げたとしても、それらはすべて「かれらのうちにある生命力が、成長する力が、自分を変える力が動き出したことによってつくり出された結果であって、……彼らは自分自身をつくりかえていったのである。」「人間すべての内部に、こういう力が備わっているのを信じなければ、教育は可能にならない。」と述べておられます。※

このお考えは医師になって四十年臨床に携わってきた今、私の医哲学の主柱になっています。すべての人間の中に自然の治癒能力が備わっていてその力が働き出すことによって病気が治っているのです。様々な内外の環境がその治癒能力が働くのを阻害しているのです。薬や医師、コ・メディカルスタッフの生活教育は治癒能力が発揮し易い環境をつくっているのに過ぎません。従って、医者や薬は病気を治す手助けはしたとしても「医者や薬が病気を治した」ということはないのです。医療の中の主役は皆さん、患者自身です。しかし医者や薬任せにしていたのでは主役にはなれません。主役になるためには稽古が必要です。

学びの場の一つとして「人間の医学講座」を開いてきましたがこの三月で一一〇〇回になりました。こうして長く続けてこられたのも聴講して下さった皆さんのお陰と協力してくれたスタッフの努力と心から感謝しています。以前にも一度引用しましたが「斅うるは学ぶの半ばなり」の旧字体の斅えるの左半分が学ぶであるように、「教えることの半分は自分が学ぶこと」です。私も医学講座を行うことでどれ程自分の勉強になったか計り知れません。これからも最新の医療情報を提供しながら皆さんと対話していきたいと思っています。どうぞ御出席をお願い致します。

※『林竹二著作集』全一〇巻（筑摩書房）より

社会の変革は意識の変革と同時進行

約五〇〇万年前アフリカに最初の人類が地球上に姿を現したとされています。それ以後進化に進化を重ね、現代ほど生産力が高まり物質的に豊かになり、全ての面で便利になり文化的にも高くなった時代はありませんでした。しかしもう一度私たちの生きている現在の社会を見直してみましょう。今ほど地球上に飢えている人間が多くいた時代はありませんでした。これ程多くの人間が、人間同士の殺し合いで死んでいる時代もありませんでした。このままの道を突き進んでいくと、既に完成している核兵器や遺伝子兵器のような今よりずっと手軽に良心の呵責もなしに人間を殺す方法を発見して、人類そのものを滅ぼしてしまうのではないかと心配しています。戦争は生産力を破壊し、人民の命を殺傷します。

神になった貨幣

現代ほど貨幣（金銭）が人間を支配している時代もありませんでした。まるで金銭が人間に対して唯一の主人か神のように振る舞っています。法律も政治も銀行や大企業など資本保護のために最大限の努力をしているではありませんか。そのため働きたくても働く場のない人たちが世界中に溢れています。恐慌になったらどうなるのでしょう。

戦後政界を揺るがした造船疑獄の佐藤栄作から始まって、ロッキードの田中角栄、リクルートの竹下登、東京佐川急便の細川護熙、最近ではいうまでもない鈴木宗男、加藤紘一、外務省の乱脈さには開いた口が塞がらない。徳島県知事、〇〇市長…と止まるところを知らない。汚職や公金横領が陰でこそこそ行われている社会はまだましな社会といえますが、現在のように公然と税金が企業や銀行などの無能な為の大失態の尻拭いのために盗まれ、汚職や口きき料のぶったくりが横行している社会はもはや救い難いのではないでしょうか。発覚すると「運が悪かった、もっとひどいことをしている奴はもっといる」というような世の中がまともな世の中である筈がありません。しかし、大多数の国民はじっと耐えています。なんと我慢強いことかと思いますが、或るいはもう諦めきっているのでしょうか。

今年に入ってからの一連の事件を見ていて、庶民の常識こそが最も健全であり、金持ちや権力者、官僚の頭こそが狂っていると思わざるを得ません。それは庶民こそが日々を一生懸命生きていることの結果です。すべての人間は平等な権利を有するように創造されています。政治の目的は支配したり、服従する人間をなくし、大多数の人民が今以上に幸せになることです。

哲学を失った社会

目先きの事だけに心を奪われないで、宇宙史の中の人類史を学び今自分がどこに立って生きているかを知ることが大切です。歴史を学ぶ上で最も大切なことは現在生きて苦しんでいる人間に関心を抱くことです。現代をきちんと見据えない限り過去を正しく理解することはできません。

哲学のしなければならない任務は、人類の行く手を指し示すことです。思想的にその到達目標に達していなければなりません。政治に携わる者の任務は、哲学の指し示す到達点に自分が納得したならば経済的に政策的に如何なる困難があろうとも克服して、一歩でも二歩でも近づこうと努力すると同時に大衆の意識を変革していくことです。

哲学が行く手の目標を正しく捉えていなかったり、政治家が目標とする哲学を持っていなかったら、海図も持たないで行き先不明の航海に乗り出して行くようなものです。今の日本の、或るいは世界の政治は将にこのような危機的状態にあるのではないでしょうか。

医療においても、教育、政治、経済においても持つべき哲学を失っているのが現状です。

変革を成功させるのは希望

政治屋や官僚や経済屋に丸投げの国の運営を止めて、大多数の庶民が自らの生活の改善に、自分の頭で考え、自分の眼で見て、自分の足で歩きながら努力し、係わっていくことが国民全体の幸福につながっていきます。政治を政治屋任せにしない自主・独立の人民のみが社会改革を遂行できるのです。人民が自分の手に政治を取り戻すのにはどうしたらよいのか真剣に考える時です。

この時代に「真理」「自由」「平等」とか「親切」「友情」「労働の権利」などと語れば「何を青臭いことを言っているんだ。今時流行らないよ」とそっぽを向かれるか関心を示してもらえません。妙な時代になったものです。

私たちは常に夢とロマンを捨ててはいけません。先に挙げたロマンチックな言葉は、臆せず絶えず発して人々に呼び掛けていくことが大切です。改造しなければならないのは経済や政治の機構だけではなく、その中で生活している生身の人間です。人間の意識の変革こそが社会改革の中心なのです。

「制度だけが民主主義的に完備しても、それを運用する人が民主主義の精神を自分のものにしていないようでは、よい結果はけっして生まれてこない。教育の重要さは、まさにそこにある。」これは一九四五年、文部省発行の中・高校向け社会科教科書の一節です。

志を立てた人間が希望を捨てないことのみが変革を可能にします。

待合室
～保険診療の改正に関するお知らせ～

四月より"保険診療の改正"があり、お会計が今までと異なります。中でも大きく変わるのは、高齢者一部負担金が八〇〇円から八五〇円になります。また、同じ薬を定期的に服用している方で、窓口でお薬だけ希望された場合、三〇日分お出しできる事があります。しかしこれは、病気の種類や状態にもより、院長の指示のある場合と致します。

少なくとも三ヶ月に一度は受診して頂きたいので、診察をすすめられた際は必ずお守り下さい。御理解頂きたいと思います。

尚、薬があっても具合が悪い時や、いつもと様子が違う時は、早めに受診して下さる様お願いします。

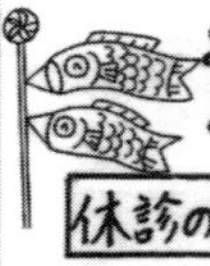

休診のお知らせ

5月17日(金)・18日(土)は、院長が学会出席のため休診させていただきます。御了承ください。

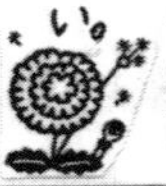

人間の医学講座予定表

これから気持ち良い季節になります。散歩コースに是非、医学講座をいれてください！

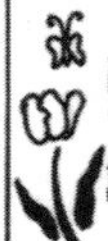

月日	曜日	時間	講義	ビデオ
4/8	月	昼	肝硬変と肝癌	肝癌を視野に入れたC型肝炎の治療
15	月	夜	糖尿病学級	糖尿病現代養生訓
22	月	夜	肝硬変と肝癌	肝癌を視野に入れたC型肝炎の治療
5/7	火	昼	糖尿病学級	糖尿病の食事療法
13	月	昼	コレステロールと心臓病	高脂血症はなぜ恐い？
20	月	夜	糖尿病学級	糖尿病の食事療法
27	月	夜	コレステロールと心臓病	高脂血症はなぜ恐い？
28	火	昼	糖尿病患者さんの為の食事会〔予約制〕	

〔時間〕昼→2時～4時
夜→6時半～8時半

〔場所〕
第医院2階講義室

患者物語

Hさん（今・86才）は、毎月お会いする患者さんです。いつも来院される時は「おはよう」と優しく微笑んでくれる、笑顔が印象的な方です。話によると亡くなられた大先生の時代から通院されているそうです。最近は月に一回は通院して、自分の健康管理に努めています。

来院の際にはいつもヘルパーさんが付き添って、血圧・体重などのチェックをしています。「今月はどうかねぇ。」と心配そうに測定をうけます。Hさんはヘルパーさんに聞かなくても「今月は体重が少し減ったねぇ。」とか「先月と変化ないねぇ。」と、自分の血圧や体重についてとてもよくわかっています。他の検査をした後も、検査結果をヘルパーさんがチェックして詳しく聞いています。

高齢にもかかわらず、自分の健康状態に関心を持ち自覚を持って養生されているので、病状が変化した時は素早い対応ができたいへん助かります。

皆さんも定期的な通院と必要な検査を受けて、自分の健康管理に更に努めてみて下さい。

第279号
2002.5.10

いのち

乾　医院
清水市西久保1丁目6-22
TEL〈0543〉66-0212
FAX〈0543〉66-8799

集団の中での孤独

「人への愛のあるところには、またいつも癒しの医術への愛がある」とヒポクラテスは書いている。ルソーは「良心とは自然の声」であり「自然人が具えている美徳は憐れみの情、それは苦しんでいる者の身になってみる感情」であるといっている。

ある講演会の内容に「キレる子供」の問題を含めてもらいたいという要望があった。近年内申書の弊害が取り沙汰されているが、子どもは教師に嫌われたくない、良く思われたいと教師の顔色を伺い、教師は教師で子どもには嫌われたくないし、教育委員会や校長からもにらまれたくないと他人の目だけを気にする風潮がはびこり、教育本来の「人格と人格のぶつかり合い」はどこかに消し飛んでしまった。お互いに他人の目を気にしながらの探り合いの関係の中では信頼関係は生まれず、集団の中での孤独が生み出されていく。この関係は学校だけでなく、会社は勿論、家庭の中まで社会のあらゆるところにまで浸みこんでしまった。

経済効率をひたすら求め、市場競争と同僚との出世レースを勝ち抜いてトップに立った大蔵省、銀行、大企業の幹部や国会議員などの心は他者の哀しみや痛みを思いやることができなくなっているのではなかろうか。彼らが一線を退いた時、確かに数億円の財産は残るであろうが彼らの心の中を寒々とした冬の風が吹き抜けていないであろうか。優しさと思いやりを感ずることなく人生を過ごした人たちは何と不幸であろうかと思うが、今や社会全体が優しさと思いやりを失いつつある。

「あなたが生きているだけで素晴らしい」と抱きしめられ包まれることは、子どもだけではなく、すべての人間にとって大切なことである。だれかによってあるがままに受け入れてもらえる時初めて自分をまるごと肯定することができる。その時こそ人は生きようとする力を全身に漲《みなぎ》らせる。親とのコミュニケーションの欠除と親の権力性が社会的背景と相まって子供たちが「キレる」大きな原因になっている。人間に対する優しさこそ最高の価値であるという人生観を確立する必要がある。能力・障害の有無・老いや若さ・膚の色・民族に関係なく、お互いの「いのち」をいつくしみ、相手を温かく受容し合っていく、そうした人間に対する限りない愛以外に今の日本を救う道はない。教育の任務は重い。

テレビを消して
対話を持とう！本を読もう！

ヘルシンキでフィンランド厚生省の企画したセミナーに参加したのが一九九〇年ですからもう既に十二年も前のことになりました。福祉国家といわれていたフィンランドですが、女性の殆どが就労するという労働事情の中で母子間のスキンシップの欠除からか青少年の非行、特にアルコール中毒が大きな社会問題になっていました。アメリカに代表される先進諸国での青少年の銃乱射のような悲惨な事件やわが国での若者の理解し難い殺人事件の続発などは、狂った大人社会の中での親子間のスキンシップと対話の欠除にマスメディアの影響が大きいだろうと思います。

テレビは子どもの脳の発達を遅らせる

私は小学校二年生の時、肺浸潤と診断され薬のなかった時代ですから一年間絶対安静といわれたようです。遊びたい盛りの子どもを寝かせておくのは大変なことで母親は話をして聴かせたり、本を読んでくれたりとそれは苦労したようでした。しかし、この体験が私の人格形成に大きな影響を与えてくれたことは確かです。

人間の定義を「理性をもち、自己内省し、道具を作り、ことばを話す」と書いた哲学者がいました。

私たちが子どもだった頃までは、ねんねこにくるまって祖母や母親におんぶして子守歌を歌ってもらったり、「昔、昔あるところにおじいさんとおばあさんが…」と昔話や民話を聴いて育ちました。今の子どもたちは生まれ出るやいなやテレビ・ビデオ・CDなどの電気刺激のシャワーを浴びています。肉声で聴く物語や本を読んでもらっている時、子どもたちは心の中にそれぞれの情景を思い浮かべイメージを膨らませています。

テレビは乳幼児が自分の心の中にイメージを育てなくてはならない時、外から俗悪なイメージを浴びせかけています。テレビは子どものことばを育てません。私たちはブラウン管上の誰とも議論をすることはできません。子どもは他人と対話、議論をすることによって、ああも考え、こうも考え常に自分の考える力、受け止める力などの内的世界を育てているのです。テレビは対話をなくすだけでなく流されるイメージがあまりにも速く通り過ぎてしまうため、子どもはそれについてゆっくり考えることができません。内的世界が育たないのです。本当の会話は親しい者同士が顔と顔を合わせた時成り立ちます。液晶画面ではできません。手ぶりや身ぶりなど全身でことばを強調して関係を深めているのです。子どもはことばを使って他の人とコミュニケートすることで自らの言語を発達させているのです。

乳幼児期から青少年期に至るまで

に一万時間に及ぶテレビの番組やゲームに浸っている子どもたちの脳の辺縁系は明らかに発達が遅れるといっている学者もいます。

四千回の殺人を目撃する子ども

人間の文化史をみても先に口承の時期があって次いで文字の世界に進んでいます。乳幼児期に親に抱かれて多くのお話を聴くという経験をしていないと本当の文字の世界、読書力を身につけることはできません。読むことが声を出して読む音読から黙読ができるようになった時、人はその意味を考えることができるようになります。読書をするという行為は人に考えさせ、自己を内省させると同時にことばを豊かにしてくれます。

テレビは子どもが自分の内面に目を向け始め、社会的存在である自分と静かに対話しようとする機会を奪っています。私たちが子どもの頃には秋葉山や空地で自分たちで作りあげたルールの遊びをしたり、教わった遊びを別の友達に教えたり、自由で平等な子どもの世界がそこにはありました。

今の子どもたちは小学校時代に一日二時間テレビを観るとして四千時間以上をそれに費やしています。その子は恐らく四千回以上の殺人を目撃したことになります。このことは人間として最もしてはならない殺人という行為を、しかも可能な限り刺激的にリアルに日常の当り前のこととして受け止めています。その結果一人の人間を消し去ることがスイッチを切ったり、チャンネルを変えたりするのと同じ位簡単で、またその程度の意味しか持たないと考えるようになったとしても当り前の帰結ではないでしょうか。幼児をみていて気がつくのはテレビの番組自体よりもコマーシャルソングをいちはやく覚え口ずさんでいることです。知らず知らずのうちにテレビの画面で流されるものが本当に満足を与えてくれるものと思いこんでしまいます。物心つく頃には貪欲な消費文化の中にどっぷり漬かってしまいます。テレビは子どもが欲しがりそうなものを次から次へとこれでもかこれでもかと見せつけます。しかし子どもたちは目の前にあるものを手に入れることはできません。そこで手に入れるために非行にはしる子どもがでてきます。

「人生吸取器」ともいえるテレビに子どもを繋いでおいたのでは、親や友だちと対話する時間を失い、本を読む楽しみを知らずに育ってしまいます。人間は「理性をもち、自己内省をして、道具を作り、ことばを話す」から人間なのです。人はどのようにして理性を獲得し、自己内省し、豊かなことばを話せるようになるのだろうか。人と交わり、対話をし、読書によってです。他者と話し、返事を聞き、さらに返事をするために自分の考えをまとめる作業は他者を慮り自己を観ることによって自信が生まれ、互いの交流が深まります。

人間の医学講座予定表

月日	曜日	時間	講義	ビデオ
5/13	月	昼	コレステロールと心臓病	高脂血症はなぜ怖いか
20	月	夜	糖尿病学級	糖尿病の食事療法
27	月	夜	コレステロールと心臓病	高脂血症はなぜ怖いか
28	火	昼	糖尿病患者さんの為の食事会(予約制)	
6/3	月	昼	糖尿病学級	糖尿病の足病変
10	月	昼	喘息治療のこつ教えます	ぜんそくの上手なコントロール
17	月	夜	糖尿病学級	糖尿病の足病変
24	月	夜	喘息治療のこつ教えます	ぜんそくの上手なコントロール

〈時間〉昼→2時〜4時
夜→6時半〜8時半

〈場所〉
乾医院2階講義室

待合室

〜定期往診に伺っている御家庭の皆さんへ〜

・介護保険証(ピンク)が新しく変わった際は必ず窓口に提出していただくか、コピーをお持ち下さい。お願いします。

・外出やショートステイ等の予定がわかっている時は必ず連絡して下さい。

診察室から
楽しかったハイキング

—参加者の皆様お疲れ様でした—

徳永真紀

4月29日みどりの日、毎年恒例のハイキングで梶原山公園に行きました。私は2年ぶりの参加で、院内でしかお会いできない患者さんとの交流ができた事や和やかな雰囲気の中、皆さん一人一人の笑顔がとてもうれしかったです。今年はどんぐりのメンバーさんも4人参加して下さり思い出に残る楽しいハイキングとなりました。中には山歩きが初めてという方もいてとても大変そうでしたが、最後まであきらめずに頑張って歩き通しました。

4年前のハイキングに参加した時、80代の患者さんが元気に参加されていたり60代の患者さんが颯爽と歩いていました。それとは対照的に日頃車ばかり利用している私は、途中息が切れ、膝がガクガクして余裕がなくなり自分の体力のなさに愕然とする思いでした。その事がきっかけとなり次の日から家の近くの遊歩道を夜間5km歩くようになりました。途中挫折もし、継続して行う事の大変さを痛感しました。歩いていて偶然二人の患者さんとお会いする事がありました。ウォーキングを運動療法にとりいれて努力され頑張っている姿にふれる度、私の方が勇気づけられ今日まで続けてこられたような気がします。「今日も患者さん歩いているのかな」と気になったりお会いできるのが楽しみだったりします。

続けていると花や木が季節の移り変わりを教えてくれたり、車では決して気づかない風景に出会えます。今は取り分け風も爽やかで、何も考えずに歩いている時間がストレス解消にもなり楽しみとなっています。これからもいつでもどこでも一人でもできるウォーキングを無理なく楽しく続けていきたいと思います。

また来年一人でも多くの患者さんと春の山路を歩ける事を期待します。

第280号

2002.6.22

いのち

乾 医院
清水市西久保 1丁目6−22
TEL 〈0543〉 66−0212
FAX 〈0543〉 66−8799

リハビリテーションとの出会い

開業医になって間もない頃、慈恵医大の教授だった阿部正和先生と会食した際先生から「開業医であっても専門の領域を持って常に勉強しなさい。」と諭されたのがきっかけで「気管支喘息」と「糖尿病」はこの三十年間特に力を入れて勉強してきました。学生時代には勉強らしい勉強もしないで過ごしてきた私が、医者になってからの四十年はよくコツコツと勉強してきたものだと我ながら驚いています。その勉強の中で、私の医療についての考え方を大きく変えたのが「リハビリテーション」でした。

早くから「医事不如自然」、「自然の治癒能力」ということを父の医療の中から教えられていましたが、林竹二先生の「授業というものは、あるきまったことを教えることではなくて、子どもの中には、地下の鉱脈のようにねむっているものがあるわけです。教育の対象である子どもは、すべてかけがえのない貴重な鉱脈を自分の中に持っているのです。それを探り掘りおこすことが教師の仕事である」という教育哲学に出会ったことが、「医療の中の主役は患者自身」「患者を医療の主役にするための教育医学」の考え方を確固たるものにしてくれました。

こうした私の医療の実践の中で学生時代からの二人の畏友、太田仁史・吉川武彦両先生と再会し、太田先生からは脳卒中患者の、吉川先生からは精神障害者の地域リハビリテーションの手ほどきを受け現在も教えを受けています。この二つのリハビリテーションは内科医の私にとって専門外であり、医業として行っているわけではありませんが明らかに私の医療の延長線上にあり、二つのリハビリとの出会いは偶然ではなく必然であり、両先生との再交流も生まれるべくして生まれたものでした。幸せだったことは地域リハビリテーションについては太田・吉川両先生が我が国屈指の指導者だったことです。「物学ばん者は、かりそめにも時の名人にそふべき事なり」（松永貞徳）といわれていますが、好めずして時の名人を師とすることができました。川端康成が「一人のよき友は、地上のすべての宝玉よりも、どんなに優っていることか」と書いていますが、持つべきものはよき友です。

リハビリとの出会いで医療の基本は教育であり、常に希望を与えその人にふさわしい人生を再生することと再確認しました。

リハビリテーション(一)

再生・創造の医学

私たち医師が大学や病院で学ぶことは専ら、診断学と称して躰のどこかに異常がないか、病気は何かなど病的状態の究明に力を入れてきました。その結果、病体の中の正常な部分を診ることや、障害の陰に隠されている能力を見つけ出すことに慣れていませんでした。そこに林竹二先生の授業論に出会いました。「授業は子どものもっている無限の可能性を引き出す仕事である。子どものもつ可能性は地底にふかくしまいこまれているあらがねである。それを掘り出し、精錬する作業を、教師は引き受けている。教師がその仕事を引き受けなければ、子どものもつ無限の可能性は埋もれたままになる。それは子どもを歪め、殺すことにつながる」と一九七五年一月十日の読売新聞に書かれています。これを「治療とは(リハビリテーションとは)患者のもっている無限の治癒能力を引き出す仕事である。患者のもつ治癒能力は地底にふかくしまいこまれているあらがねである。それを掘り出し、精錬する作業を、医師は引き受けている。医師がその仕事を引き受けなければ、患者のもつ無限の治癒能力は埋もれたままになる。それは患者を歪め、殺すことにつながる」と書き直すと見事な治療論となります。

リハビリ それは人間的権利の回復

精神障害者の地域リハビリテーションに関わってみて、リハビリテーションの本来の意味が少しずつ解ってきました。精神障害者は脳の病気に加えて故なき差別と偏見のために職を無くし、友を失い、すべての名誉を失墜し、普通に生きる生活権すら奪われようとしています。病気故にその人が夢見た人生、築き上げてきた人生が無惨にも崩壊させられてしまいました。

一般にリハビリテーションというと機能訓練と思われがちですが、リハビリテーションの本来の意味は、「権利の回復、地位の回復、名誉の回復、無罪の罪の取消し」などの意味に使われています。障害をもった人、とりわけ精神障害者は人間らしく普通の生活を生きることが非常に困難になっています。しかし、すべての人間は人間らしく健康で文化的な生活をして生きる権利を有しています。リハビリテーションとは社会的存在としての人間の全人間的権利の回復のことであって、スパルタ式の機能訓練のことでは決してありません。ましてや、薬だけを服用させ長年月病棟に閉じ込めておくなど反医療といわざるをえません。

脳卒中にせよ分裂病にしても脳の疾患ですからその疾患に基づく障害を大なり小なり残しています。しかし、障害はあってもプラスの面、隠された可能性を多く持っていることもまた確かです。一人一人の障害の陰に隠されている無限の可能性を引き出し、そのことによって新たな意欲と希望を沸き立たせその人に最もふさわしい生き甲斐のある人生を再生することがリハビリテーションです。

新しい人生をキャンバスに描く

リハビリテーションは過去の人生を元に戻すのではなくて、もっと積極的に新しい人生を創造することです。一見マイナスだけのように思われる病や障害の陰に隠れて眠っているプラスの面、治癒能力に働き掛け、目を覚まさせそれを引き出します。

訓練はその大いなる目的を達成するための手段にしかすぎないのです。その手段があたかも目的であるかのように誤解されて、リハビリテーションとは機能訓練であるかのように矮小化《わいしょうか》されています。

リハビリテーションこそがマイナスをプラスに転化する創造、再生の医学です。従来の修繕の医学とは異なって人生そのものを相手する医学です。人生のキャンバスに新しい絵を描くことです。障害を持った人がどんな絵を描きたいか自由にイメージしてもらいます。医師やケアスタッフはいろいろな描き方があることを示します。画材も木炭・墨・クレヨン・色鉛筆・水彩・油絵の具の中から自由に選んでもらいます。右手が使えなくなった人が左手で描いた絵を見てもらったり、口に絵筆をくわえたり、足で描くことができることを教えて人間の隠れた能力を総動員することの大切さを理解してもらいます。これから描く新しい人生の絵について共に考え議論し、描き方や画材の使い方をコーチするのが医師やケアスタッフの仕事です。

医療とは 病者に希望を与えること

医療スタッフは提供できるメニューを示して、よく説明はしても選択するのはあくまで障害者自身でなければなりません。これからの人生をどう生きるか、目標はあくまで障害者自身の選択であり決定であることが大切です。

脳卒中のリハビリにおいて機能訓練は大切であることはいうまでもありませんが、それ以前に、これからどう生きたいか、一番やりたいことは何か目標を決めることです。「こころが動けば手足が動く」ことを十数年間のリハビリ教室の中で患者さんに教えてもらいました。目標が決まると病者は努力を始めます。そこから可能性が引き出されてきます。どこまで行き着けるか、どんな絵が描き上がるかやってみなければ判りません。大切なことは希望を捨てないで自分の眼で見て、自分の頭で考え、自分で決定して、自分の足で歩くことです。医療の本質は病者に希望を与えることです。

2002年後期 人間の医学講座予定表

回数	月日	曜日		講義	ビデオ
1116	7/1	月	昼	栄養士による 糖尿病学級	※持ち物 食品交換表、筆記用具
1117	8	月	昼	高血圧症	大丈夫？あなたの高血圧治療
1118	15	月	夜	栄養士による 糖尿病学級	※持ち物 食品交換表、筆記用具
1119	22	月	夜	高血圧症	大丈夫？あなたの高血圧治療
1120	8/5	月	昼	糖尿病学級「糖尿病とクスリ」	糖尿病養生問答 〜くすりによる治療
㊟8月の医学講座は昼の糖尿病学級のみとなります。御了承下さい。					
1121	9/2	月	昼	糖尿病学級「糖尿病性腎症」	糖尿病の合併症
1122	9	月	昼	精神病の正しい理解	一緒にやろうよ
1123	17	火	夜	糖尿病学級「糖尿病性腎症」	糖尿病の合併症
1124	30	月	夜	精神病の正しい理解	一緒にやろうよ
要予約	9/28(土)〜29(日) 糖尿病患者さんのための箱根1泊研修旅行				
1125	10/7	月	昼	インスリン自己注射を行っている方のための学級	
1126	15	火	昼	コレステロールの話	生活習慣病の方のための運動療法
1127	21	月	夜	インスリン自己注射を行っている方のための学級	
1128	28	月	夜	コレステロールの話	生活習慣病の方のための運動療法
1129	11/5	火	昼	糖尿病学級「糖尿病性網膜症」	糖尿病と眼合併症
1130	11	月	昼	喘息学級	わかりやすい喘息
1131	18	月	夜	糖尿病学級「糖尿病性網膜症」	糖尿病と眼合併症
1132	25	月	夜	喘息学級	わかりやすい喘息
1133	12/2	月	昼	糖尿病学級「糖尿病性神経障害」	糖尿病と末梢循環障害
1134	9	月	昼	狭心症	今日から変えるライフスタイル
1135	17	火	夜	糖尿病学級「糖尿病性神経障害」	糖尿病と末梢循環障害

〈注!〉月曜日が祭日の場合は、火曜日に振り替わっていることがあります。尚、12月16日は、第3月曜日ですが、秋葉神社のお祭りのため、17日(火)に振り替わっています。

〈時間〉昼→2時〜4時 ・夜→6時半〜8時半

〈場所〉乾医院2階講義室 ※どなたでもお誘いあわせてお出掛け下さい!!

第281号

2002. 7. 22

いのち

乾　医院
清水市西久保 1丁目6－22
TEL ＜0543＞ 66－0212
FAX ＜0543＞ 66－8799

「運命」は自分で命を運ぶこと

医は心にあります。癒しの心をそれぞれの中で培わなくてはなりません。

心があれば自《おの》ずから優しい言葉が口をついて出てきます。ソクラテスは言葉があらかじめ用意されたものかどうか尋ねられた時、「言うべきことは自然に口から出てくるものだ」と答えています。

心があれば自ずから優しい眼差しになります。いつでも優しい目許《めもと》でいられるように心を育てるのが勉強です。

心があれば技術は自ずから身につけることができます。ヒポクラテスは「人間への愛のあるところ、技術への愛もまた生まれる」と書いています。

心があれば自ずから躰が動きます。手を差し伸べましょう。触れた手から癒しの心を伝えましょう。

心を通わせ、病む人の苦しみを自分の苦しみとして、病む人の喜びを自分の喜びとして共に喜べるような癒し人になりたい。

ウィリアム・オスラーは「笑いは生命の音楽《しらべ》」であるといっています。癒し人はユーモアの配達人として、いつもニコニコしていることが大切です。

癒しの心があれば自ずから病む人の立場になって権威の座から降りることができます。

心があれば自ずから病院や診療所は病む人中心に整えられます。癒しの心と温かい空気に包まれ、「この診療所に来て良かった」といってもらえるような診療所を目指しています。

しかし、治療は病む人と癒し人の共同作業です。しかも、主役はあなた方です。

病気を必ず克服できるとは限りません。しかし、まだまだ立派に生きられるだけの力があるのに、病気に負けて必要以上に悲観的になり生活を乱している人がいます。たとえ病気であっても充分意味ある人生を送ることができます。喜びのある日々を過ごすこともできます。

運命とはあなたが命を運ぶこと、あなたが創り出すものです。

治療を医者まかせにしない賢い病人になって下さい。医療者はあなたの治療を側面から援助している助っ人と考え、あなたの人生には自分で責任を持って下さい。医療における選択の権利はあなたにあります。正しい選択をするために、常日頃から勉強をすることです。そのために医者や看護婦を上手に利用して下さい。

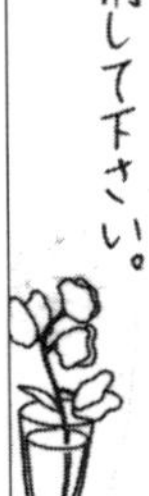

リハビリテーション（二）

リハビリに医療の原点を観る

米国の全国リハビリテーション委員会は一九四一年、リハビリテーションについて次のように定義しています。「障害者が身体的、心理的、社会的、職業的、経済的有用性を最大限に回復することである」と。この定義を前にして果たして我が国に身体障害者にしても精神障害者にあっても、リハビリテーションなるものが行われているのであろうかと暗澹たる気分になってしまいます。

哲学・目標・技術

レオニド・メーヨーは「リハビリテーションは第一に哲学であり、第二に目標であり、第三に技術である」と述べています。

障害は病気よりも苦しみは大きくまた長い。時として死より厳しい試練であるかも知れません。疾病そのものによる障害よりも、障害によってもたらされた人間であることの権利と尊厳の否定と、それに続く人間社会からの追放、自信の喪失の方がより重大な問題です。したがって、障害者自身が自らの人間としての価値を積極的に肯定し、価値観を転換させるということが最も重要なことです。社会も、何もできない障害者の能力不足に目をやり同情するのではなく、同じ人間であり我々と同じ社会の一員であるという哲学を持つことがリハビリの最も重要な前提です。

リハビリテーションの出発点は障害者自身が自分の障害を正しく受容した上で、自らの人生の目標、生きる目標をできるだけ高く掲げ、それを実現するためには今何をしなければならないかを考え、実行することです。人生の夢を共に語り合うことが最も大切です。人生のキャンバスにどんな絵を描くか、最高の絵をイメージすることです。

リハビリに限らず医療の原則は、「焦らない、当てにしない、諦めない、温かい心で」の四つの〃あ〃の精神です。リハビリテーションの中で無理、焦りは治療者、家族、患者とも禁物です。大病の後は慎重に、病気をこじらせたり、再発させないために、時間を掛けドッシリ腰を据え、決して急がないことがコツです。容易に解決可能なことからとり掛かり、残った問題に時間を掛けた方がよいでしょう。患者の持つ能力以上のものを求めてはいけません。

リハビリの主役は患者自身

リハビリテーションは患者自身が能動的に新しい人生を切り開いていくものですから、患者が受け身では目的は達せられません。患者自身が主役なのですから、医師やケアスタッフからよく説明を受け、患者と専門家双方が目標を共有して協力し合うことは当然ですが、当てにして頼り過ぎてはいけません。充分に説明を受けたら、どのような方法を選択するかは自分で決定して、選択には責任を持たなくてはなりません。リハビリは患者本人の仕事ですから自分で決定して、自身が人間らしく生きる権利を回復するために闘わなければなりません。

医師やケアスタッフは病気の成り立ちをよく説明して、患者に現在の病状をよく理解してもらうべく努力します。その中でリハビリの向こう側にある将来を見せてあげ、希望を持ってもらうのがケアする人の仕事です。家や社会での生活をどのようにして拡大し充実させるかを患者と共に考え、一人一人について最も適したリハビリの方法を探し出し、工夫します。決まりきったスケジュールであぁしなさい、こうしなさいでは主体性は育ちません。リハビリの中で最も大切なことの一つは「自分の目で見て、自分の頭で考え、自分で決定し、自分の足で歩く」という主体性を確立して、自分で決定する能力を伸ばすことです。リハビリは自己決定能力を高める人間教育といってよいでしょう。管理はリハビリの敵です。自分で選択し、自分で決定した目標に対しては、障害者は持続して頑張ることができます。ケアする側の専門性と患者の自己決定を両立させることが大切です。

リハビリは入院第一日から始まる

できうる限り普通の人と同じ暮らしができるように、眠りこんでいる能力に働きかけて目を覚まさせるのがリハビリですが、患者もケアスタッフも障害という悪い面だけを見過ぎるという落とし穴に落ちこんでいることが多いようです。生物学的な機能障害を治さなければ患者の問題を解決することはできないと考えている向きが見られます。しかし、分裂病では生物学的レベルの障害は原因も判っていないし、治療法も充分ではありません。障害は障害として社会的不利（ハンディキャップ）の解決が最も大切です。

リハビリは障害者を一人の家庭人、一人の市民としての存在を回復する全人的社会医学ですから、できるだけ多くの情報を収集して、その上に立った多面的で且つ統一的な対策を組み立てる必要があります。それぞれのリハビリのコースは連続していなければなりません。リハビリは入院第一日目から始まります。

リハビリテーションは障害者を中心にしたチーム医療の典型です。医師も理学療法士もソシアルワーカーも作業所のスタッフも家族も隣のおばさんまでチームの一員に抱えこんで、障害者の自立と社会復帰を目指す人間の医学がリハビリテーションです。「単に命を救うことよりも、依存的生活から救い出すことの方が医学にとってより大切なことである」

（リハビリ医学の開拓者　クルーゼン）

患者物語

近日中に手術を行うことが決まっているKさん（55才♀）。さぞ緊張しているだろうと思い、声を掛けてみました。すると意外にも、「大丈夫よ!!取ってしまえばいいんだから。」と笑顔で応えてくれ、こちらの方が拍子抜けしてしまいました。もし私がKさんの立場だったら、きっと毎日、病気の事、手術の事、仕事の事、家族の事など考えてばかりで落ち込んでしまうに違いないでしょう。もちろんKさんも、心配や不安は山程あると思いますが、それを見せないで、というよりその気持ちを乗り越えて、明るい表情をみせてくれるその姿にこちらが勇気を頂きました。「人生前向き」じゃないとつまらないでしょ。プラス思考が大事よ。」と元気に言いきるKさん。本当にその通りだと大いに励まされてしまいました。

人生の大先輩である患者さんと会話する時、そこから多くを学ぶことができます。ゆっくり話す時間をとるのはなかなか難しいのですが、その努力は決して惜しまないようにしようと思いました。

夏季休診のお知らせ

8月

25日（日）
26日（月）
27日（火）
28日（水）

休診

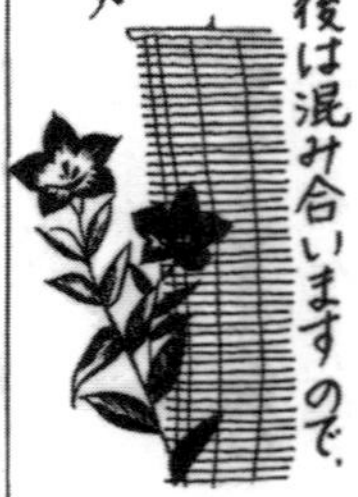

休診の前後は混み合いますので、早目の受診（薬のみも）をお願いします。

人間の医学講座予定表

月日	曜日	時間	講義	ビデオ
8/5	月	昼	糖尿病学級「糖尿病とくすり」	糖尿病養生問答 〜くすりによる治療〜
9/2	月	昼	糖尿病学級「糖尿病性腎症」	糖尿病の合併症
9	月	昼	精神病の正しい理解	一緒にやろうよ
17	火	夜	糖尿病学級「糖尿病性腎症」	糖尿病の合併症
30	月	夜	精神病の正しい理解	一緒にやろうよ
28（土）〜29（日）糖尿病患者さんの為の箱根研修旅行（要予約）				

〈時間〉昼→2〜4時　夜→6時半〜8時半
〈場所〉乾医院2階講義室

待合室

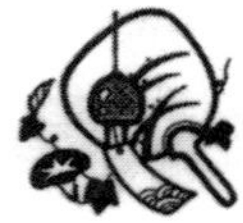

◎糖尿病食事療法のための食品交換表が新しくなり、一部内容が変更になりました。七月の医学講座で栄養士から詳しい説明がありましたが、出席できなかった方は栄養指導を予約して受けて下さい。

◎「いのちの文庫」の本を少しずつ新しくしています。待ち時間にのぞいてみて下さい。
※貸し出し期間は二週間です。

第282号

2002. 9. 3

いのち

乾　医院
清水市西久保1丁目6-22
TEL〈0543〉66-0212
FAX〈0543〉66-8799

水曜日

清水に帰って仕事をするようになったのが一九七〇年であるから三二年が経ったことになる。病院時代は先輩も居り、検討会、剖検、学会発表などがあり勉強しようと思えばかなりできた。ところが開業医になってみると、充分な検査ができない診断困難な患者に遭遇した時、教えて呉れる先生がいないなど大変苦しい時期があった。丁度その頃、県立中央病院内科部長の前田先生の講演があった。「よし、今迷っている症例をこの先生に相談しよう」と中央病院を訪ねて教えを乞うた。何回か訪ねているうちに「君は大層勉強熱心だから、私が紹介するから本院の内科のカンファランスをよかったら聴きに来なさい」と誘って下さった。それから数年間毎週水曜日午後の診察が終わると、東鷹匠町の県立中央病院に入江岡から電車で通った。カンファランス出席は十数年続いた。したがって先生方とも親しくなり、紹介先が中央病院が多くなったのは自然の流れであった。

一九七七年一月から水曜午後を休診にして、多くなった入院患者の回診と、隣接する県医師会館の図書室を利用しての勉強の時間とした。外科の先生方とも親しくなり次第に我が儘がいえるようになり、私の紹介した方の手術は二時と決めて頂き、手術室に入って見学させて頂くことが、県立総合病院になって北安東に移るまで十数年間続き、殆どの方の手術に立ち合った。

一九九六年四月から水曜日は一日休診となった。丁度この頃から精神障害者の地域ケアの運動が活発になり、市内外での講演依頼が多くなり、水曜日の何回かをこれに当てている。一九九七年四月から毎月第三水曜日に保健センターで「やさしい精神保健教室」を開いている。

県立総合病院の病床訪問も続けている。多い時は十数人の入院があるが、ゆっくり回ると二時間近く掛かることがある。時には主治医と話し合い、診断や治療法、経過などを教えてもらう。開業医にはこれが非常に勉強になる。それよりも入院している方々が喜んでくれるのが何よりも嬉しい。

また水曜日は、毎週開いている「人間の医学講座」の教材作り、特にスライド作製の日ともなっている。最近とみに増えてきて溜まった書類書きや紹介状書きも水曜日の仕事になっている。この原稿も水曜日に書いている。

水曜日は中々忙しい。

泣きたい時には素直に泣きましょう

別れは悲しいものにきまっています。それが死別となれば殊更です。死出の旅は誰もが辿る自然の、故郷へ帰る旅だから悲しまなくてもよいと頭では解っていても、相手が誰であってもやはり悲しい。それは死別ということ自身の中に悲しみがあるからでしょう。

今年も何人かの方の死に出会いました。県立病院の緩和ケアー病棟で四月から四人の方が旅立っていかれました。一般病棟で亡くなった方もおられるし、自宅で看取られた方もおられました。愛する人や親しい人を亡くした方々の悲しみは如何ばかりだったでしょう。

悲しみを癒してくれるのは時間

アブラハム・リンカーンは、三人の愛する息子、エドワード（四才）ウイリアム（十一才）、トーマス（十八才）を亡くしています。そのリンカーンの言葉が「愛する人を亡くした時」（春秋社）の冒頭に引用されていました。

「私たちが住んでいるこの悲しみに満ちた世界にあっては、悲しまない人など一人もいません。悲しいときには、胸が張り裂けそうな苦しみを味わいます。その苦しみは、時を待たねば、完全には消え去りません。やがていつの日か心の晴れるときが来ようとは、いまは夢にも思えないことでしょう。けれども、それは思い違いというものです。あなたは、きっとまた幸せになれます。この確かな真実がおわかりになれば、いまのみじめな気持ちが少しは和らぐはずです。私は自分自身の体験から申しているのです。

アブラハム・リンカーン」

すべての悲しみを癒してくれるのは、結局は時日《じじつ》です。悲しみが去っていくのを辛抱強く、たっぷり時間をかけてあなたなりの癒し方で待ちながら癒して下さい。

気持ちを素直に外に表そう

愛する人を失った悲しみを癒すのに必要なことは泣くこと、話すこと、書くことなどによって素直に自分の気持ちを表に出すことです。悲しみが消え去るまでには何年もかかるかも知れませんが、泣くことは悲しみを解消する上で非常に重要な役割を果たしています。泣きたい時には素直に泣くことが大切です。泣きたいのに泣かずに我慢することはよくありません。流れ出る涙は抑圧されていた感情の自然の発露なのです。心いくまで泣いた後は気持ちもせいせいして、いくらか余裕も出て穏やかな気分になれます。「魂にとっての涙は、からだにとっての石鹸にひとしい」というユダヤの諺があります が、将にその通りで泣くことは心の洗濯で、たっぷり泣くことで心の中の蟠りを洗い流して悲しみを軽くしてくれます。充分泣いた後はさっぱりした気分になった経験のある方も多いと思います。泣くことは健康的なストレス緩和法なのです。もし、すっかり気を許して泣くことができればノイローゼにはなりません。

孤独の世界に逃げてはいけません

悲しみの感情、涙、言葉を家族や隣人や友達、または同じ経験を持つ人たちと分かち合うことが大切です。気兼ねなく泣けたり、辛い悲しみをゆっくり聴いてもらえる相手のいる未亡人は、慰め手のいない未亡人よりも明らかに健康状態がよいことは確かです。

愛する人を失ったショックで人と顔を合わせたくないからといって、孤独の世界に閉じ籠もっても悲しみを癒すことはできません。むしろ、閉じ籠もりによって人生の再出発の機会を遅らせ、まだまだ続くその後の人生設計に狂いを生じてしまいます。

妻に死別した夫が後を追うように亡くなることを時々経験します。事実妻に死なれた夫は、夫に先立たれた妻よりもその直後に死ぬことがはるかに多いし、人生上の大きな災厄に出会った場合、男性の方が女性よりも多く死んでいるし、若死にをしています。妻と死別した男性の死亡率の高いのは、子どもの時から「男は泣かない」「男が泣いたら見っともない」というように、男性は泣くことだけでなく感情をあらわにしないように躾られ、伝統的に要求されてきたため健全で正当な悲しみの表現が許されないためだろうと外国の学者が論じています。

夏目漱石は「感情を発表せぬ事は日本人程熟練した者はない。第一男猶《なお》は泣き度《たく》ても泣かない。たまに泣くと男泣だと云う。泣き方に男性女性があるのは日本許《ばか》りであろう。」と書いていますが、どうやら日本だけではなさそうです。

再びいきいきと生きていく努力を

人間だけが泣く涙を流します。あなたは泣いてもかまわないし、いつも強がって我慢している必要はありません。むしろ泣くことは救いです。悲しみは涙で満たされ、涙と共に流れ去ります。最も大切なことは泣くことを恥ずかしがったり恐れないことです。自分の苦しみや悲しみを素直に表現することをためらわないことです。

人間は苦悩や悲しみや挫折を通して真の強さや本当の優しさを身につけ成長します。あなたは辛く苦しい体験をしましたが、これを上手に受容して、創造的な価値ある人間的成長のステップとして下さい。あなたの愛していた故人が生きていたならば、このように生きて欲しいと望むような新たな決意の上に再びいきいきと生きていく努力を開始して下さい。

お知らせ

10月1日より70歳以上（「65歳以上の寝たきりの方」を含む）の高齢者医療が、従来の850円の定額負担から所得に応じ「1割負担」「2割負担」となります。

昭和7年9月30日生れまでの方には「医療受給者証」、昭和7年10月1日以降70歳に達する方には「国民健康保険高齢受給者証」が負担割合を付して配布されますので窓口で必ず提示して下さい。

人間の医学講座 予定表

月日	曜日	時間	講義	ビデオ
9/9	月	昼	精神病の正しい理解	一緒にやろうよ
17	火	夜	糖尿病学級「糖尿病性腎症」	糖尿病の合併症
28～29	土日		糖尿病患者さんのための箱根研修旅行(要予約)	
30	月	夜	精神病の正しい理解	一緒にやろうよ
10/7	月	昼	インスリン自己注射を行っている方の為の学級	
15	火	昼	コレステロールの話	生活習慣病の方のための運動療法
21	月	夜	インスリン自己注射を行っている方の為の学級	
28	月	夜	コレステロールの話	生活習慣病の方のための運動療法

〈時間〉昼→2時～4時
夜→6時半～8時半

〈場所〉乾医院2階講義室

診察室から

―今年も箱根研修旅行の季節です。―

末吉英子

第十五回糖尿病研修旅行が九月二八～二九日に行われます。待合室の掲示板にもお誘いのポスターが貼ってあります。

先生、看護婦、管理栄養士も参加し、一泊二日で行われます。診療時間内ではお互いに十分理解できない部分もあり、それを補うためにも大切な時間となります。

「山の家」では、患者さんが安心して話し合い、勉強する場を提供するために貸切りにしてくれます。

糖尿病の治療には食事療法が大切なことはみなさんご存知だと思いますが、それを実行することは大変なことです。この旅行では、自分の指示カロリー量が、夕食・朝食・昼食に別れてでてきますので、指導を受けながら食べれば、よく解ると思います。一人一人の指示カロリーに合わせて「山の家」の人と栄養士が何回も話し合い献立をたてます。糖尿病食は健康食と言われていますので、宿の人も「手間はかかりますがとても勉強になります。」と言っていただいています。

診療時間内では測ることができない一日の血糖の変化を知ることができます。なかには値に驚かれる人もいます。

夜はみんなで話し合いが行われます。病気に対する考え方、思い、悩みなど話し合われます。自分で考えたこんな良い方法もあると教えてくれる人もいます。患者さんの話を聞くことにより、スタッフも勉強させられます。

行く時は不安な顔をしていた人も、帰りには患者さん同志仲良くなり、糖尿病に対する考え方も変わってきているようです。スタッフも患者さんが楽しい旅行になるよう毎年いろいろ工夫しています。今年参加できなかった人も、来年はぜひ参加して下さい。

第283号

2002.10.15

いのち

乾　医院
清水市西久保1丁目6-22
TEL〈0543〉66-0212
FAX〈0543〉66-8799

家庭で血圧を測ろう

病気を治すのは医者や薬ではなくわれわれのからだの中に備わっている自然の治癒能力です。従って最も大切なことは、「一に養生、二に養生、三、四がなくて五に薬」に示される如く養生です。養生法をコーチするのが医療スタッフです。実践するのは病者自身です。自分の病気に適度の関心を持って知識を身につけることが肝要です。

日本の病院で外来受診率が最も高い疾患は高血圧で、二位が脳卒中です。脳卒中による死亡者数は治療技術の進歩もあって確かに減りましたが、脳卒中の発症はあまり減らないため、脳卒中後遺症の患者さんは増えています。高血圧は脳卒中だけでなく心筋梗塞や腎疾患などの致命的な合併症をもたらします。血圧の高い方は養生法を身につけ、必要なら薬を服用して良いコントロールを維持して下さい。私たち医師が知りたいのは、患者さんが心身共にリラックスしている時の血圧です。月一回来院時のみの血圧情報だけではあまりにも情報不足です。しかも診察室で測ると緊張のため高い値を示す人が少なくありません。是非家庭で血圧を測って下さい。それを記録して毎月の診察時にチェックさせて下さい。血圧計には三つの型があります。

①上腕で測るタイプ
②手首で測るタイプ
③指で測るタイプ

手首と指で測るタイプはおすすめできません。高血圧学会や世界的に評価されているのは、①の上腕で測るオーソドックスタイプです。

血圧計はいかに手軽に入手できるといっても「医療用測定機器」ですから、よい機器を正しく用いることが大切です。家庭用血圧計で消耗し易い部分は圧力センサーと排気弁の二ヶ所です。大体五年程度が目安と考えて下さい。正しく作動しているか年一回の性能チェックをおすすめします。来院時に持参して下さい。

腕帯の高さを心臓と同じ位置にして測って下さい。時間と脈拍数も記録して一日二回位測って来院時にそのデータを提供して下さると、血圧状態がよく判って降圧剤の適正使用の重要な目安となり治療に大いに役立ちます。大切なことは医者任せにしないで、血圧、体重、尿、食事量、運動量（万歩計）など自宅で測れるものは測って、自分の健康は自分で管理するという心を養うことです。

自分の死を死にきるために 死との対話をしよう

永六輔さんのベストセラー「大往生」をパラパラ捲っていたら、『死因というのがあって、「老衰」で大往生というのが「自然死」と呼ばれるものである。ところが、死因の十位までに「自然死」が入っていない。』というくだりが目に入りました。

一昨年の十月から今年の九月までの二四ヶ月間に丁度二四人の方の死亡診断書を書きました。皆さん生前の御希望通りタタミの上で使い慣れた家具に囲まれて、家族の方々に看取られて亡くなって逝かれました。「大往生」ではなかったでしょうか。この中で「老衰、自然死」だった方が半数の十二人でした。ペースメーカーを着けて九六才で亡くなられて「心不全」とした方と、在宅酸素療法を行っていた「呼吸不全」の九二才のお二人も「老衰、自然死」としてもよかったかなと思っています。次に多いのがやはり肺癌・胃癌・大腸癌・肝癌の悪性腫瘍の方が六人おられました。敗血症、肺炎の感染症の方が三人おられました。

二四人の方の平均年令が八七・五才でした。老衰・自然死の方々十二人の平均年令は九三・二才で一〇四才、一〇二才の方もおられました。癌で亡くなった方六人の平均年令は七七・五才でどなたもあまり苦しまないで死を迎えることができました。

自分の死に方を決める

どう死ぬか、どこで死ぬかは医者任せではいけません。呆けてしまったり、意識がなくなってからでは、自分の死に方について意志を伝えることはできません。身内や友人が亡くなった時、お盆やお彼岸の折に死について考え、家族とも死に方について話し合っておくことが大切です。

本院から病院に紹介入院する方が毎年約百人おられます。救命できそうだと判断した時はどんなに高令でも入院して頂くことがありますが、その決定は御本人と御家族の御希望を最優先します。決して入院を嫌っている訳ではありませんが、「自分の親だったら入院させるか」「自分自身の場合はどうか」を判断の基準にします。しかし、正直にいうと在宅で死を看取るのが若い時はともあれ、開業医生活も三十年を越すとそろそろ大変になってきました。入院して頂いた方が医者は楽ですが、御病人の御希望があればもう少し頑張ってみようかなとも思っています。

それは、身近の方が鼻からのチューブで何年も生かされたり、中心静脈栄養・人工呼吸器・導尿カテーテルなどの医療器機につながれて亡くなっていったのを経験した方々が「あのような死に方はしたくない、できたらタタミの上で死にたい。」とよく話されるのを聞かされるからです。

人は最も恐れていることからは避けて通りたいという気持ちを常に持っています。最も恐ろしいこと、それは死です。従って死について語ることはタブーとなって、目先の楽しみに日常を過ごしてしまい「自分の死」を深く考えることをしないでその時を迎えてしまいます。元気な今この時に自分の死をどう死ぬかよく考え準備をしておく必要があります。それは先にも述べたように、医療技術の進歩により自分の意志に逆らって延命装置によって生きさせられることもあるからです。

死ぬ準備が大切です

日本安楽死協会では「生者の意志」の登録運動をすすめています。その内容をお示ししますので参考にして下さい。

「本書は、私が健全な精神をもち、完全に、能力がある時書いたものであります。もしも、私が意識を失ったり、頭がぼやけて、自分の運命を自分で決められなくなった時は、本書を私の意志表明書として認めていただきたい。

私が、将来万一重大な身体上の病気を患い、または損傷を負って、それが医学的に不治であるとき認められた場合は、私の治療を担当する医師に対して、次のことをお願いします。

一、ガンなどの重症で、肉体的苦痛が激しいときは、苦痛を軽くする充分な処置をしてほしい、そのためどんな副作用があっても厭いません。

二、私がいずれかの条件下にある時は、私の生命を単にひきのばすための治療は一切中止していただきたい。

1、回復不能の意識不明　2、六ヶ月以上の意識不明　3、原状回復のできない精神的無能力　4、不治の病気で苦痛がはげしく死期が近い場合。

本書は、私のためを思って下さる親族および医師の誠実さを信頼して御理解いただきたく存じます。本書は、私が撤回しない限り効力をもち続けますが、私はいつでもそれを撤回することができるものとします」

このような文書を作り署名捺印して、一部は御本人が、もう一部は近親者がお持ちになって必要な時主治医に提示されたらよいでしょう。こうした準備をしておくと自分の意志力を失った場合でも、自分の死と死に方について自分の意志を正しく伝えることができます。

自分の死を死ぬためには自分の病気の進行度を正しく知ることが必要です。そのことによって自分の死ぬ時を知り、死ぬ場所を決め諸々の準備をすることができます。主治医に自分の病気の実態をよく説明してもらい予後についてもよく聞いておくべきです。残り少なくなった人生だからこそ人間らしく生き、人間らしく死ぬことを今一度考え直してみよう。

お知らせ

11月22日(金)は院長不在となります。診療は行いますが、一部できない検査がありますので、御了承ください。

12月10日(火)に「腎症の方の為の調理実習」が予定されています。腎症の診断を受けている方は、是非お申し込み下さい。また、尿蛋白が多い等腎症が疑わしい方は24時間蓄尿して詳しい検査をして下さい。そして早期に栄養指導を受けて下さい。

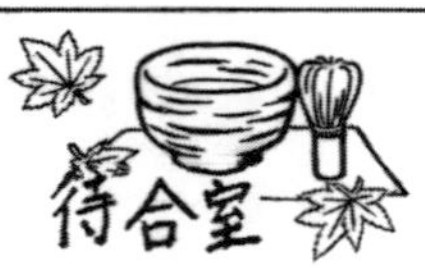

待合室

☆10月より70歳以上の方は、「医療受給者証」(白い紙)に記載された、負担割合によって、医療費を請求させていただくようになりました。
変更したばかりで、御存知ない方も多く、「医療受給者証」を忘れてこられる方が多いようです。
必ず窓口で提示して下さいます様、改めてお願いします。
尚、今まで通り、月に1度は保険証も確認しますのでお持ち下さい。

☆2003年版カレンダーはいかがですか?
「精神障害者のための絵画教室」のメンバーが描いた絵を使用しており、1部1000円で窓口にて販売しています。是非、御覧になってお申し込み下さい。
(カレンダー販売の収益は全て、精神障害者の福祉向上のために使われます。)

人間の医学講座予定表

月日	曜日		講義	ビデオ
10/21	月	夜	インスリン自己注射を行っている方の学級	
28	月	夜	コレステロールの話	生活習慣病の方のための運動療法
11/5	火	昼	糖尿病学級「糖尿病性網膜症」	糖尿病と眼合併症
11	月	昼	喘息学級	わかりやすい喘息
18	月	夜	糖尿病学級「糖尿病性網膜症」	糖尿病と眼合併症
25	月	夜	喘息学級	わかりやすい喘息

時間　昼→2時~4時　夜→6時半~8時半
場所　乾医院2階講義室

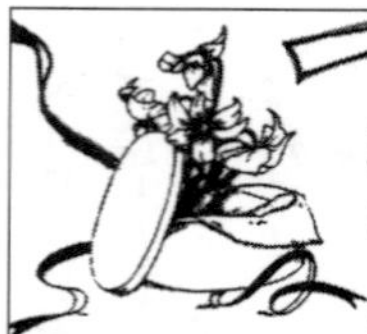

患者物語

「昨日ちょっと胸苦しくなったからねぇ。」と心電図室に入ってきたHさん(♀)に、「あまり無理しないで、家の人に助けてもらってね。」と声をかけました。すると、「なーに、昨日はゴルフの練習張り切りすぎてちょっと疲れちゃってね。夕食のお酒はおいしかったよ。」との返答に、思わず「えっ?」と目を丸くしてカルテの生年月日を見直してしまいました。このHさん、明治生まれで今年九十二才になられるのです。

『世界一長寿国』『高齢化社会』などと表現されるように、今や我が国の高齢者の方の活躍には目をみはるものがあります。年を重ねていくごとに経験に基づいた自信を深め、我々若者世代よりむしろ生き生き、堂々と生活している感があります。

私達も、患者さんと接する中で、「この方はだいぶお年だから…。」という態度になってしまうことが時にあることを反省しなくてはなりません。

自転車で元気に帰ったHさんに心の中で、「いつまでもお元気で。」とエールを送りました。

第284号
2002.12.20

いのち

乾　医院
清水市西久保1丁目6-22
TEL〈0543〉66-0212
FAX〈0543〉66-8799

心筋梗塞を起こして一ヶ月間入院してから丁度二年が経過した。気がついてみると病気以前よりペースダウンはしたものの、毎日追われるような気持ちで生活していることに変わりはない。医者という職業を仕事として選んだのだから、仕方がないことかも知れない。

追われながらこの原稿も書いているが、それでもこの時間は自分の生き方を反省しながら考えをまとめる貴重な時間になっている。

地球上の人類社会は人口、工業生産、食糧生産、資源の消費などの面で成長を続けているが、自然破壊、環境汚染は後戻りのできないポイント・オブ・ノーリターンの一線を乗り越えてしまったのではなかろうか。平和のため平和のためといいながら、これ程戦争で大量の人間が殺害された時代があっただろうか。

子どもたちに住み易い世界を

権力欲と物欲に狂った財界と政界の面々、増加の一途を辿る犯罪、目を覆いたくなる倫理の荒廃、毎年地球上から姿を消している絶滅生物種二万五千、これ程の経済成長をしながら地球上を覆う飢餓と貧困……これが発展に発展を続けてきた私たちが望んだ希望の社会だったのだろうか。

このままのスピードで「大きいことは良いことだ、もっと速く！更に強力に」と資本・経済・技術の論理に盲従して現在の生産体制をそのままに私たちの社会が突き進んで「発展」したら、数十年も経たない子供や孫の生きる世界は、地獄の様相を呈するのではないかと危惧することは杞憂ではなかろう。

一四年前からお付き合いしている精神障害者の人たちは、一般の人たちから謂われもなく恐れられているが、適切な治療さえ受けていれば彼らの多くは遠慮深く、礼儀正しく、嘘がつけず、心優しい人たちである。彼らのもう一つの特徴はゆったりとした生活のリズムである。そのような彼らにとって金儲け中心の果てしない競争社会は住みにくい。多くのストレスの中で病気は再発するかも知れない。今の世の中は障害者にとっては生きにくいが、健常者だってもっと生きにくいのではないか。障害があっても文化的な生活ができる社会が当たり前の社会である。精神障害者が住み易いゆったりした社会が人間らしい社会かも知れない。世界中の人間が生活のペースをスローダウンする必要がありそうだ。そのための意識革命を！

リハビリの心を謳《うた》った
精神科
リハビリかるたをどうぞ

「よく噛んで、腹八分目、いつもニコニコ、よく歩く」は養生法の基本です。いかなる疾患も「一に養生、二に養生、三、四がなくて五に薬」であって、医療スタッフの最も大切な仕事の一つは患者教育であると信じています。

三つの医療の型

医療には三つの型があることを以前書きました。

(1) 医師主導型の医療、
(2) 医師・患者対等型の医療、
(3) 患者主導型の医療

の三つです。

例えば統合失調症（分裂病）の急性期には、患者は昏迷の状態にありますから、この時期には薬物中心の医師主導型の医療が行われますが、現在は効果のある薬が種々ありますから短期間で急性期を脱することができます。次に無気力、倦怠感、ひきこもり、過度の眠気を特徴とする消耗期がやってきます。焦らないでゆっくり数ヶ月単位の休息をとって待つことが大切です。この時を過ぎると周囲への関心も増してきて、気持ちにゆとりも出てきます。回復期です。この頃から自分の病気についての勉強を始めて、入院患者なら退院に向けての準備をします。病気の成り立ち、薬の作用、副作用、養生法、社会復帰に向けてなど患者の程度に合わせた教育がなされるべきです。この時期が、医師、患者対等型の医療です。

精神疾患に限らず、糖尿病、高血圧、気管支喘息、肝炎などの本院に通院している殆どの慢性疾患は、患者主導型の医療が行われるべきです。医療スタッフと共に学んで医療の主役となった患者自身が、自らの病気の「主治医」になってもらいたいのです。私たち医療スタッフは優秀なアドバイザー、コーチでなければなりません。コーチのいいなりではベストプレーヤーにはなれません。コーチの意見を汲んで、自分で工夫して努力することが肝要です。「一に休養、二に勉強、三が遊びで、四が仕事」です。

(と)ってあげたい　不安や恐怖

精神科は素人の内科医の私が精神障害者やその家族と一緒に勉強してきて、現在の精神科の医療は一寸おかしいぞ、と思うようになりました。本来医療は患者が内に秘めて持っている自然の治癒能力を引き出し、患者自身が治療の主役になるべく働き掛ける作業だった筈です。薬はドイツ語のMittelの意味通り中間物であり媒介物に過ぎず、病を治す主たるものではありません。ところが、幻聴や妄想などの症状をとるための投薬が精神科の医療であるかのような観を呈しているのが現在の精神科医療の大きな流れのように見えます。

この腐敗堕落し苛酷な競争を強いる社会の中で、何とか自分だけは生き残ろうと身も心も固く守ろうとしているのが現代の大人だけでなく子どももです。仲間外れにされたくない、いじめられたくない、と無意識ではあっても気を配り、神経をとがらせて、ストレスの直中《ただなか》にいるのが現代人です。精神障害者はそのような環境に適応することができず、逃げ出し、心を閉ざしてしまった人たちです。安心して自分の心を打ち明けられる仲間がいたり、憩える場があればそれだけできっと病状は快方に向かいます。

こころの病気は心で治す

精神障害者のケアは特別なことをしなくても医師、看護者・親などが、彼らの苦しみや不安をよく理解して寄り添っているだけで充分なケアをしていることもあります。ケアスタッフは障害者にとって極めて重要な環境です。自らが障害者にとってよりよい環境になりえているかどうかを常に反省することが大切です。思いやりや親切といった愛情のこもった人間的な交わりこそが、薬にも増して精神医療の中で重視されるべきです。

たいとうの関係こそが経過を変える

精神障害者にゆったりと、落ちついて、優しく、安定した態度で接するためには、親を含めたケアスタッフが病者のケアを通して自分自身をみつめ、常に反省し自分自身を変えていく姿勢を保っていなければなりません。ケアスタッフと病者の関係を対等にするだけで、病状の経過は明らかによくなります。

精神障害者が社会や人間に抱いている不信感を拭いとるためにも、ケアスタッフは自分自身を見本として示すよう努めなければなりません。

慢性化した精神障害者は再発防止のための服薬は必要としても、できるだけ医療の管理を脱して福祉資源を利用して、仲間づくりに励み自立の方向を目指すべきでしょう。

「清水地域精神医療研究会」や「やさしい精神保健教室」で学んだことを「精神科リハビリかるた」として「どんぐり通信」に連載してきたものが本物のかるたになりました。充分とはいえませんがリハビリの心をこめました。家庭で、老人会で、老人や障害者の施設で御利用頂ければ幸いです。プレゼントにどうぞ！

精神科
リハビリかるた
《解説書付》
一〇〇〇円（送料別）

2003年人間の医学講座予定表（前期）

回数	月日	曜	昼夜	講義	ビデオ（予定）
1136	1/20	月	夜	糖尿病学級	糖尿病患者のための日常の心得
	18	土		新春映画会『大誘拐』昼の部2時～　夜の部7時～	
1137	27	月	昼	操体法入門　★ズボンなど、動きやすい服装でお出掛けください。	
1138	2/3	月	昼	糖尿病学級	合併症を知る、合併症を防ぐ
1139	10	月	昼	肝臓病のはなし	肝臓病の確かな知識
1140	17	月	夜	糖尿病学級	合併症を知る、合併症を防ぐ
1141	24	月	夜	肝臓病のはなし	肝臓病の確かな知識
1142	3/3	月	昼	糖尿病学級	糖尿病食は最高の健康食
1143	10	月	昼	腎臓病	正しい食事療法のために
1144	17	月	夜	糖尿病学級	糖尿病食は最高の健康食
1145	24	月	夜	腎臓病	正しい食事療法のために
	4/1	火		竹二忌　★夜7時～	
1146	7	月	昼	糖尿病学級	楽しく続ける運動療法
1147	14	月	昼	高血圧	間違っていないか高血圧の知識
1148	21	月	夜	糖尿病学級	楽しく続ける運動療法
	27	日		ハイキング　★毎年恒例のハイキングです。今年は27日(日)です。詳細は後日お知らせします。皆さんどうぞ御参加下さい。	
1149	28	月	夜	高血圧	間違っていないか高血圧の知識
1150	5/6	火	昼	糖尿病学級	―糖尿病現代養生訓 糖尿病グラフィティー―
1151	12	月	昼	喘息学級	気管支喘息の治療
1152	19	月	夜	糖尿病学級	―糖尿病現代養生訓 糖尿病グラフィティー―
1153	26	月	夜	喘息学級	気管支喘息の治療
1154	6/2	月	昼	糖尿病学級	糖尿病克服のためのアドバイス
1155	9	月	昼	心筋梗塞	今なら間に合う心臓病チェック
1156	16	月	夜	糖尿病学級	糖尿病克服のためのアドバイス
1157	23	月	夜	心筋梗塞	今なら間に合う心臓病チェック

〈日時〉　昼→2時～4時　　夜→6時30分～8時30分

〈会場〉　乾医院2階講義室　〈注！〉祭日等により火曜日に行われることがあります。

※患者さん御本人はもちろん、御家族の方も一緒に御出席いただけたらと思います。是非、どうぞ！！

第285号
2003.2.14

いのち

乾　医院
清水市西久保1丁目6-22
TEL〈0543〉66-0212
FAX〈0543〉66-8799

病気を治す力は、大自然が自然の治癒能力としてそれぞれ一人ひとりの人間に与えられたものです。その自然の治癒能力によって病気から回復し、疾患から解放されるのです。それを医師が治した、薬で治ったと考えたとしたら、神から与えられたかけがえのない「いのち」に対する冒涜ではないかと思います。

医師の診断が正しくて、適切な養生法が指示されたり、効果的に薬剤が使われて病気が治癒すれば一見医師や薬が病気を治したように思われがちですが、医師や薬に病気を治す力はありません。ただ病気の治り易い環境を整えて自然の治癒能力を発揮し易いように手助けをしているだけです。更に恐れずに言えば神にも病気を治すことはできないのです。病気を治すのは神があなたに与えた治癒させる力なのです。したがって私たちは、自分に与えられたかけがえのない「いのち」の尊さに目覚め、たとえどれだけであっても大事に精一杯人間らしく大切に生きるよう努めるべきです。診察室での会話もただ単に情報と知識の提供だけでなく、人格と人格のぶつかり合いの場、貴重な出会いの場として、共に学び合いたいと思っています。

喜びと悲しみを分かち合える医院に

そのような観点から医師になってからの四〇年を振りかえってみると、思い出すのは冷汗の出るような失敗と反省ばかりです。しかし、これからも精進に励んで皆様方の喜びが医院スタッフ全員の喜びとなり、皆様方の悲しみを共に悲しめるような診療をしてまいりたいと思っています。

糖尿病の本の中に大阪医大の花房俊昭教授の「糖尿病診療における私の努力目標」という一文が目にとまりました。※

・生活信条・プライドを最大限尊重する。
・医師の指示を守らなくても決して叱らない。
・できるだけ話をしてもらい共感する。(共に喜び、共に悲しむ)
・良い点を見つけ出して、とにかくほめる。
・良い点がなくても、来院してくれたことを喜び、ほめる。
・言い訳を受け容れる。
・質問には誠心誠意答える。
・悪化した場合は、「何か思いあたることはありませんか?」と優しく聞いてみる。

かねがね私が考えていたことと非常に近いこともあって、一月の糖尿病学級で紹介して御出席の皆さんと約束をしました。

※　春日雅人、羽倉綾子編『糖尿病療養指導二頁の秘訣』(金原出版)より

日本国憲法第九条は人類共通の宝

2003年は世界の平和を願って幕を開けた筈なのに、イラクの大量破壊兵器査察問題で今や戦端が開かれんとしています。

そして、一度《ひとたび》戦争が勃発すれば双方に多くの被害がでます。兵員の死者が米英だけで最悪2万人とする米国内の予測や、民間人を含む死傷者が最大50万人、1000万人近い難民が出るとの国連内の見方もあります。アフガニスタンに見られるように、荒廃した都市や農村を復興するためには巨額な負担が各国にのし掛かってきます。世界経済にも悪影響がでるでしょう。それよりも現代の戦争は100年前の戦争と違って殺傷する相手は見えません。ボタンを押すだけで数百、数千の人間が一瞬の間に傷つき殺されます。標的とされた人たちが、昨日まで語り合っていた恋人同士だったり、子どもと一緒に家庭の団欒をとっていた人々のように私たちと同じ普通の人間だと判っていたら、ボタンを押すことに戸惑いを覚えるに違いありません。だが現代の戦争においてはナマ身の人間は見えず、ただ数として物量としてしか扱われないのです。

21世紀初頭のアフガン戦争まで人類は数えきれない程の様々な戦争を行って、推定不能な程の犠牲を払ってきました。理性を持ち、自らを霊長類と呼んでいる人間が、人が人を殺すことをやめ、戦争をなくすことができないのでしょうか。

常備軍は廃絶すべし カント

ルネサンスの代表的な人文学者・エラスムスは「戦争は獣のためにこそあれ、人間のためにはない。実に凶悪なものです」と書いていますが猿は猿を殺しません。人間ほど仲間同士で憎み合い、殺し合う種属はありません。人間は獣以下の存在なのでしょうか。何かが人間としての理性を狂わせているのです。

ドイツの大哲学者カントは200年以上も前に「常備軍は時を追うて全廃さるべきである。なぜかというならば、常備軍は常に武器をもって立ちうる用意ができているから、他国をして常に戦争の危惧を感じせしめ、このようにして互に他を刺戟《しげき》して、無制限に軍備の優劣をきそうようにさせるのである。……人を殺すため、あるいは人に殺されるために雇われるというようなことは、人間をたんなる機械や道具として他のもの(他の国)の手において使用することを意味すると思われる。これは私たち自身の人格における人間性の権利におそらく合致しえない。

(永久平和のために)」

と書いています。

戦争に正義のための戦争とか、平和のための戦争とかは絶対にありえません。一切の戦争は悪であり不正義です。人類がこのまま戦争を他人事として許して行い続けるならば、地球上のすべてを消滅させかねません。

なぜ平和憲法と呼ばれるか

原爆に代表される無差別爆撃の残酷さ。多くの日本の市民は家を焼かれ肉親を殺されました。それ以上に加害者としての悔恨。何の恨みもない敵と呼ばれた民衆を、更には同胞を殺し、見捨てた多大の犠牲と反省の中から日本国憲法第九条は生まれました。戦後57年間日本人が戦争のために1人も殺されなかったことは、特に憲法第九条のためだったといっても過言ではありません。

日本国憲法第九条第二項は「陸海空軍その他の戦力は、これを保持しない」といかなる戦力も一切持たないと完全な非武装を高らかに宣言したのです。完全非武装を宣言した国は1947年5月3日には日本だけでした。それが平和憲法といわれる理由です。

しかし、歴代の為政者と日本資本主義社会は、なし崩しに憲法第九条を骨抜きにして、今や我が国をアジア第一の軍事大国につくり変えました。このように各国が競って軍備を拡張し続け、戦争を繰り返すならば21世紀は人類最後の世紀になる可能性があります。

子孫に平和な世界を

2001年4月に小泉純一郎が自由民主党の総裁に選ばれて総理大臣に就任しましたが、その時の談話で憲法第九条を変えて自衛隊を合憲にすることと、8月15日に靖国神社に公式に参拝することを約束しました。

自由民主党の首相が改憲を内閣の目標に掲げたのは小泉首相が初めてです。その小泉内閣が幾分陰りは見せているものの、依然として高い支持率を保っていることは戦争責任との反省の上に立って生まれた平和憲法第九条にとっては大層危機的な状態にあるといわざるをえません。

今回のイラク攻撃に反対する立場を明確にするようただした菅直人の質問に対しても、言語左右にしてあいまいな答弁ではぐらかしています。テロを根絶するための方策は武力ではありません。何がテロを生み出しているのかその原因をつきとめ、その土壌を変えなければなりません。

世界中の貧富の差をできるだけなくすことです。そのために各国の軍備を廃絶し、その膨大な軍事費で日本国憲法の前文にあるように「全世界の国民が、ひとしく恐怖と欠乏から免れ、平和のうちに生存する権利を有することを確認」できるような世界につくり変えることです。

日本の平和憲法こそ世界の宝です。第九条を世界中の国々の憲法におしひろげ、平和な未来を創り出しましよう。子や孫に平和な世界を残して死んでいきましょう。

待合室

◎これから、3月4月に向けて春は引っ越しの季節です。保険証や住所等変更がありましたら、早めに窓口へお知らせ下さい。（往診の方は、介護保険証に注意して下さい）

・・・・・・・・・・・・・・・・

◎1月13日に精神障害者が働く場を目的とした、パンとしゅうまいの店『ゆくり亭』が西久保にオープンしました。毎週火曜日10時から、乾医院玄関横にて出張販売していますので、是非お立寄りを!!

人間の医学講座予定表

月日	曜		講義	ビデオ
2/17	月	夜	糖尿病学級	合併症を知る 合併症を防ぐ
24	月	夜	肝臓病のはなし	肝臓病の確かな知識
3/3	月	昼	糖尿病学級	糖尿病食は最高の健康食
10	月	昼	腎臓病	正しい食事療法のために
17	月	夜	糖尿病学級	糖尿病食は最高の健康食
24	月	夜	腎臓病	正しい食事療法のために
4/1	火		竹二忌 ★夜7時～	

〈日時〉昼→2時～4時　夜→6時30分～8時30分

〈会場〉乾医院2階講義室

診察室から

—— 去る時を迎えて ——

吉田久子

「乾医院に一ヶ月お手伝いに行ってくれる?」と知人に頼まれた事から始まり、二十四年と四ヶ月が経ちました。いつかこの日がくる事は当然わかっていましたが、いざ自分が去る時を迎えると寂しくなります。

今でも思い出します。古い木造の医院でした。目を閉じると懐かしい待合室、病室、ギシギシと鳴る廊下、一つ一つ浮かんできます。

下の娘が三才になった事で出発した道です。まさか二十四年になるとは思いませんでした。今迄働いてこれたのも家族や両親の協力があってこそです。おかげ様で二人の娘も片付き、今度は親の事を考えながら、人生を楽しく送っていけたらいいなぁと思っています。

一年を通してたくさんの行事がある中、多くの人と出会う事ができ、人の心の弱さ、温かさ、痛み、切なさに触れて、思わず涙を流したり、感動したり、本当に良い仕事だと思います。

長い間には、多くのお別れもありました。皆さんのお顔が浮かんできます。患者さん方とは病気の部分でのお付き合いですが、歩んでこられた人生、お人柄を知り、私こそ皆さんに教えていただく事が多いと思っていました。

医療に対してはもちろん、火力発電所反対運動、地域医療、精神障害者の問題についても、強い信念を持った先生方に仕え、人としての生き方、交わり方を学び自分なりに理解してきたと思っています。まだまだ反省する事が多くあると思います。

ここで学んだ事を大切に、これからも積極的に楽しみながらいきたいと思っています。

乾先生、女医先生、従業員の皆さん、患者さん、ありがとうございました。

第286号

2003.4.4

いのち

乾　医院
静岡市清水西久保1丁目6-22
TEL〈0543〉66-0212
FAX〈0543〉66-8799

急増する前立腺癌
五五才以上の方は検診を

前立腺癌は欧米では死因の二〜三位と高頻度で、米国男性の癌では断然トップに位置しています。我が国では比較的少ない癌といわれてきましたが近年急増しています。五〇才以前の前立腺癌は稀で六〇才代、七〇才代と歳をとるに従って急増します。

何故前立腺癌が増えてきたのかその理由として

(1) 男性の高令化。前立腺癌の平均年令が七〇〜七五才です。

(2) 食生活の欧米化。大腸癌などと同じように食事の変化が関係しているといわれています。

(3) 診断法の進歩。以前は前立腺癌を早期に診断することは困難でしたが、近年血液検査だけで早期に発見できる腫瘍マーカーが登場したことによってチェックが簡単になりました。

症状は全く現さない微小癌は高令男性の二〇%に存在しますが、微小病変が臨床的前立腺癌に進展するのはこの内の数%以下と考えられています。非常にゆっくり知らないうちに進行しています。多くの癌と同じように初期には全く症状はありません。尿道に接して大きくなる前立腺肥大は早くから排尿障害が起こってきますが、尿道から離れたところから発生しやすい前立腺癌は症状が出にくい特徴があります。

癌が前立腺内のかなりの部分を占めるようになると尿道を圧迫したり、尿道に浸潤して排尿障害や血尿が生じてきます。

もう一つの特徴は進行した前立腺癌は骨によく転移することです。腰痛などの症状があったら癌が前立腺内に限局していると考えられても骨盤や腰椎の骨の検査は必要です。

治療法には手術とホルモン療法があります。早い時期だったら手術で全部摘出するのが理想ですが、高令で心臓などの合併症がある場合や進行した癌ではホルモン療法が行われます。

早期癌を発見して適切な治療を行った場合は寿命まで生きられるとさえいわれています。五年生存率は八〇%以上です。

今後死亡率が急増すると考えられている前立腺癌の早期発見に最も有効なのは、腫瘍マーカー、前立腺特異抗原(PSA)の検査です。血液を採るだけで血液中のPSA濃度を測定して正常より高濃度だったら癌の可能性が高いということになります。五五才以上の男性で前立腺癌を心配なさる方は年一回PSAの検査を受けて下さい。

日本国憲法第九条は「戦争から生まれた真珠」

恐れていた狂気のイラク戦争が国連の決議のないまま三月二〇日に始まり、早くも短期終結の楽観論は消し飛び長期化の様相を呈している。

戦争と軍隊のない世界の創造の願いをこめて成立した世界にも類のない「平和憲法」を持つ国の首相は逸速く戦争支持を表明した。何とも恥ずかしいことである。首相始め閣僚の面々は日本国憲法第九条をどのように理解しているのであろうか。

第二章　戦争の放棄

第九条　日本国民は、正義と秩序を基調とする国際平和を誠実に希求し、国権の発動たる戦争と、武力による威嚇又は武力の行使は、国際紛争を解決する手段としては、永久にこれを放棄する。

②前項の目的を達するため、陸海空軍その他の戦力は、これを保持しない。国の交戦権は、これを認めない。

これこそ正に世界に誇れる「平和憲法」である。

「大東亜戦争」の犠牲者は日本人だけで三〇〇万人、全アジアでは二〇〇〇万人とも四〇〇〇万人ともいわれている。このような背景から「戦争から生まれた真珠」ともいえる憲法第九条は誕生したのである。

人間は秘密を発見して自らを滅ぼす

私が毎日手に取っているためボロボロになりバラバラになりかけている桑原武夫が京大・人文科学研究所内外の友人の協力を得て編んだ、岩波新書「一日一言」が出版されたのが一九五六年十二月である。一九五〇年に朝鮮戦争勃発。警察予備隊発足。一九五四年に防衛庁・自衛隊発足。

心ある知識人は再軍備の足音を聞き危惧の念を抱いていたのであろう。「一日一言」の中にも戦争に係わる文章が多く採り上げられている。そのいくつかを紹介したい。

「火薬玉の発明だけで、ヨーロッパ中の人民が自由を奪われたという話です。それは一発の火薬玉で降参してしまうような町人どもに城の番をさせるのは危ないというのが口実になって、大名どもはたくさんの軍勢を養い、さらにこの軍勢で人民に暴力を加えたというのです。また火薬の発明以来、難攻不落の城塞などはなくなった。つまり、不正や暴力に対するこの世における避難所がもうなくなったわけです。私はいつも心配するのですが、人間は、最後になにか秘密を発見して、ずっと手軽に人間を殺し、人民や国民全体を滅ぼしてしまうのではないでしょうか。」

モンテスキュー（一六八九－一七五五）

一九四五年八月六日広島に世界最初の原子爆弾が投下され、二五万人が一瞬に殺された。

ちちをかえせ
ははをかえせ
としよりをかえせ
こどもをかえせ
わたしをかえせ
わたしにつながる
にんげんをかえせ
にんげんの
にんげんの
よのあるかぎり
くずれぬへいわを
へいわをかえせ
（峠三吉「原爆詩集」）

「将来の戦争においては、核兵器が必ず用いらるべきこと、しかもかかる兵器が人類の存続を脅かすものであることにかんがみ、われわれは世界各国政府に対し、彼らの目的は世界戦争によってはとげられないということを、彼らが自覚し、かつ公に確認することを強く勧告する。そして結論としてわれわれは、各国間に紛争のあるすべての事項の解決に当たっては、平和的手段を見出すべきであるということを彼らに強く勧告する。」
（ラッセルの主唱による核兵器反対声明より）
ラッセル（一八七二ー一九七〇）

孫子は二千三百数十年前の中国の戦国時代の兵法家である。その書に
「戦わずに相手を降伏させるのが、最上の兵法である。相手をうち破って勝つのは次善のものでしかない。それ故に、百戦百勝を最善と言うことはできない。智によって勝つのが第一、威によって勝つのが第二、武器を用いるのは第三、城を攻めるのは最下の策である。
攻城戦はやむを得ない時にのみする。その時は攻城用の諸道具や設備を十分に用意しなければならない。それには六ヶ月を要する。もし将軍が怒りにまかせて用意もなく攻め、兵を城壁に肉薄せしめ、三分の一を死なせて、なお陥落しない時には、天罰を受ける。」
（謀攻篇）

この度のイラク攻撃は孫子流にいえば城攻めにも似て最下の策である。
ブッシュ大統領はイラクを民主化して、イラク国民を解放するためだといっているが、民主化されなければならないのは先ずブッシュ政権そのものである。イラクを民主化するのはイラク国民自身でなければならない。世界で最も多くの大量破壊兵器を保有するアメリカに大量破壊兵器を廃棄させる権限はない。今行われていることは「大泥棒」と「泥棒」の泥棒同士の争いのようなものであるが、十日間で一万回の攻撃機の出撃を含む攻撃で最も被害を受けるのは市民であり、中でも可哀相なのは子ども、病人、老人、障害者である。アフガンに続いてイラクと人類に未来が果たしてあるのか。（この項続く）

患者物語

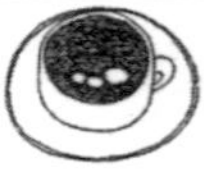

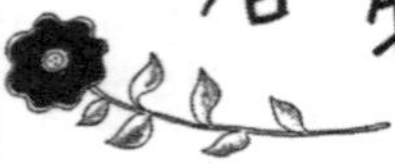

先日糖尿病のSさん(62才♂)は、インスリン療法導入の為3日間お弁当持参で来院することになりました。その際お弁当の食事量チェックを行いました。

1日目、Sさんのお弁当は生野菜中心で栄養量が大変抑えられていました。生野菜を何もかけずに食べるSさんに「食べにくくないですか?」と尋ねると、「そうだけど食べすぎはいけないから。」と言い食事量を大変気にしていました。「でも栄養量が少なすぎるから、生野菜にドレッシングをかけたり茹でたり炒めて良いですよ。」と伝えました。2日目、Sさんのお弁当の生野菜に少量のマヨネーズが添えてありました。Sさんは「このほうがやっぱり美味しいし食べ易いよ。」と嬉しそうに話されこちらも大変嬉しく思いました。

今回の事で糖尿病の患者さんが色々な工夫をして常に気にして食事を摂っている大変さを改めて感じ、励まされた気持ちにもなりました。少々早食いだったSさん、「よく噛んで腹八分目いつもニコニコよく歩く」も忘れないで下さいね!

♪ハイキングのお知らせ

〈月日〉4月27日(日)

〈コース〉バスターミナル↓(バス)船越公園↓(徒歩)日本平(昼食)↓馬走↓ジャスコ解散

〈集合〉9時10分
清水バスターミナル(時間厳守)

〈持ち物〉お弁当・水筒・他
バス代(片道二三〇円)

☆申し込みが必要です。待合室に用紙がありますので記入して、受付に提出して下さい。

平成15年4月1日から健康保険法等が改正され患者さんの負担額が以下のように変わりました。

◎ 健康保険の本人、国民健康保険の退職者医療の本人の一部負担金と家族の入院時の一部負担金が医療費の3割になりました。

◎ 健康保険等の継続療養が廃止されます。

◎70歳以上の高齢者の負担額は変わりません。

待合室

◎ これまで通り、月に1度は保険証を窓口にお出し下さい。よろしくお願いいたします!

人間の医学講座予定表

月日	曜日	日時	講義	ビデオ
4/7	月	昼	糖尿病学級	楽しく続ける運動療法
14	月	昼	高血圧	間違っていないか高血圧の知識
21	月	夜	糖尿病学級	楽しく続ける運動療法
28	月	夜	高血圧	間違っていないか高血圧の知識

〈日時〉
・昼→2~4時　・夜→6時半~8時半

〈場所〉
・乾医院2F講義室

第287号

2003.4.17

いのち

乾　医院
静岡市清水西久保1-6-22
TEL〈0543〉66-0212
FAX〈0543〉66-8799

糖尿病と心筋梗塞

糖尿病は
①検査と教育の病気である
②血管の病気でもある
③習慣病である

これは慈恵医科大学の学長だった阿部正和先生の糖尿病についてのスローガンです。糖尿病の三大合併症である網膜症、腎症、神経障害が細小血管障害であることはよく知られています。

また心筋梗塞や脳梗塞のような大きい血管の動脈硬化による疾患は境界型や軽症糖尿病でも高率に起こることが最近特にクローズアップされてきました。心血管疾患についていえば、例えば米国の合併症で入院した糖尿病患者の七七%は心血管疾患といわれています。長期間の調査で糖尿病患者の心筋梗塞の死亡率は非糖尿病患者の再発時のそれと同等であることが判りました。しかし治療中の患者でも糖尿病が心疾患にこれほど影響があることをよく知っていません。米国で心筋梗塞が多いことは御存知と思いますが、国をあげてのキャンペーンもあって糖尿病でない男性では三六・四%、女性では二七%も死亡率が低下しているのに対して同じ期間で糖尿病患者では男性が一三・一%低下しただけで、女性では逆に二三%心筋梗塞による死亡率が増加していました。それでは糖尿病患者の心疾患を防ぐにはどうしたらよいのでしょうか。

糖尿病でない人に較べて更に厳しい基準で治療することが糖尿病患者の場合は必要であることが強調されています。

① 血糖のコントロールは最も重要であることは勿論です。
② 尿の微量アルブミンの検査などによって早期の危険因子を発見すること。
③ 最も重要なのが早期からの厳重な血圧管理です。糖尿病患者では　血圧　一三〇／八〇を目標とするようすすめられています。尿蛋白が一日一g以上出ている場合には一二五／七五を目標にするべきだといわれています。
④ 微量アルブミンの早期腎症の時期にACE阻害薬（レニベース・タナトリル）やARB（ブロプレス・ディオバン）などを第一選択薬とする。
⑤ 食後の血糖もできるだけ正常に近づける。
⑥ すべての脂質異常を是正
コレステロール　二〇〇以下
LDLコレステロール　一〇〇以下
中性脂肪　一五〇以下
HDLコレステロール　四〇以上
⑦ 肥満の是正、禁煙、飲酒も注意すべきです。

戦争なんて、いつの世でも ドロボー行為です

獅子文六「青春怪談」一九五四

ディドロ(一七一三~一七八四)はその半生を「百科全書」の編集に捧げたフランスの啓蒙時代の進歩的哲学者であり文学者であるが、「百科全書」の平和の項に「戦争は人間のダラクの果実である。それは政治体のケイレン的で猛烈な病気である。……もっとも輝かしい勝利といえども、戦争が犠牲にささげた多数の人員の損失を、国家につぐなうことはできない。なぜなら、これらの戦勝それ自体が、国家にたいして深い傷あとをのこすものだから。そして、平和だけがこの傷をいやしうるのだ。」と書いている。

少し時代をさかのぼってルネッサンスの代表的人文学者だったエラスムス(一四六六~一五三六)は著書「愚神礼讃」の中に「戦争は獣のためにこそあれ、人間のためにはない、実に兇悪なものです。戦争は詩人たちの空想によれば、地獄の醜女たちから届けられた狂気錯乱で、それの通るあらゆるところで平常の生活を破壊してしまうペスト、……キリストとは何の関係もない不敬冒瀆なのです。しかるに法王さまがたは一切を無視して戦争をその主な仕事にしていらっしゃる。」と記している。

やつら(米英両軍)は獣だ

三月三一日の静岡新聞はキルフの戦闘で『戦車部隊は劣化ウラン弾で砲撃し、大通りの潜伏場所からイラク民兵らを文字どおり一掃。逃げ出した民兵らは撃たれ、戦車でひき殺された。……故郷の友人や隣人に自分の経験を知られたくないとして「コブラ6」と名乗った指揮官は「たくさんの砲火を浴び、いっぱいやり返した。この夕日の赤い色と発砲の音以外、何も分からないんだ。この世じゃなかった。きっと悪夢を見るよ。」と言った。町ではまだ何十体もの遺体が散乱していた。』とロイターの記事を載せている。更に時事の記事はバグダッドの空爆の被害を受けた『女性アルダディさん(五〇)は「大学生の息子二人を一瞬にして失った」と泣き叫んだ。爆発の威力は強く、長男イアドさん(二〇)は首を切断され、二男ムスタファさん(一八)は腕と足を吹き飛ばされた。二人の遺体の状態がひどいため、医師の指示で、遺体と対面できないアルダディさん。「別れの言葉すらかけられない。」と泣き続けた。

礼拝後に市場に行った娘(五二)と妹(三五)を失った男性アユブさん(五三)は…冷静さを装ったが、遺体の状態に触れると、「娘の遺体は粉々。わたしの子供を殺したやつら(米英両軍)は獣だ。復しゅうしてやる。」気持ちが高ぶり、最後は話ができなくなった。』と報じている。戦争は人間を獣以下の存在におとしめる。

セルバンテス（一五四七～一六一六）は「ドン・キホーテ」の中で「戦闘の日が到来したとしよう。すると、とたんに彼（戦士）の頭には、たぶんそのコメカミを打ちぬいたか、さもなければ腕か脚を不具にした弾きずの治療のために麻布製の患者帽がかぶせられることになろう。よしんば……慈悲ぶかい天が彼を守り、無事に一命を保たせたもうたとしても、貧乏は旧態依然というわけだ。……あなたがたは一体、戦争によって賞をえたものの数が、戦争に倒れたものの数よりどんなに少ないか、お考えになったことがありますか？」と書いている。

「地球の上のどこかの国民の間に戦争があれば儲け、平和が来ればまた儲けるという仕掛けを造っているある人種というものは、必ず地上のどこかに棲んでいるにちがいない。」は横光利一の「ある夜」（一九三八）の一節である。

戦争に群がるハイエナ共がもう蠢めき始めている。

イラク復興に群がるハイエナ共

ボスニア紛争やアフガン復興で巨額の収益を上げた軍需企業である大手ゼネコンのベクテル、世界最大の建設、エンジニアリング会社フルーア社それにチェイニー副大統領が最高経営責任者を務めたエネルギー・建設大手のハリバートンなどは開戦前の三月上旬から復興ビジネスを狙って商戦を繰り広げている。米政府も国防総省を中心に開戦前から港湾整備、空港再開、水道・電気・道路などのインフラ、学校や病院の新設、油田の消火などを米企業主導で復興計画を立てている。既に発注を受けた企業は大統領の地盤であるテキサスの企業が目立っている。

想像も出来ない程の兵器を消費し「死の商人」を肥え太らせ、破壊した都市を復興事業と称して総額十二兆円ともいわれるイラク復興費に群がるハイエナ共は許せない。日本でも米国のお零《こぼれ》に与かれるかと淡い望みに期待してか、イラク人民の悲しみを余所《よそ》にプラント建設ご三家の千代田化工建設、東洋エンジニアリング、日揮の株が二〇％近くも上っている。

世界中の母親が、父親がわが子らに戦争の真実、愚かさと悲惨さを語り人間の歴史と平和の尊さを教える、今こそが絶好のチャンスである。

世界中の教師が、その裏側はイラクの庶民の血で染まった戦争の記事の載った新聞を手に毎日たとえ五分でも戦争について考えさせ、戦争は誰彼なしに無差別になぶり殺しにするものであると、未来の戦争は人類を滅亡させる可能性のあることをきちんと教え、平和な社会の建設の意義を植えつけておけばこの理想は誰にも奪うことはできない。

世界に誇ることのできる平和憲法、日本国憲法第九条だけは何としても守り通すことは現代人の責務である。

休診のお知らせ

5月23日（金）
24日（土）

の2日間、院長が学会に出席するため休診となります。

お薬等切らさない様に御注意いただき、早めの受診をお願いいたします。

5月は連休が続きますので、混雑が予想されます。御迷惑をおかけしますがよろしくお願いします。

"食事会のお誘い"

5月16日（金）正午より

「糖尿病患者さんのための食事会」を行います。

献立等、詳しいことはまだお知らせできませんが、御希望の方は予約が必要ですので、受付窓口に声を掛けて下さい。定員になり次第申し込みは終了となりますのでお早目にどうぞ！楽しく学びましょう。

はじめまして

～学ぶことの多い毎日です～

林　亜弓

今年の一月より、乾医院に勤務させて頂いています、林亜弓です。清水市医師会准看護学院を卒業してから早いもので八年になりました。実際、看護婦として働いてからは、六年目になります。結婚、出産と経験し、看護婦としての仕事とは……と改めて考えていた時乾医院と出会いました。

乾先生、女医先生を始め、スタッフの皆さんの患者さんに対する思いの深さに、驚いてしまいました。毎週月曜日に行われる医学講座や地域との交流を中心とした医療。二回程先生と一緒に往診にも行かせて頂きましたが、医院で診察している時と変わらないやさしい笑顔で、患者さんの話をゆっくり聞かれている姿に、とても心がやすらぎました。診察室から聞こえてくる「よく噛んで、腹八分目、いつもニコニコ、よく歩く。」を耳にしながら楽しく仕事をしています。

昼休みには、問題点や改善策があるとスタッフ全員で話し合い、患者さんの事を考え、余裕をもった対応ができるようにしています。

今まで勤務していた医院と違った雰囲気の中で、学ぶ事の多い毎日ですが、一人一人の患者さんとの出会いを大切にし、一日でも早くお名前と顔が一致し、身体的ケアだけでなく心の支えとなれるよう努力していきたいと思っています。

乾医院では、患者さんを中心とした行事も行われています。私もできる限り、参加していこうと思います。四月二十七日に行われるハイキングに向けて、夜、ウォーキングに出掛けている毎日です。ぜひ皆さんの参加をお待ちしています。

これから先、いろんな経験をし、失敗も多いかもしれませんが、乾医院の一員になれるよう、がんばりますので、よろしくお願いします。

第288号
2003.5.15

いのち

乾 医院
静岡市清水西久保1-6-22
TEL〈0543〉66-0212
FAX〈0543〉66-8799

薬で補うは、食で補うに如かず

先年九十才で亡くなられた書家の島津武雄氏に書いて頂いた、

「人生れて学ばざれば
生れざると同じ。
学びて道を知らざれば
学ばざると同じ。
知って行うこと能わざれば
知らざると同じ。」

の額が玄関に掛けられていたのを御記憶の方もおられるでしょう。

これは貝原益軒（一六三〇－一七一四）の「慎思録」の一節です。益軒は江戸時代の儒者であり庶民教育家でした。「益軒十訓」等にも人間性の尊重、人間愛が強く表れています。人間は身分や階級とは関わりなく平等で大自然の所産であると理解していました。大自然が万物を生み育てる行為は天地の愛であると考えていましたから人間相互も互いに愛し合うべきだと強調しています。自然科学の研究では自分の健康保持の体験に基づいて記した「養生訓」が有名です。

その中からいくつかを拾い出してみましょう。タイトルは（薬を飲んで病気を治したり健康を補ったりするより、日常の食養生の方が肝要である）の意で糖尿病、腎疾患などでも食事療法が基本であることは昔も今も変わりません。

「人生日々に飲せざることなし。常に慎みて欲をこらえざれば、過し易くして病を生ず。古人、禍は口よりいで、病は口より入るといえり。」（毎日の生活の中で飲食しないことはありえません。常に食べ過ぎないように食欲を抑えていないと、つい食べ過ぎて病気になりますよ。昔の人は「禍は口より出で、病は口より入る」といっています。）口から出る言葉と、口に入れる食物はいつでも過ぎないように控え目にしなさい。」と諭しています。またこうもいっています。

「珍美の食に対すとも、八九分にてやむべし、十分に飽き満るは後の禍いあり。少の間、欲をこらえれば後の禍いなし。」

「飲食を少なくして胃を養い、言葉少なくして気を養うべし。」

「飲食は飢渇をやめんためなれば、飢渇だにやみなば其上にむさぼらず、ほしいままにすべからず。」（飲食は飢えや渇きをいやすために摂るものであるから、飢えや渇きがおさまったら、その上欲ばって満腹するまでむさぼるように食べてはいけません。）

いずれも少食のすすめです。「よく噛んで、腹八分目、いつもニコニコ、よく歩く」も「知って行うこと能わざれば知らざると同じ」です。実行、実行！

〝竹二忌〟に思う 学ぶということ

毎年四月には清水と仙台で林竹二先生を偲んで〝竹二忌〟が開かれています。今年は早くも十八回になりました。この前後に日向康氏と決まって電話で話し合って、林先生の在りし日のエピソードを伺って思いを深くしています。

学んだ証しは何かが変わること

林先生は「学ぶということは、覚えこむこととは全くちがうことだ。学ぶとは、いつでも、何かがはじまることで、終わることのない過程に一歩ふみこむことである。……学んだことの証しは、ただ一つで、何かが変わることである。それでは何が変わるのだろうか。……ものを見る見方・考え方が変わり、生き方が変わるということです。」〈学ぶということ〉とお書きになっています。

学ぶということは生きる意味を発見し、発明し、人間の生き方を学ぶことです。すなわち、学ぶ目的は取り直さず、どう生きるかを採り出すことに他なりません。何をどう学んだかによって、そして、どう変わったかによってその人の日々新しい人生が創り出されていくのです。

学ぶということは人間にとって、種子から芽が出て、葉をつけ、蕾が花と開き、実を結ぶようにすべての過程が生きている証しであり、人間に備わった本性です。自然の声に耳を傾け、その自然が語りかけることを聴きとる力を身につけること、これこそが学ぶということではないでしょうか。その根底には生への畏敬、人間の尊重、真理を愛する心がなければなりません。

何を学ぶかはそれぞれの人がその学ぶ過程の中でそれぞれに追求するべきものであって、外部から規格品のように注入されるべきものであってはなりません。

人類の進歩とは

しかるに現在の教育は何をもって人間を測る基準にして、何を教育として小学校から大学までこれを行っているのでしょうか。学ぶということは損とか得とかには全く関係なく自らの身を修めて、自分の間違いを明らかにするものであった筈なのに極めて薄っぺらな表面的な知識の注入だけを重視しています。人間性を豊かにし高めるということを忘れ去っています。極端ないい方をすれば、この腐れきった社会を維持するのに役に立つか立たないかだけが、教育の評価の対象になってしまっているのです。その証拠というか帰結として高級官僚やエリートの犯罪は後を絶たないではありませんか。

学制が敷かれた明治此の方教育の拡がりは明治・大正時代の人から見

たら目を瞠《みは》るものがあるでしょう。教育の進歩と相俟って人間社会も進歩しなければならなかったのです。ところがどうでしょう。幸福の増進、自由の拡大、正義の勝利で測られる人間の進歩とは程遠いところに私たちは立ち至っています。世界的に観ても核兵器をつくり出したことが、トマホークミサイルで的確に人を殺すことが、数億の飢えた人間を生み出すことが、地球を汚染することが人類の進歩などとは到底いえません。

　社会的な地位や名声や財力を獲得するための手段に成り下がってしまった教育は、やがては人類を地獄に導いていくに違いありません。

　教養を身につけるとは宇宙史的・人類史的に今自分がどこに立っているかを知り、自分の生きていく道を求め、自らを創り変えていくことです。専門家にこそこのような教養が必要であるのにもかかわらず、現在の大学は教養とは無縁の専門技術と知識を身につける技芸学校に堕としてしまいました。学問の中心は精神であり、知性ですがその精神と知性が欠けているのが現在の大学です。大学の再生は果たして可能であろうか。

学問することは自分との闘い

「学んだ証しは変わること」ですから、「私はこれを学んだ、こう変わった」といったり、書いたりしたところでそれを実人生の中で行為として生きなければ価値はありません。偉そうに縷々《るる》書いてきましたが、私が林先生から何を学んだかは私がどう生きているか、これから残された人生をどう生きていくかを観て頂くしかありません。

　林先生はプラトン、ソクラテス、田中正造それに「キリストを信ずることは、首《こうべ》を枕するところのないキリストを信ずること、その後についていくことだ」と自らの信仰を語った新井奥邃《おうすい》などが御自分の師であったと書かれておられます。またそれぞれの師は「もの凄く恐いもので、文字通り厳師であった」とおっしゃっておられます。

　教会の仕事について触れられて「平和をもたらすためじゃなくて、剣をもたらすためにキリストはきているわけですね。ただ平和をもたらすだけをやっていてはキリストにつき従うということにはならない。それぞれの十字架を背負って、自分の後をついて来いということをキリストは言っているわけです。それをやらないのは自分の弟子ではないと。」キリストがいっていると書いておられます。

　世間一般で正しいと思われているもの、この世で美しいものといわれているものが果たして真の正義であり、美であるか社会通念を吟味し直し、この世的なものに対して勇気をもって闘うことが学問の本質であり、それはとりも直さず自分との闘いということになります。

便の検査のすすめ

「年に1度は健康診断をうけましょう」ということで皆さんにすすめていますが、便の検査も年に1度行うよう心がけましょう。大腸癌の早期発見に有効です。採便法は簡単ですので気軽に申し出て下さい。

人間の医学講座予定表

月日	曜日	時間	講義	ビデオ
5/19	月	夜	糖尿病学級	糖尿病現代養生訓—糖尿病グラフィティー—
26	月	夜	喘息学級	気管支喘息の治療
6/2	月	昼	糖尿病学級	糖尿病克服のためのアドバイス
9	月	昼	心筋梗塞	今なら間に合う心臓病チェック
16	月	夜	糖尿病学級	糖尿病克服のためのアドバイス
23	月	夜	心筋梗塞	今なら間に合う心臓病チェック

〈時間〉昼→2時〜4時　夜→6時半〜8時半
〈会場〉乾医院 2階講義室

診察室から
新しい自分を求めて

小野 明子

以前、育児休暇後の職場復帰の後、自分にとって看護婦の仕事がいかに好きであったか気づかせてくれた…ということを書かせていただきました。本当にその気持ちは今でも変わらないのですが、自己満足で終わっているのではないかと、最近考えています。

患者さんが看護婦に求めるものは、人それぞれ違います。優しさはもちろんですが、真剣さ、正確さ、知識や経験が豊富、信頼して話ができる人間性など他にも多くのことが挙げられます。反対に多くは求めずさっぱりとした係わりを望む方もいます。看護婦はたった一つのマニュアルに沿って行動したり言葉を掛けたりするのではなく、一人一人の患者さんをよく理解し、その方に合った対応の仕方をする必要があります。

何の条件も満たしていない私が、今まで働いてこれたのは、患者さん方が優しい言葉と広い心で接して下さったからだと、心から感謝しています。数々の失敗と失礼に、厳しいお叱りをうけたこともありましたが、今では有り難かったと思っています。結婚をし子供を持ち、生命の尊厳・人間の愛情というものを深く考えるようになりました。これからは少しでも患者さんが、心も体も癒やされて帰っていただける様、新しい気持ちで接し、求められる看護婦に成長していきたいです。

今だに未熟な私ですが、幸い乾医院の看護婦さんはそれぞれの持ち味を生かし、互いをカバーして良いチームを作って下さいます。皆さんに助けられながら、先生がいつも私達スタッフに言われる「乾医院に来て良かった。」と思われる医療を目指し、時々「これでいいのか!」と自問自答していくことは、この仕事を終えるまで続けていくつもりです。

第289号

2003.6.16

いのち

乾　医院
静岡市清水西久保1-6-22
TEL〈0543〉66-0212
FAX〈0543〉66-8799

医者の泣き言(一)
信頼関係を壊さないで

私が二九才で医者に成り立ての頃、九州大学の名誉教授で臨床医学の神様的存在だった小野寺直助先生が学士会で上京なさった折、月一回先生の診察を一年間見学させて頂いたことがあります。検査は全くなく問診、視診、触診、圧診、聴診だけの診察で「きっとよくなりますよ。この薬を向かいの薬局でもらって飲んでごらんなさい。」とどの患者さんにも処方箋をお渡しになっていました。処方箋にはM1、M2と書いてあるだけでした。すなわち胃薬1、胃薬2ということです。大方の患者さんはこれでどんどんよくなっていました。気になる方は気軽に東大教授に紹介状を書いておられました。小野寺先生に対する絶大な信頼が一言で患者さんの治癒能力をひきだしたのです。

医者が常に患者から信頼されている関係が病気を治癒させ、病人を癒やすのです。この信頼関係がなかったら医療は根底から覆ってしまいます。お互いに信頼し合った医療創造のために医者は日夜努力しているといって過言ではありません。この「いのち」がしかり「医学講座」もその一つです。毎週何回か講演会、勉強会がありますが日本の医者はよく勉強しているな、と思います。殆どの医者が真面目にコツコツと信頼関係を創りつつ診療を積み上げている時、数名の医師の不祥事があるとあたかもすべての医者が不祥事を起こしたかの如き報道をマスコミはします。医学情報や医学啓蒙と同時に日本の医療をどのように改革して、真に市民のための医療の方向性を論ずるのがマスコミの任務です。ところが、確かに記事や報道の中には医療を良くするための批判もありますが、多くは医師や医療を槍玉に挙げ悪玉に仕立て我こそは正義の味方的な記事が目立ちます。その中で「クスリ漬け」「検査漬け」「医者の儲け主義」「過剰診療」「三分診療」このようなイメージが定着してしまいました。マスコミは医学と医療の本当の姿を伝えていません。日本の医療は低レベルで不親切で高額であると思いこませているとしか思えません。問題は一つ一つの小さな報道が医者が最も大切に思っている相互の信頼関係を打ち壊してしまうということです。なぜ「三分診療」になってしまうのか、日本の医療費は本当に高額なのかもっと掘り下げた報道を望みます。相互信頼こそ最も大切です。

「患者が主役」の医療にするために
ー院内ミーティングからー

ここ何回かの院内のミーティングで「患者が主役」になるための医療を実現するためには私たち医療スタッフはいかにあるべきか、何をどうしたらよいかが全員で真剣に話し合われました。

㋑しゃが変われば患者が変わる

昨年暮「精神科リハビリかるた」をNPO法人よもぎ会で制作しました。その中の㋔の項は「親が変われば病状改善」でした。医療の中でも医者をリーダーとする医療チームの全体が変わらなければ、患者にだけ変わることを要求してもそれは無理ということです。ではどのように私たちが変わったらよいのでしょうか。

第一は、私たちが医療のすべては患者のためのものであることを医療チーム全体として確認することです。これは当たり前のことですが日常診療の忙しさや、煩雑な事務処理の中でややもすれば薄れがちなこの原点に常に立ち戻ることが大切です。

次は信頼されるスタッフになることです。どうしたら信頼されるチームになれるのか。最も大切なことは熱意でしょう。「この人たちは自分のことを心から思ってくれている」という思いが伝わって初めて信頼をかちとることができます。まず、患者の語る言葉に充分耳を傾けて聴くことが重要です。その中で患者の気持ちや立場を家庭の事情や職場の情況なども含めてできるだけ理解するよう努めることです。ただ聞いていても患者はそう簡単に心を開いてはくれません。時間が掛る場合もあります。

聴くためには人間的な信頼感と親しみやすく、明るくてやさしい雰囲気が求められます。悩みや苦情も嫌がらず聴く姿勢も大切です。

個々のスタッフもですが、チーム全体がチームワークよく自由な空気の中でのびのびと楽しみながら仕事をしていることも患者の中に安心感と信頼感を生み出します。

人間的に成長できる職場に

チーム中の不統一、不協和音は患者に不信と不安をもたらせます。患者と医療スタッフとの信頼関係を築くためには、まず医療チーム内の信頼関係を深めなければなりません。全員ができるだけ同じ医療哲学の上に立って、それぞれが個々の持ち味を生かした仕事をして、尚且つお互いを認め合うことが大切です。

患者のための良い医療を提供するために全員が協力してこれに当たります。協力体制を創り上げるためには情報を分かち合うための、共通の認識を持つための、相互に批判するためのミーティング、話し合いが最も重要です。批判は間接でなく直接批判できる関係を持つことが大切です。何でも自由に言える職場にしたいと思っています。

仕事の中で自分の職業における目標と自分の人生における目標をしっかり定めて、仲間と一緒に働くことによって人間的に成長できる職場であったらと思います。いづれにしても楽しくなければ良い仕事はできません。

優秀な技術者集団になろう

患者との信頼関係をつくる上で言葉は極めて大切です。明るく、はっきり、親切にすべきです。些細なことのようですが挨拶はきちんと返すことも常に忘れてならないことの一つです。長く待っている方に一寸一言を心掛けている看護師、話を聞く時一五センチ頷くよう努力していると発言した看護師もいました。その他にも、頼まれたことはきちんとしてあげる、患者を信頼して医療側のいい分をおしつけない、間違いや言い訳をきいてもしからない、誰でも公平に扱ってあげるなどの意見が出てきました。しかし患者に信頼される医療チームとして最も大事なことは思いだけでなく常に勉強する優秀な技術者集団でなければなりません。患者が安心して任せられる技術と知識を日々研鑽《けんさん》を怠らず身につけることが求められているのです。

やる気を起こさせる医療を

患者が主役になるということは、患者が自分の目で見て、自分の頭で考え、自分が選択して、自分が治療の主体となることです。私たち医療チームは専門的な助言と正しい情報の提供をします。それぞれの疾患についての知識と養生法を身につけて頂くためのお手伝いをして、患者が持っている無限の治癒能力を引き出すのが私たちのチームの仕事です。

とに角、やる気を起こしてもらうことが第一ですが、これが言うは易く行うは難しです。多くの慢性疾患は生活習慣病ですから先ず日常生活の見直しを、息・食・動・想について行って頂きその歪みに気づいてもらうことです。例えばストレスの原因になっている家族・友人、職場の人間関係について、食べ方について、運動を含めた日常の生活リズムについて自分で点検をして気づいてもらい改善に乗り出してもらうことです。

やる気を起こさせることが成功すれば治療は八〇％達成です。可は頭で解っているが行動はさっぱりの人、良は知識はまあまあだが行動する人、優はよく理解してしっかり実行する人です。医療スタッフは療養目標作りのお手伝いをしますからそれぞれの残りの人生も踏まえた人生設計をしてみて下さい。夢づくりも医療の大きな仕事ではないでしょうか。到達可能な目標に向かって患者に寄り添って歩みたいと語り合いました。

人間の医学講座予定表〈後期〉

回数	月日	曜日	昼夜	講義	ビデオ（予定）
1158	7/7	月	昼	糖尿病学級	糖尿病が家にやってきた
1159	14	月	夜	コレステロールと心臓病	高脂血症物語 ーコレステロールは眠らないー
1160	22	火	夜	糖尿病学級	糖尿病が家にやってきた
1161	28	月	昼	コレステロールと心臓病	高脂血症物語 ーコレステロールは眠らないー
1162	8/4	月	昼	糖尿病学級	糖尿病患者の日常生活の心得
1163	9/1	月	昼	インスリン学級	未定
1164	8	月	夜	なぜ血圧を下げるのか	高血圧から身を守るために
1165	16	火	夜	インスリン学級	未定
1166	22	月	昼	なぜ血圧を下げるのか	高血圧から身を守るために
1167	10/6	月	昼	糖尿病学級	糖尿病の治療
1168	14	火	夜	喘息で死なないために	気管支喘息を克服するために
1169	20	月	夜	糖尿病学級	糖尿病の治療
10/25（土）～26（日）糖尿病患者さんのための箱根研修旅行（要予約）					
1170	27	月	昼	喘息で死なないために	気管支喘息を克服するために
1171	11/4	火	昼	糖尿病学級	糖尿病の自己管理
1172	10	月	夜	狭心症は心臓病の赤信号	心臓病の危険信号
1173	17	月	夜	糖尿病学級	糖尿病の自己管理
1174	25	火	昼	狭心症は心臓病の赤信号	心臓病の危険信号
1175	12/1	月	昼	糖尿病学級	糖尿病と上手につきあう方法
1176	8	月	昼	肝硬変と肝癌の関係	肝臓病の在宅療法
1177	18	木	夜	糖尿病学級	糖尿病と上手につきあう方法

※〈日時〉昼→2時～4時　夜→6時30分～8時30分
〈会場〉乾医院2階講義室

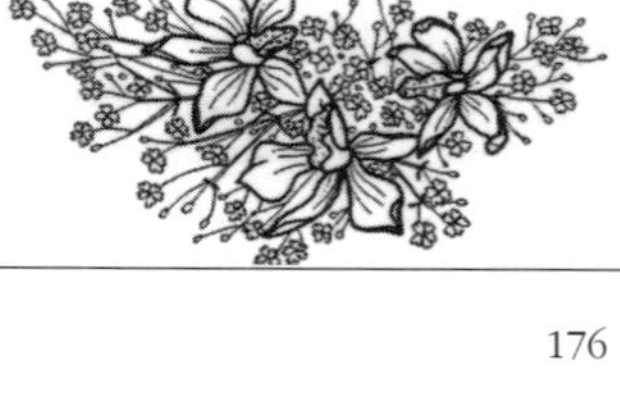

＊暑さにも寒さにも負けず今年後半も
はりきって医学講座に出掛けましょう！＊

第290号

2003.6.30

いのち

乾　医院
静岡市清水西久保1-6-22
TEL〈0543〉66-0212
FAX〈0543〉66-8799

医者の泣き言(二)
なぜ三分診療なのか、考えよう

「悪魔の辞典」で有名なアンブローズ・ビアスは、「医者」の項に「病気のときには望みをかけ、健康なときには犬をけしかけたくなる輩」と書いています。ビアスに限らずモリエールにしてもどの時代でも医者は尊敬の対象などではありませんでした。例えばシャーロック・ホームズで有名なコナン・ドイルは「医者がもし心得違いをすれば、第一級の犯罪者だ。度胸があるし、知識もある。」と書いているし。

「医者というのは、自分がろくに知らない薬を、もっと知らない人体のなかに注ぎこむ者のことだ。」　ヴォルテール

「医師とは、重大な過ちを犯す免許を与えられた人である。」　ルイス・レヴィンソン

「医者は法律家とちょうど同じだ。唯一違うところといえば、法律家は奪い取るだけだが、医者は奪い取り、そして殺すということだ。」アントン・チェーホフ

まだまだ枚挙にいとまがありません。現在でも医療費が高騰しているのは医者や病院が儲けているからと思っている方が多いでしょう。しかし、本当に日本の医療費は厚労省やマスコミが宣伝する程高いのでしょうか。

例えば虫垂炎の手術料金は日本六万四千円、韓国十二万五千円、米国二五万五千円と大きな開きがあります。しかも米国では公定価格ではありませんから医師により病院によって価格が違います。米国で虫垂炎になれば七〇万～八〇万円がかかります。一九九四年に福岡県内科医会が日米の医師の技術料の比較調査をしていますが、日本の医師の技術料は米国の医師の約二割でしかありません。再診料などは十分の一でした。一九九五年のAIUの調査では初診料は日本二千円、韓国四千円、英国六千八百円と先進諸国の中では最低です。医師の診察料は散髪代と同じ位ということです。では高いといわれている医療費はどこに行っているのでしょう。

日本の医療費の三一%が薬代になっています。仏二〇%、英一六、四%、米一一、三%が薬代です。日本の薬の使用量が多いと思われがちですが決してそうではありません。日本人は外国の二倍の値段の薬をのんでいるのです。それに対して診察料は医療費の十%以下なのです。これでは患者の満足のいくような医療になる筈がありません。なぜ二時間待って三分診療なのか、もう一度役人任せにしないで皆で考えてみましょう。

老いをどう生きるか(一)

―老いの特性―

人間の一生を川になぞらえると、岩はだの間をぬってちょろちょろと流れる清水は幼小児期です。荒々しく波頭を白くして激しく流れるのは青壮年期です。老年期はゆったりと落ちついて静かに流れる河口です。いよいよ長かった川の旅も終わりに近づいています。

壮年期から老年期に至る過程は変化がゆっくりですから年をとっている自分にもその変化を感じないことがあります。六十才、七十才と年を重ねるにつれて傍目《はため》にはれっきとした老人なのに当の御本人だけが年をとったことを自覚できないでいることがありますが、老人が老人になったことを受け容れないでいる時老人扱いされることは辛いことです。

人は誰しも長生きしようとすれば年をとる他はないのに、長生きをしたいと願う一方、年をとり老いたいとは思わないのです。中国の諺に「人は愚行のもの、長命を願い、そして老年を恐れる」とありますが正にその通りです。

ああ嫌だ！年はとりたくない

江戸時代に名奉行とうたわれた根岸鎮衛《やすもり》が書いた「耳袋《みみぶくろ》」という書物の中に横井也有の作った狂歌七首が「老人への教訓の歌の事」の項に紹介されています。

皺はよるほくろはできる背はかがむ
　あたまははげる毛は白うなる
手は震う足はよろつく歯はぬける
　耳は聞えず目はうとくなる
よだたらす目しるはたえず鼻たらす
　とりはずしては小便もする
又しても同じ噂に孫じまん
　達者じまんに若きしゃれ言
くどうなる気短になる愚痴になる
　思いつくこと皆古うなる
身にそうは頭巾襟巻杖眼鏡
　たんぽ温石しゅびん孫の手
聞きたがる死にともながる淋しがる
　出しゃばりたがる世話やきたがる

年齢は人の顔よりも心に
いっそう多くの皺を刻む
（モンテニュー）

右の狂歌は実に巧みに老人の特徴を詠みこんでいます。人間の歯の数、髪の毛の数は限られていますが年をとるにつれて歯の数、髪の毛共に少なくなってきます。老眼・白内障で目はかすみ、耳は遠くなり、歩くのもおぼつかなくなってきます。こうなれば否応なしに老いを認めざるをえません。こうした身体的な老化を考えることも憂うつですが、精神の衰えた肉体を考えると更に一層恐ろしくなります。

年をとるに従って心のみずみずしさを失って心が枯れてきます。新しいものを受け容れる能力が衰えて新しい思想が理解できなくなります。新しい時代の音楽や絵画を理解しようとせず、若かりし時代の偏見にとりつかれて保守的になり依怙地にそして頑固になります。

生まれついた性格はそう簡単に変えられるものではありませんが、若い頃は理性で欠点を何とかカバーしています。ところが年をとると理性のブレーキが効かなくなり地が現れてきます。従って欠点も年をとる程目立ってひどくなってきます。

性格の悪い面が強く現れて、けちな人は余計けちに、短気な人は更に短気に、わがままな人はもっとわがままになります。

年をとれば当然、伴侶を失う機会は多くなります。友も一人、二人と去っていき人生の砂漠が少しずつ拡がって、老人の孤独な世界が始まります。孤独は老人にとって最も大きな不幸です。アンドレ・モロアは、「私の生活技術」の中で「暗い眺め、それが老年である」と書いています。

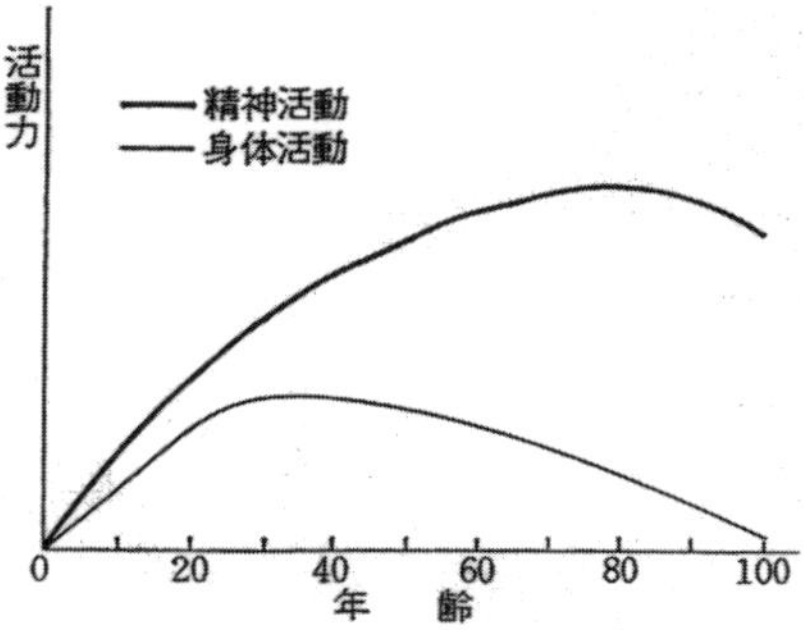

ストラッツの生活曲線

これまで老人の特徴のマイナス面のみを強調して書きましたが、右の表はストラッツという人が人間の精神活動と身体活動を研究して年齢変化をグラフ化したものです。身体活動は三十才をピークに徐々に下り坂となりますが、精神活動は七十才を過ぎるまで登り続けその後もかなり高い水準を保っています。幼年期は未熟、青壮年期が充実と完成、老年期は衰退という見方がこれまでの一般的な考え方でしたが、これは体力の衰えがすなわち人間の衰えだという体力中心の考え方による偏見といってよいでしょう。

これから人類が遭遇するであろう困難を乗り切るためには体力、スピード、身体の機敏性よりも熟慮、落ちつき、正しい判断などが必要になるでしょう。だとすると老年期こそは貧弱になるどころか豊かで貴重な年代になるでしょう。人間社会には青壮年の若々しい体力と老年の円熟した知恵の双方が共に必要なのです。

今若い青年もやがては必ず年老いる時がやってきます。免れることのできない老いを見据えないで若さを浪費してしまうと、自分が老人になった時豊かで貴重な老年期を空しく過ごしてしまうことになるでしょう。

命ある限り平和で豊かに生きていくためには老いの弱点とすばらしさをよく知って、若い世代と協調して相互におぎない合いながら老いを生き抜く覚悟が必要です。

人間の医学講座予定表

月日	曜日	時間	講義	ビデオ
7/7	月	昼	糖尿病学級	糖尿病が家にやってきた
14	月	夜	コレステロールと心臓病	高脂血症物語 −コレステロールは眠らない−
22	火	夜	糖尿病学級	糖尿病が家にやってきた
28	月	昼	コレステロールと心臓病	高脂血症物語 −コレステロールは眠らない−
8/4	月	昼	糖尿病学級	糖尿病患者の日常生活の心得

※8月は昼の医学講座のみとなります。

〈時間〉昼→2時〜4時
夜→6時半〜8時半

〈場所〉
乾医院2階講義室

暑くなり、食生活も乱れがちになるこの季節、気を引き締める為にも医学講座に出席しましょう！

待合室

《胃内視鏡検査を受ける方へ》

検査に来院する時、車・バイクに乗ってこられた方は、安定剤使用による胃内視鏡検査を受けることはできません。

徒歩または送ってもらうか公共の乗り物を利用してくださる様お願いします。

傘の忘れ物、はき物の間違いが多いので、皆さん気をつけて下さい。名前を忘れずに。

診察室から
—健診のすすめ—

宮田 弘美

今この「いのち」を読んでくださっている皆さんは、年に一度の定期健診を実施していらっしゃると思います。皆さんの御家族はいかがでしょうか？会社にお勤めの方は会社でやっていると思いますが、パート勤務の方、専業主婦の方など、健診の機会がない人もいるのではないでしょうか。何も言う所がないから…忙しいから…子供の世話で病院に行く時間がない…。いろいろな事情はあると思いますが、年に一回の誕生月健診をおすすめします。

近頃では若い方の癌、脳梗塞、心筋梗塞も以前より多くなっています。昔とは食生活も生活スタイルも様変わりして、私達の生活は楽ができるようにできてしまっています。コンビニへ行けば、おにぎり、お弁当など、すぐに食べられるものが溢れ、運動らしい運動もせず、マイカー通勤。身体を早く老齢化するような社会になってしまっているせいでしょうか。

食生活を見直して、運動を心掛ける。結局、行き着く所は「よく噛んで腹八分目、いつもニコニコ、よく歩く。」になります。それプラス健診が大切です。症状の出る前に初期の段階で癌を発見できれば手遅れになることはまずありません。

御自分だけでなく、御家族の方、特に健康に自信があると豪語していらっしゃる周囲の方に是非すすめていただきたいと思います。普段、病院、病気に縁の無い方は風邪をひいた時などチャンスです。

小さなお子さんを抱えているお母さん達、少しぐらい調子が悪くてもがまんしていませんか？頑張りすぎないで、周りの人にもう少し甘えても大丈夫ではないでしょうか。

家族の為にも自分の身体を大切にしてください。

第291号

2003.7.17

いのち

乾　医院
静岡市清水西久保1-6-22
TEL〈0543〉66-0212
FAX〈0543〉66-8799

医者の泣き言(三)
病院倒産の危機到来

休診日の水曜日は県立総合病院に入院中の患者の病床を訪れることにしています。月一回は自分自身の受診日です。患者になって待つ身になると患者の気持ちもよく解ります。八時半の予約ですから七時半には病院についています。診療の始まるのは忙しい医師の都合で大体は九時過ぎ、遅い時は十時からです。体調が悪い訳ではありませんから待つことはそれ程苦になりません。本を大分読めます。

病院に出入りしていると医師は忙しくよく働いていることがよく見えてきます。外来日は昼食も摂らず、手術日は夜中の二時、三時迄、心カテの説明は深夜近くに、早朝から回診をして実に独楽ねずみのように眠る間を惜しんで走り回っています。

それでも患者側からすると、医師の説明が十分でない(四六%)、長時間待たされる(四五%)、医療費の自己負担分が多い(九%)と不満は一杯あります。患者の不満はお金より医療そのものに対する不満です。患者の不満足度は医師と患者の接する時間の短さによっているようです。医療スタッフが時間的余裕をもって患者と接することができれば、患者の満足度は必ず上がります。

三分診療を解消するのには、医者を半分に減らすか、医師を倍に増やせば良いのですが、大工場でコンピューター制御されたロボットが製品を作るのと医療は本質的に違って、人手を減らせば確実にそれだけサービスは低下します。病院の人件費は五〇%前後と他の業種の人件費支出が十%と較べるとはるかに高いのが特徴です。

大方の国公立病院は赤字です。ですから国立病院は次々と閉鎖されています。いくら赤字があっても一般会計からの公的補助金があるから国立病院のように潰そうとしなければ潰れません。ところが問題は日本の医療の大部分を背負わされている私立病院の場合、どこからの補助もありませんから儲けるどころか一部の病院を除いては倒産しないための努力を強いられているのが実情です。薬価差益も検査料金もどんどん低下していますから経営改善には職員の給料を安くして、人員を減らすことしかないのです。サービス低下は必至です。患者の納得のいくようなまともな医療をしても経営が成り立つような医療制度を真剣に考えないで、医療費削減と「患者中心の医療」の御題目だけを唱える小泉内閣によって日本の医療は現在崩壊中。

老いをどう生きるか(二)
——未知の世界に足を踏み入れる——

六八才の現在、抜いた歯は親知らず一本だけで、二年半前に心筋梗塞で一ヶ月入院する前まではまだかなり無理をしてもやれると自信をもっていました。今年五月、富山の糖尿病学会に出席の折、機器の展示場で新しい眼底カメラを購入しようと説明してもらいながら自分の眼底を撮ってもらったところ白濁して眼底が殆ど見えないのには驚きました。日常の仕事の中での疲労と病気の体験と相俟って老化を感ぜざるをえませんでした。

年寄りになる稽古をしよう

さて、そこで誰もが宿命的に出会わなければならない老いと死は必ずやってくることは知っていながら、自分自身の老年期をどう生きるかを真剣に考える間もなく無我夢中で働いてきて気がついたら老境に差し掛かっている自分と出会っていささか戸惑っている現在です。そうはいうもののまだ働く意欲はあるし、二十才の青年にとっては五十才は年寄りですが、六八才だって八五才の御老人から見ればまだまだ若いのだと思ったりして、自分の老いを受け容れるのは中中難しいことです。

六八才になっても知らないことばかりで、いくつになっても経験不足です。特に、老人は老人らしくしなくてはいけないといわれますが、以前から老人だった人は一人もいなかったのですから、老年期に入るということは全く新しい未知の世界に足を踏み入れることで全く新しい経験なのです。ゲーテは「年をとるとは新しい仕事につくこと」といっています。

隠居・引退してすっかり老け込み意気消沈してしまう老人もいますが、それは若い頃から老年期に対する準備と心構えができていなかったからです。必ずやってくる老いの準備は誰でもやっておかなければならないことです。したがって老人になる時には老人になるための稽古と勉強が必要になります。今からでも遅くないので早速始めたいと思います。

どのような老人になるか

誰が見てもれっきとした老人なのにもかかわらず、自分では一向にそれに気づかず若者のように振るまっているのを見るのは哀れでもあり、見苦しいものです。年をとってから昔の自分の経験と成功を得意満面で長々と話す人がいますが、聞かされている相手は我慢して儀礼的にだまって聞いているだけで実は欠伸を噛み殺していることが多いのです。何度も同じ話を聞かされる若者は次第に敬遠するようになります。

年をとると周囲への配慮が乏しく

なり利己的になります。体力・気力の衰えた老人は自分を守るのに一生懸命になるあまりけちになり、物を溜めこみ、一人占めにしようとします。けちで、威張りで、口うるさく、利己的な老人にはだんだん人が寄りつかなくなり孤独な終わりを迎えることになります。

老人は自分の考え方・やり方に固執しがちです。自分の好きにすること自体はそれで結構なことだし、自由ですが若い人にそれを押しつけてはいけません。

偉そうに書いていますがこれは自分への戒めです。

人間が長く生きていると、これまでの生き方が顔に現れてきます。全く無名の市井《しせい》の御老人で言葉少なく、多くを語らず、正に老木に花の咲いた風情を漂わせ、これまでの風浪に耐えた人生の深みを感じさせる立派な風貌の方に時にお目に掛かることがあります。こうありたいと思いますが、しなやかで、温かい心を持ち続けて年老いることは至難なことのようです。ゆったりとして、落ちついていて、控えめで、笑顔を絶やさない老人だったら若い人たちにも親しまれ頼りになる老人になることができるでしょう。そういう老人に私はなりたい。

素直に老いを受け容れる

誰しも年はとりたくないが確実に一日一日と年をとり戸惑いながら、手探りで老境に入っていきます。最も大切なことは年をとったら素直に老いを認めその自覚を持ち、老いを受け容れることです。老人が心得て戒めなければならないことは、過ぎ去った壮年期にへばりつくことです。心豊かな年寄りは尊敬されこそすれもの笑いにされることはありません。笑われるのは自分が老人であることを忘れていることです。年をとったら何事につけても若い頃とは違って、言うこと、行うことに気をつけて慎重にしなければなりません。ところが気をつけようと思ってても理性のブレーキが傷んできていますから自分では中中気づかないことが問題です。

「年寄りの冷水」とよくいわれますが、年をとったら老人らしく分相応にして無理をしないことが肝要です。

論語の中に孔子の有名な「六十にして耳順《みみしたが》う。七十にして心の欲する所に従えども、矩《のり》を踰えず」という詞があります。人間はややもすれば年をとると頑固になりますが孔子は、「六十になって人のいうことが素直に聴けるようになり、七十になってからは心のままに振るまっても度を過すことなく誤ることがなくなった」といっているのです。とてもこうはなれませんでしたが、せめてこれからでもそうなりたいと努力したいものです。老年期を如何に過ごすかはその人が自分の人生の中で如何に学び、どれほど内面を豊かにしてきたかによって決まるようです。

患者物語

糖尿病で治療中のYさん(39才・女)は、毎月糖尿病学級がある日に定期的に診察にいらしてその帰りに必ずと言っていいほど、学級に出席して下さる患者さんです。しかし最近は多忙な毎日を送っているようです。

先日も、採血時に「仕事は分刻みで休みもないよぉ。」とつぶやいていました。Yさん自身も「こんなんじゃきっと血糖も悪いんじゃないか?」と、とても心配していらっしゃいましたが、測定後血糖値は悪くなかったので少しほっとしているようでした。「糖尿病は検査の病気」といわれ、血糖値は測ってみなければわからないのです。

糖尿病に限らず、学級に何回も出席している患者さんは他にも数多くいらっしゃいます。Yさんをはじめ「学級は自分の為だから」と前向きに考える方がほとんどです。月一回の学級に出席することで、定期受診に心がけるYさんのように、病気の知識を得るだけでなく、慢性の病気と上手につき合っていく知恵も、勉強していただけると嬉しいです。

夏休みのお知らせ

8月 24(日)
25(月)
26(火)
27(水) 休診

今年は、上記のように夏季休診日をとらせていただきます。御了承ください。
お薬を切らさないよう十分注意し、混雑が予想されますので、早めに受診して下さい。
御迷惑をおかけしますが、よろしくお願いします。

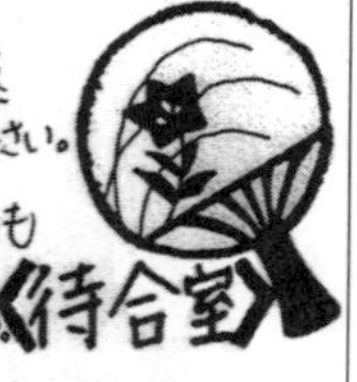

《人間の医学講座》
※8月は4日の昼の糖尿病学級のみとなります。皆さん御出席下さい。
尚、糖尿病の患者さん方、9月もインスリン注射を行っている方の為の学級となりますので、御注意下さい。

《糖尿病患者さんの為の箱根研修旅行》
※今年も箱根に1泊して、ゆっくりと糖尿病について学んだり、患者さん同士の交流をしたり、楽しい時間をつくります。
10月25(土)~26(日) 御都合のつく方は、奮って御予約下さい。

いよいよ夏本番を迎えますね。夏バテしたり、夏かぜをひいたり、体調を崩しやすくなりがちな季節です。室外と室内の温度差をあまりつけない様調節しましょう。汗をかいたら清潔にし、水分を摂ることを心がけます。食欲も低下しがちですが、栄養バランスと食べやすさに工夫してみましょう。特にお年寄りには配慮が必要です。

医師や看護婦、栄養士に、健康維持についても気軽にお話し下さい。

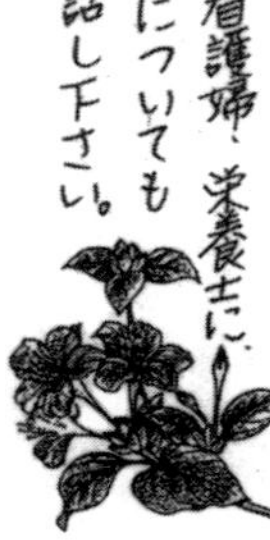

第292号

2003.8.12

いのち

乾　医院
静岡市清水西久保1-6-22
TEL〈0543〉66-0212
FAX〈0543〉66-8799

日本の健康保険証は疾病保険証

月日は丁度川の水が上流から海に向かって流れているように、一刻も休むことなく刻一刻と過ぎ去っていきます。しかもその速いこと、今年も七月が終わろうとしています。

昨年からの一年半の間に本院で発見した悪性腫瘍の総数が、昨年三〇人、今年一四人で四四人でした。内訳をみてみると、大腸癌　一〇人、胃癌　七人、乳癌　五人、肺癌・前立腺癌　各四人、肝癌　三人、膵癌・総胆管癌・甲状腺癌・白血病　各二人、腎癌・尿管癌・悪性リンパ腫　各一人　でした。

胃癌をみてみますと、七人全員が早期胃癌で開腹をしない内視鏡手術が可能な方でした。

大腸癌も内視鏡手術、或るいは治癒手術だった方は全員便潜血検査で発見された検診例でした。症状があって見つかった方々は残念ながら進行癌だったり、既に転移のある方々でした。

また昨年の三〇人中五人の方は糖尿病治療中に発見された方々でした。

このように小さな診療所で発見される癌をみてみますと、助かっている方は高血圧症とか糖尿病があってその診療中に検診をして発見された方か、検診目的で来院された方ばかりです。

癌の治療は早期発見早期治療が肝要であることを改めて認識しました。

このように検診が重要なことは皆さんもお解り頂けたかと思いますが、この度、医師会からの通達で明らかに検診と判るレセプトは査定が厳しくなって、診療報酬が支払われないというのです。

医療保険財政が逼迫してきているから健康保険証を使っての健康診断はまかりならぬというのです。なぜなら健康保険証ではなくて疾病保険証だから検診に使ってはいけない、病気になってから使いなさいというのが政府の言い分です。高い保険料を払っていながら手遅れになってから発見してもらいなさいというのは誠に馬鹿気た話です。

慢性疾患で診させて頂いている方が癌を見落とした為に亡くなったというのではやりきれません。今迄通り基本的な検査は御希望があれば行って参りますが、一度に胃カメラ・エコー・胸部写真・心電図・血液・便潜血とまとめてやれませんので二ヶ月にわたって分けてお願いするように致しますので御協力下さい。医者にかかっていて癌で死なないために、検診は是非すすんで受けて下さい。

老いをどう生きるか(三)

老年期は人生の完成期

一回しかない人生を長生きするということはそれだけで非常に幸運なことだといってもよいでしょう。その上長い生涯を自分なりに生きることができればこんな幸せなことはありません。

老いを生きる道

しかし幼少期や壮年期と違って老年期の生き方はやや複雑でまた困難です。セネカの言を借りれば「老年は癒やすことのできない病」でもあるからです。

老いを生きる生き方として一つは、潔く老いを認めて受け入れることです。二つ目は、矛盾するようですが、老人だ老人だと考えないで、できるだけ気持ちを若く保つよう心掛けることです。

老年期を上手に生きるノウハウや技術はこれといってありません。確実にしのびよってくる不幸に耐えそれと闘うしかなさそうです。J・F・ケネディも一九六〇年の指名受諾演説の中で「医学の革命は、われわれ年長の市民の生命をひき延ばしましたが、その晩年にふさわしい威厳と安心は供給しませんでした。」と述べています。

そうはいっても、精神的にも身体的にも諦めてしまってはいけません。確かに青年期には若さの漲るはつらつとした体力がありますが、老年期には若者にはない円熟した知恵があるではありませんか。年をとっているというだけで心のおもむく感情を圧し殺すことはありません。まず欲を捨てて、老いても常に好奇心を失わないで、新しい世界、美しい世界に関心を持ち、新たな生き甲斐を発見し、持ち続ければ老年期こそ人生で最も楽しい時である筈です。

老年期は余生ではなく立派に生きられる人生の完成期です。老年期をどのように生きるかそれはその人次第ですが決して暗いものでもないし、必ずしも寂しいものでもありません。仕事や責任から解放された自由なあなた自身の時間を持てたのです。年をとって第一線を退いたら、もう名誉とか欲望などからはできるだけ遠ざかって、身辺を整理してせいせいした方が寂しいようではありますが心安らかに過ごせるでしょう。

名誉や金銭欲から離れられず、本当の自分を見失ったまま、将来に対する不安もあって持っている財産に固執して長くもない人生をあくせくと苦しんで過ごすということは傍らから見れば滑稽なことです。「定年退職して、自由になった時、初めて自分の生き方、在り方を見られるようになった」としみじみ語ってくれた精神障害者の父親がおられました。川の中の魚には川が見えなかったのです。

人間、退き際が大切

大勢の老人と付き合っていると、多くの人は時間をもて余し、年をとってもまだ生き甲斐探しをしてうろうろしています。時間には限りがあって死の時は必ずやってくるということを心して、残された時間を大切にしている人は意外と少ないということです。

老人は三六五〇日生きられるかどうか判らない残り少ないたった一回しかない人生を悩んだり、嫉んだり、羨んだりして未練がましく生きることはあまりにももったいないと思います。若い人は今この時を精一杯、自分の納得のいくように生きることです。そうすれば晩年にも落ちついた平和な日々を送ることがきっとできるでしょう。年をとっても若かりし頃の失敗を無駄にしないで常に前進することが大切です。

人間生きているとやる事は次々と現れてきます。従って仲々やめる時がやってきません。未だ私には解りませんが、ある年齢に達すると働くのが辛くなり働きたくなくなるといいます。少しでもそのような感じを持ったら、人間は退き際が大切です。きっぱりと身を退く潔さを持ちましょう。老醜を晒さないためには引退の時期を誤らないことです。

解っているようで解らないのが人間です。ぐずぐずしているうちに、何の準備もしないうちに死を迎えることになってしまいます。

いつから死に支度をするかが問題ですが、決して早くはないからそろそろ始めた方がよいかとも思っています。

賢い老人は子供にまとまった遺産は残しません。医者という職業をしていたお陰で遺産争いを多く見すぎました。もし遺書を書くなら元気なうちに書いておいた方がよいでしょう。

老後の一日は値千金

子や孫に残せるとしたら、土地や金銭ではなく老後の生き方はこうあるべきだと手本を示せたらと内心夢見ていますが、そうはできないだろうとも思っています。いずれにしても、世間にあまり未練をもたず必ずやってくる死を安心して迎える準備をしておきましょう。貝原益軒は養生訓の中に「老後は、若い時より、月日の早いこと十倍にもなるので、一日を十日、十日を百日、一月を一年と考え、喜び浮かれて無駄に過ごしてはならない。いつも時間を惜しみなさい。心静かにゆったりと余日を楽しみ、怒りなく、欲少なくして、まだ残されている体を養うべきである。老後、一日も楽しまずに、むなしく日を過ごしてしまうのは惜しむべきことである。」と書いています。

年をとった今日一日は千金に値します。心して生きましょう。

待合室

新しい医療受給者証の提示のお願い

八月一日より老人・高齢者受給者番号が一部変わりました。又、自己負担額が変わる方もいらっしゃいますので、次回の受診時に必ず新しい受給者証を窓口にお見せ下さい。

御協力よろしくお願いいたします。

（尚、保険証も月一回の御提示を今まで通りお願いします）

人間の医学講座予定表

月日	曜日	時間	講義	ビデオ
9/1	月	昼	インスリン学級	心臓に優しい生活
8	月	夜	なぜ血圧を下げるのか	高血圧から身を守るために
16	火	夜	インスリン学級	心臓に優しい生活
22	月	昼	なぜ血圧を下げるのか	高血圧から身を守るために

〈時間〉昼→2時～4時
　　　　夜→6時半～8時半
〈場所〉乾 医院2階講義室

診察室から

—中《なか》食って知ってますか？—
…上手くつき合って下さい…

管理栄養士　橋本志賀子

外食ではなく中食という言葉を御存知ですか。それは調理の済んだお惣菜を持ち帰り家で食べる新語です。ライフスタイルの変化で今大人気、多かれ少なかれ多くの方が利用しておられることでしょう。高齢者や病気の方、一人暮らしの方、多忙や急ぎの時は大変便利です。

乾医院の近くのスーパーもお惣菜売り場が拡張され、百種類近いお惣菜がそれは美味しそうに並んでいます。先日お元気な糖尿病の主婦の方が来られ、ノートに記された食事内容を見せて頂いたら、かぼちゃの煮付け、おにぎり、かき揚げ、お寿し、焼きそば、唐揚げなどが並び、家で作っているものは少なく毎日続いていました。

便利な中食ですが、特徴を知り上手に利用しないと失敗します。特徴としては、出来上がった料理しか見えないので一、使っている材料、隠れた調味料、油脂などの内容や質、量が解らないこと、二、味が濃いこと、三、油を使った料理が多いこと、四、野菜が少ないことなどが上げられます。

食事療法中の方々も、エネルギーの見当がつかないことでしょう。買う時はつい食べたいもの、好きなものばかりに手が出ますが、せめて黄色（穀類・芋類）赤色（肉魚卵大豆製品）緑色（野菜群）を組み合わせバランスよくとりましょう。揚げ物やマヨネーズの多い料理は控え、不足の野菜や海そうなどは別に補うことをすすめます。お店も黄、赤、緑に分類したり栄養価表示をして健康管理に役立つ工夫をして欲しいと思います。疾病を持つ人だけでなく健康な人も一食一食を大切に、上手な利用、気配りをして下さい。

いくら便利でも度々はやっぱり味気ないし、素朴なおふくろの味が一番家族の皆に喜ばれることでしょう。

第293号
2003.9.1

いのち

乾　医院
静岡市清水西久保1-6-22
TEL ＜0543＞ 66-0212
FAX ＜0543＞ 66-8799

戦争のない世界を子や孫に残そう

私たちは三年数ヶ月前新しい世紀こそは戦争のない平和な世紀でありたいと心から願った。しかしそのような願いは儚《はかな》いうたかたの夢となって消し飛んだ。新世紀になって米国はアフガニスタンへの報復攻撃につづき、二〇〇三年三月二〇日イラクに対して「大量破壊兵器の違法保有」を根拠にイラクを破壊した。一般市民の死者は七〇〇〇人を超えている。未確認の死者とイラク軍兵士の犠牲者を加えたら恐らく倍の数になるだろう。

英米軍は開戦当初からバスラやバグダッドのような都市部にも劣化ウラン弾を容赦なく撃ち込み、いたるところで放射能汚染が確認されている。どれ程の劣化ウラン弾が使われたか。八〇〇万発約二〇〇〇トンと英国の研究者ダイ・ウイリアムは推定している。一方数千人の米大量破壊兵器捜索隊が捜索を続けているが未だにその痕跡すら発見できていない。劣化ウラン弾と同じく、禁止が強く叫ばれている兵器を使用したのが米軍であり大量破壊兵器を全く使用しなかったのがイラク軍であった。この事実だけでもイラク戦争は不正義の戦争であった。

一九九九年国会では日米ガイドライン関連法、国旗・国歌法、盗聴法、改正住民基本台帳法が成立して戦後の民主主義といわれてきたものは一気に崩壊した。本年六月六日有事法制関連法が成立し六月十三日施行された。つづいてイラク派兵法である。イラク復興支援特別措置法も大方の国民の不安を押し切って成立させた。自衛隊という軍隊を毎日米兵が殺されている戦地に送ることを合法化したのである。

武力による国のあり方を選択した歴代保守内閣の軍事化路線を継承発展させつつ、戦争のできる国を作ろうとしている小泉内閣は断じて許せない。

五八回目の八月十五日がめぐってきた。その十五日に西原正防衛大学校長がワシントン・ポスト紙に寄稿して「米国と北朝鮮が不可侵条約を結ぶようになれば日米安保条約と矛盾することになり、日本の核兵器開発を正当化することにさえなるかも知れない」と述べている。

唯一の被爆国日本は持たず、作らず、持ちこませずの非核三原則の重みを平和憲法と共に強く許えていく義務が私たちにはある。戦争に備えて戦争にならなかった例はない。子や孫の生きる世界を平和にて残していくのが私たちの為すべきことである。

死を考える（一）
昔の死、今の死

人間が一生のうちに避けることのできないものに「生老病死苦」の五大苦があります。これからこの中の一番の大問題である死について考えてみることにします。

人が生と死をどう捉えてどのように考えるかは、その人がどれだけ、どのような死に出会ったか、どれだけ死を見慣れているかによって違います。人生のどの段階で死に出会ったかも重要なことです。

死との出会い

冒頭から私事にわたって恐縮ですが、私が袖師村立国民学校に入学したのが昭和一六年（一九四一年）です。その年の一二月八日に大東亜戦争が始まりました。戦争が始まって一年目、二年目には今はなくなってしまった松の並木のあった電車路に、婦人会のおばさん達と並んで国民学校の生徒たちも出征兵士を送りました。戦争が酣《たけなわ》になると同じ道で、駅の方から白木の箱に入れられ胸に抱かれて帰ってくる英霊たちを「海ゆかば」の曲を聴きながら迎えたことを覚えています。

二人の叔父が一人は二七才で、もう一人は二四才で戦死しています。小さな頃遊んでもらった向かいのヒロちゃんも戦死しましたが、見えないところでの戦死なので八才九才の子供だった私の印象に残っていません。

戦争が激しくなって父親が出征していたこともあって母親の実家に疎開しました。初孫だった私は祖父母に随分可愛がられて田舎の生活を楽しみました。お酒をチビリチビリとおいしそうに飲んで、気が向くと尺八を吹いていた祖父。夏の暑い日に手拭いを頭に被りパナマ帽をその上にちょこんとのせて自転車で芝川の分院に出掛けた後ろ姿は今でもはっきり想い出します。その祖父が戦争が終わって清水に帰って二年目一三才の夏、昭和二三年（一九四八年）七月一四日夜心筋梗塞だったのでしょう、六三才で急逝しました。葬儀のことはよく覚えていませんが、夏の暑い日富士川の渡船場近くの墓地で、その当時は土葬だったので深く掘られた穴の中にお棺が下ろされていく時激しく泣いて父方の叔父に、「男は泣くものではない」と厳しく叱られたのが親しい人の死に出会った最初です。

これと前後して小学校六年の時仲良しだった、南海ホークスが大好きだったK君が急性の感染症だったのでしょう、ついこの間まで元気だったのに亡くなってお葬式がありました。クラスを代表して泣きながら弔辞を読みました。それより鮮烈に記憶に残っているのは火葬の風景です。その当時の鎮地区の焼き場は学校に曲がる道を曲がらずに真っ直ぐ庵原川に続いている田ん圃の中の一本道の左側の見え晒しの田の中にありました。火葬場といっても建物らしいものはなくただ浅い窪みの周りに長方形に石が並べてあるだけでした。したがって人が焼かれているのが道からもよく見えました。

死ぬ時、死に場所を選べない

昔は死は極自然なことで自分の身近にありました。祖父母が両親が兄妹が死ぬのを看取るのが普通のことでした。結核が全盛の頃の若者は友人が結核で死に見舞いもしてきました。したがって死を恐れ、死を考えざるを得ませんでした。ところが現代人の多くは死に出会う機会が極めて少なくなって、特に死んでいくのを目にしなくなった若者は死に対応できなくなっています。現代人の中には自分自身が死の床にいる時初めて死と直面するという不運な人もいるかも知れません。

昔の死と現代の死と較べてみると今の死の特徴は

一、心臓死や交通事故死のような突然死が多くなったこと

二、延命治療による仲々死ぬことのできない死が増えていること

三、孤独な施設死が多くなっていること

などです。

平均寿命が八十才を超え世界最高の長寿国になった現代の日本では余程の重病でない限り容易に死ねない情況になりました。人が死ぬのは医学の敗北であるかのように錯覚して死を忘れ、死を忌み嫌うようになりました。しかし、死は必ずやってきます。

現代社会では障害者、老人、病人は健康で若い者たちから隔離されています。死ぬ場所も病院或るいは施設のような人目のつかないところで死ぬことが多くなり、現代人は死を真近に見ることが少なくなりました。したがって死の数日間を共に過ごすということは稀になりました。

最近は病人本人の意志は無視されて救急車などで病院に連れていかれることが多くなっています。

これは間違いなく不幸なことだと思いますが、現代医学は百年前だったら確実に死んでいる筈の人間を生物学的に生かしておくことができるようになりました。病院では死にたいと思っても「楢山節考」の老人のように自分で死ぬこともできず死ぬべき人間が機器や器材によって回復する見込みもないまま生かされている場面によく遭遇します。

死を認めたくない人は他人の死も認めたがりません。植物人間のようになって回復の見込みがないような年老いた親の命を延命処置によって何年も生き延びさせている人は、生きさせているのではなく、死の過程を延ばしているだけにすぎないような気がしてなりません。立場を置き換えてみることも必要です。

人間の医学講座予定表

月日	曜日	時間	講義	ビデオ
9/1(月) 9/16(火)の糖尿病学級は、インスリン自己注射をしている方を対象としています。御注意下さい。				
9/8	月	夜	なぜ血圧を下げるのか	高血圧から身を守るために
22	月	昼	なぜ血圧を下げるのか	高血圧から身を守るために
10/6	月	昼	糖尿病学級	糖尿病の治療
14	火	夜	喘息で死なないために	気管支喘息を克服するために
20	月	夜	糖尿病学級	糖尿病の治療
27	月	昼	喘息で死なないために	気管支喘息を克服するために

《場所》乾医院2階講義室

《時間》昼→2時～4時
夜→6時半～8時半

保険証変更のお知らせ

10月1日より国民健康保険証が新しくなります。

静岡市との合併に伴い、番号が変更されますので、国民保険の方は、必ず窓口に新しい保険証を提示して下さい。

御協力、よろしくお願いします。

(老人・高齢者受給者証をまだ提示されていない方も、9月には窓口へお持ち下さい。)

診察室から
―アドバイスの大切さ―

三輪瑞美

乾医院のスタッフとして四年、准看護師の資格を得て二年目を迎えることができました。働き始めた当初は医院長、女医先生から「初心を忘れてはならない。」と言われ、その言葉を胸に患者さんの具合いを聞く時や血圧測定時など些細なことでも気を配っておりました。

それでも時に言葉使いに気がゆるみがちになってしまったり、早くしゃべりすぎてしまい、スタッフの方になぜそういう話し方はいけないのかと順序だてて教えて頂きました。年配の方には早口だと聞きとりにくいし、意味がわからないままにうなずいてしまうこともあるので注意しなければいけないな、と思いながらも忙しい最中自分のペースで話していることに気づき「はっ」とすることがたびたびありました。

先日、眼圧測定をする時の出来事でした。その患者さんは初診の方でした。私が「ここに座ってください。」「ここに顎をのせてください。」と言ったつもりでしたが、その方はきょとんとしている様子。やがて「看護婦さん、もっとゆっくりしゃべって。よく聞きとれないし、何をやりたいのか理解できないじゃないか。」と叱られショックをうけました。始めは患者さんに叱られてしまった、という思いが強かったのですが、日がたつにつれ以前スタッフにいわれたことと同じ指摘をうけてしまったことに後悔しました。そして今は、患者さんの意見をよく聞き入れ、相手に伝わりやすく話すことを心掛けています。最近では患者さんからも聞き返される回数が減ってきたと感じています。

これからも、当院のスタッフ並びに患者の皆さんの御意見を聞き入れ、看護師としてお手本となれることを目標に仕事を続けていきたいです。

第294号
2003.9.19

いのち

乾 医院
静岡市清水西久保1-6-22
TEL〈0543〉66-0212
FAX〈0543〉66-8799

「われらは、さきに、日本国憲法を確定し、民主的で文化的な国家を建設して、世界の平和と人類の福祉に貢献しようとする決意を示した。この理想の実現は、根本において教育の力にまつべきものである。

　われらは、個人の尊厳を重んじ、真理と平和を希求する人間の育成を期するとともに、普遍的にしてしかも個性ゆたかな文化の創造をめざす教育を普及徹底しなければならない。

　ここに、日本国憲法の精神に則り、教育の目的を明示して、新しい日本の教育の基本を確立するため、この法律を制定する」

　右の文章は昭和二二年三月に公布された、教育基本法の前文である。この教育基本法が遠山敦子文部科学大臣に提出された中央教育審議会の答申に基づいて改悪されようとしている。

教育基本法が危ない

　戦前の教育では、個人は国家のすなわち天皇の支配の対象でしかなかった。警察も教育も国家に奉仕すべき権力であり、国民のため個人のための存在ではなかった。したがって戦前には人間の尊厳とか個人の人権を尊重するという考え方は稀薄であった。ところが戦争が終わって米国流の民主主義に基づく、主権在民の憲法が制定され、戦争はこれを放棄し、教育も人民の手に取り戻すことができた。戦前の中央集権的な考え方が打破され地方分権的な考え方が推進され憲法もこれを保障することになった。ところが……

一九五二年「学習指導要領」を文部省がつくることに制度が変わった。

一九五三年　教科書検定の権限を教育委員会から文部省に帰属させた。

　この頃決定的だったのは教育委員会法が廃止されそれまで公選であった教育委員が任命制となり戦後の教育行政と学校教育は一八〇度右旋回していくことになった。その後に続くのが勤評問題であり学力テスト問題であった。このようにして官僚と国家による教育支配は達成されたが今回の改悪は教育基本法が準憲法的性格を持っているためこれを改悪することによって世界に誇れる平和憲法を改悪するための地ならしである。

　戦争のできる日本にいつか来た道を着々と我が国は歩みつつある。ここで最も危険なことは教師も親も労働組合も政党も教育基本法改悪について無関心であることである。今後もこの問題は許えていきたい。

死を考える（二）

死は自然の懐に帰ること

　町医者になって三〇年これまでに書かせて頂いた死亡診断書が五七一通で、今年になって七人の方がお宅で亡くなりましたが以前に較べて在宅死は明らかに減っています。それに皆さん高令です。現在往診している方々の平均年令は九〇才を超えています。在宅で支えきれなくなった家庭は老人病院や施設に入院・入所させていますが、生きているというより生かされているという印象を強く受けるケースも多くあります。

　トインビーが引用している、一九世紀の中頃の英国の詩人アーサー・ヒュウ・クラフはその詩の中で、：：

「汝殺すなかれ。だが生かそうと差しでがましい努力をするには及ばぬ」と皮肉のつもりでこの一行を書いただろうと思いますが、百年経った今日、これがこれ程大きな倫理問題になるとは努努《ゆめゆめ》思わなかったに違いありません。

　寿命が延びることが、だんだん重荷になっている日本の老人にとって死が近いということは悲しみをもたらすものではなく、かえって救いかも知れません。本音かどうかは別にしても老人の多くは「早くお迎えがきてくれないか」と口癖のようによくいっています。社会の環境整備と医学の進歩によって、そう易易とは死ぬことができなくなりました。そのため死が行ってくれていた苦しみと悲しみからの解放を、老衰と呆けが意識をくもらせることによって不安や孤独から死に代わって救ってくれています。

死出の道は故郷に帰る道

　私たちは生まれた瞬間から、いつ死ぬかも判らないという可能性の中で生きています。しかも、この可能性は私たちが望むと望むまいと遅かれ早かれ確実に現実のものとなります。ところが、人間は人間が意識する以上に動物的本能で死を恐れていて中中生への執着を拭い去ることはできません。ただ無格好にしがみついているだけかも知れません。

　私は自分に言い聞かせるつもりで、診察室の壁に荘子の次の言葉を書家の島津さんに書いて頂いて揭げてあります。

「我を佚《いつ》するに老を以《も》ってし、我を息するに死を以ってす」

（天の神は、楽を与えるために老境をもたらし、われわれを休ませるために死をもたらす）

　荘子はまたこうもいっています。

「死を悪《にく》むことの弱喪《じゃくそう》して帰るを知らざるものに非ず」

（死を憎むことは、幼いうちに故郷を離れ帰ることを忘れた者と同じである。生のみを喜ぶのは惑いではないか）と。

　人が生きているということは、一

時的にこの世に身を置いているだけで、死ぬということは元々あるべきところに帰り落ちつくことです。

死出の旅は荘子がいっているように自然に帰り、故郷に帰る旅ですから本来楽しかるべきもので悲しむものではない筈です。しかしながら、死出の旅は独りで旅出つ以外ない孤独の旅です。私たちは誰でも裸で母の胎内から生まれ出て、裸で自然の懐に帰っていくのです。しかも、必ず通らなければならない死の道なのに、その道順はよくわかっていないのが死の道です。

死は全てのものを平等にする

私たちの意志とかかわりなくこの世に生を受けたことはまぎれもない事実です。今私たちが見ている星は何万光年という数万年前に光を発した星を見ていることもあります。この広大な宇宙の広さから見たら人間の生きる八十数年は一瞬の間です。生まれてきたからには必ず死ななければなりません。これ程人間にとって確かなことはありません。だからこそ、唯生きるのではなく、よりよく精一杯生きることが大切であり、また喜びです。

どんなに権力をふるっても、どれ程財力があろうとも、格好をつけたり、偉ぶったりしても死の前ではすべて平等になります。五〇才で死んでも八八才で死んでも時が経てば同じようなものです。

死を静かに見つめれば、死の前ではすべての人は平等になり、謙虚になれる筈です。死を見つめることによって、今生きている我々の生涯が実に無力で儚い一瞬の生であることを社会として認識することができれば、この社会でもやさしさを取り戻し、いたわり合える社会に変わっていく可能性があります。

私は死んでしまえば何もかもなくなると思っています。だからこそ、一瞬の生を大事に精一杯、自分の納得のいくように生きたいと思っているのです。私は死んだ後のことを何も恐れることはないと思っています。したがって死んでしまった人のことを、殊更心配する必要もありません。なぜなら死によって無に帰してしまった人間は不幸になり様がないからです。永遠の死が、死ぬように運命づけられた生命から私たちを解放してくれたということは、その個人にとっては生まれなかったということと同じです。その人が本当に死んだということは生きている人々の心の中に埋葬されなかった時です。

生きるということは死というブラックホールに突き進んでいる、あるようで無いような極めて頼りないことかも知れない空しいものです。その空しさを日常の生活というオブラートで包んで本当の味を隠しているのです。しかし、生きているということはやっぱり喜ばしい素晴らしいことです。なぜなら、生きているからこそ何かをやることができるからです。

待合室

※皆さんが、他の医院や病院に受診される時は是非声を掛けて下さい。※

特に紹介状がなくても良いこともありますが、普段の皆さんの病状や、服用しているお薬のことなど、初めて診ていただく先生にお知らせしておいた方がよい場合がたくさんあります。特に手術や抜歯の際に、血液凝固阻止剤を服用されている時は、その服用を一定期間中止するなど注意が必要です。

紹介状と共に持参するとよいものがあります。乾医院で発行している高血圧手帳、高脂血症手帳、糖尿病手帳です。日頃の状態（血圧・体重・各検査の値）などが記録されていますので、これらの手帳も紹介先の先生にお見せ下さい。

紹介状を持たないで受診して、しなくても良い検査を受けたり、治療に時間がかかったり、あとになって報告書をもらってくるよう言われたりすることもあります。

紹介状は、緊急の時はその場でお書きしますが、できたら一週間程、余裕を頂くと有難いと思います。

患者物語

糖尿病で治療中のNさん（73才♂）は、市外よりバスと電車を乗りついで、いつも学級の日に合わせて受診されています。時には、お弁当持参で来て下さる程熱心です。

その日も「前日より頭痛があり、入浴時右半身が熱さを感じない」との事で、学級の後で受診されました。S病院で頭部MRIを施行し、脳梗塞と診断され、すぐにNさんに連絡しようと電話したところ、本人は趣味であるクロッケー大会に参加していて留守でした。家族を通じ来院を依頼し、その後K病院へ紹介入院となりました。2週間の入院で退院後もすぐに学級に出席された事には、驚かされました。まだ右下肢のしびれがあるものの、手の感覚は大分良くなり好きなクロッケーができた事を、嬉しそうに話されるのを聞きこちらまで嬉しくなりました。

Nさんのように日頃から自分の病気について勉強していた為、身体の変調を見逃さず、医師に適切に病状を伝える事ができました。早い診断と治療が効を奏し順調に回復されています。

第295号
2003.10.30

いのち

乾　医院
静岡市清水西久保1-6-22
TEL〈0543〉66-0212
FAX〈0543〉66-8799

現代程自殺の多い時もなかったろう。ここ数年、年間三万人を超す人たちが自殺している。自殺はすべての希望が失われて自分が本当に駄目な人間で、生きる価値がないと思った時行われる。すべての希望を失ったと思った時の人間は真の孤独を感じながら死んでいったのだろう。

死が生きることの苦しみから解放してくれるものとして自殺が選ばれるだろうが、それだけこの社会が暮らし難く、悩み苦しんでいる人が多いということである。「生老病死苦」の中の人生の苦悩が避けられないとしたら、その苦しみから逃れるために自ら死を選ぶ人はこの世からなくならない。

一見華やかで豊かで物が溢れている世の中で、人が人を殺し合う戦争で死ぬ人や生活苦で自殺する人を減らすことは人間の叡智でできる筈である。

次世代の子や孫が住み易い平和な社会を教育・医療・福祉・政治・生産体制等の面で変革して、創ろうとして死んでいくのが今生きている大人の責務である。死んでもそれぞれの人の思いや考えが遺《のこ》された人々の心の中に留まっている間は、その人の命は不滅といってよい。

不充分ではあっても性教育は少しずつでも拡がりつつある傾向にあるが、死の教育は社会的に殆ど行われていない。少年犯罪、自殺が問題になっているがこれは少年の問題ではなく、大人社会が死をみつめた上での優しい社会創りを忘れ去り、欲望追求のみの社会にしてしまった帰結に外ならない。その影響が子ども社会に及んでいるのである。

「いのち」についての御感想をお寄せ下さい

ささやかな営みではあるが、何かの縁で来院された方々が病を得たことを契機に死をみつめた「人生観」「世界観」「死生観」を共に考える場としての診療所に、残された期間はそう長くはないが、していきたいと念願している。

この「いのち」にもそうした思いが込められています。一九七三年八月創刊ですから三十年を経過しました。長く経続できたのも皆様方の励ましや時に聴かせて頂く感想など、温かい支えによってのことと深く感謝致しております。

御多忙の中大変御迷惑なお願いですが、日頃「いのち」をお読み頂いている中で気付いたこと、御意見、御感想、辛口の御批判等忌憚なくお書き下さり、お寄せ下さればこの上ない幸せに存じます。お待ち致しております。

死を考える㈢
死を知り、生を知る

医師国家試験に合格したのが一九六三年ですから丁度四十年になります。二年間は病理学教室で勉強しました。教授の講義係を二年勤めましたが主な業務は大学病院でなくなって、御家族の御承諾を頂けた方々の屍体を解剖することでした。毎週一回コントロールといってその週に教室で解剖した全症例の肉眼診断を教授・助教授の検閲を受ける日がありました。

その後佐久総合病院・青梅市立病院の内科に勤務しましたが病理解剖も兼務しましたので、清水に帰ってきてからさせて頂いた数例の解剖を合わせると約二百体近くの病理解剖をさせて頂きました。勉強になりました。特に病院時代に自分の受け持ち患者として診させて頂いた方は御一人を除いて全員解剖させて頂きましたが、何人かの方は所見までよく覚えていて忘れません。医師になりたての多感な時期に多くの縁ある屍体と出合ったことが私の人生観や医療観に大きな影響を与えてくれたことは確かです。

死と対話をしよう

庭の草花が春に芽を出し一斉に花をつけて華やかに咲き、自然の生命が躍動している様を目にするのは本当に心がなごみ気持ちのよいものですが、やがては枯れていくのを見ていると人間の一生も同じように限りがあるのをふと覚えます。

生を受けたということは、取りも直さず死に始めているということです。私たちは長いようで短い人生を一日一日と死に向かって歩んでいるのです。命のあるものはいつかは必ず死に、始まりがあれば必ず終わりがあるのは当たり前のことで自然の摂理です。ところが生と死が一体のものであることを知っている人は意外と少ないのではないでしょうか。

生と死はコインの表と裏のようなもので、表だけではコインにならず表と裏があって初めて貨幣として価値があり通用するのです。生と死は一体なのです。生がなければ死がないことは当然の理です。死があるからこそ今生きている生が重要なのです。もし死がなかったとしたら、年をとってからのこの退屈な毎日をどう生きるか持て余してしまうでしょう。死という終着駅があるからこそ、めりはりのある短い旅を精一杯楽しむことができるのです。

生きることへの緊張は常に死を意識することによって強められるのです。ところが現代人の多くは死をみつめ、死と対話をしてその上で改めて生きる意味を発見し人生設計をすることを忘れてしまっています。

死をみつめない人は生きる意味を知ることができません。死を意識しないで生きている人は与えられた命がいつまでも続くかのように思っていますから、何の目的もなく刹那的に生きていても何の疑問も持ちません。このような人は他人の死を自分に結びつけることができないばかりか、自分の死についても無関心です。

死を受け容れる

いかなる高僧であろうとも、キリスト者であっても、全くの無信心者においても何が一生の最大の重大事かといえば、やはり死ぬということではないでしょうか。

死ぬことは救いであるとはいってもそう簡単に悟りきれるものではないでしょう。死を受け容れるということは自分の死を考えることによって、自己の人生の中で何が最も重要なことであったかに気づき、新しい人生を生き始めることです。黒澤明は映画「生きる」の中で彼の問題意識を見事に映像化しています。

生きている人間が自分の人生に死を受け容れたその時から、命の脆さ、はかなさを知り、その人間は優しい人間に変わることができます。

見事な一生を送るということは、生きている間は何物にも捉われず、自由に生き、死に臨んでは悲しんだり、慌てたりすることなく、休息をする時が来たんだなと死を迎え入れられる人生のことです。とてもそのようには生きてこなかったし、そのように終われそうもありませんがせめてそうありたいと努力しながら生きていきたいと思っています。

生きているうちに死を一度覚悟しておけば、死に直面した時楽に死ねるでしょう。

生の最中《さなか》に死の中にいる

寿命はその時がくれば必ず尽《つ》き、名誉も名声もその命が終わる時一代で終わります。死は突然やってくるように考えられ勝ちですが、死を忘れ去っているから突然やってくるように思えるだけで、死は必ずやってくるし、つい隣にあるのかも知れません。したがって、いつ急に死んでも不思議はないのです。

死との対話をしたことのない人は自分の死や身内の死に直面した時、準備がないために慌てふためき取り乱します。それに対して「生の最中に我々は死の中にいる」ということを理解して、常にいつ死んでもよいという覚悟をして生きる境地に達することができれば、その人は極幸せな人間といえるでしょう。ところが人間はやっぱり複雑な生き物であって「この世に生きることは通りすがりの仮の宿だから、しがみついて生き長らえることはない」と思っている時は淡々とした心境でいられる筈なのに、一方では虚しさと淋しさと恐れを感じているのです。

死は生きたことの証《あかし》、良くても悪くても、人生の完成を意味しています。

インフルエンザの予防注射を致します

対象者： 成人

費用： 3000 円

（但し65才以上の方は1050円自己負担）

成人は1回接種（11月中旬頃までに接種するとよいと思います。）

（高齢の方は、家族の付添をおすすめします。）

※ 要予約

（電話でもけっこうですが、診察時間内に予約をして下さい。）

※ 予診票に記入していただきます。

※ 接種は診察の順番になります。

人間の医学講座予定表

※曜日が月曜日と異なっている時がありますので御注意して、お出掛けください。

月日	曜日	時間	講義	ビデオ
11/4	火※	昼	糖尿病学級	糖尿病の自己管理
10	月	夜	狭心症は心臓病の赤信号	心臓病の危険信号
17	月	夜	糖尿病学級	糖尿病の自己管理
25	火※	昼	狭心症は心臓病の赤信号	心臓病の危険信号
12/1	月	昼	糖尿病学級	糖尿病と上手につきあう方法
8	月	昼	肝硬変と肝癌の関係	肝臓病の在宅療法
18	木※	夜	糖尿病学級	糖尿病と上手につきあう方法

〈時間〉昼→2時～4時、夜→6時半～8時半 〈場所〉乾医院2F講義室

ご診察室から

―報告・連絡・相談の重要性―

持田 ひろ江

乾医院では、皆さんに喜んでいただける医療を目標にしておりますが、時にご迷惑をお掛けすることがあります。入院や手術などのない診療所ですので、医療ミスという大事に至ることの少ない環境にありますが、心ならずも不快や不安な気分にさせてしまったこともおありかと思います。従業員の対応、処置（注射や採血など）診察の順番、待ち時間、薬や会計の間違いなど、あってはならないことながら、間違いが起こるのも事実です。

医院では毎日の連絡事項を皆で確認すると共に、失敗や迷惑をお掛けしたことなどを話し合い、対策を立てたり改善や工夫をしています。特に正確さを要求される場面が多い分野で（どこの職場でもそうですが……）仕事に慣れないようにしようと常々考えています。又、忙しいことを理由にしない。人と人が交替した時ミスが起きやすい。ミスの元はほんのちいさなミス、不思議なことにそれにちょっとした偶然や、些細なミスが重なってだんだん思いがけないこととなります。ミスはミスを呼ぶ。

お薬を電話で依頼されることがありますが間違いの元となる為、以前より窓口においでいただいた時に対応しております。又、会計の内容について、毎日見直しをしておりますが、計算違いがあった場合の精算を次回来院された時にお願いしております。（大きな金額の時は、電話でお知らせします。）申し訳ありませんが、ご了承下さい。

診察は受付をした順になります。但し特に具合の悪い方は随時対応を致しますのでその旨、受付係にお話下さい。又、外見からではわかりにくいですが、病気の状態により優先して診察をすることがあります。

第296号

2003.11.13

いのち

乾　医院
静岡市清水西久保1-6-22
TEL〈0543〉66-0212
FAX〈0543〉66-8799

平和憲法は風前の灯

娘夫婦がロンドン滞在を終え帰国しての話に、海外では日本が軍隊を持っていないなどと思っている人は全くいない、という。歴代の政府は憲法違犯を侵しつつ軍隊をつくり上げてきた。

二〇〇一年秋、「テロ対策特別措置法」を成立させ戦後初めて自衛隊は米軍などと共にアフガニスタン軍事攻撃に合法的に参戦した。その自衛艦隊の給油活動は「インド洋の無料ガソリンスタンド」と嘲笑の的となっているとの声も聞かれる。二〇〇一年一二月から二〇〇二年八月までに一〇三回(うち英軍五回)で一八万四千kl、英米艦船の燃料の四〇%を補給した。六七億円である。派遣費を含めれば、八〇億円を超える。

今なお二千人の自衛隊員が正月を海外で迎え年を越す。驚くべきことに、イラク攻撃を終えて横須賀に帰還した空母キティーホークの艦長が、米補給艦が日本の自衛隊から提供を受けた燃料の一部を航空母艦や機動隊で使用したことを明らかにしている。このことは「テロ対策特別措置法」を逸脱して自衛隊がイラク攻撃に参加したことを明確に意味している。

アメリカべったりの小泉首相は日本をどこに導いていこうとしているのか。日本が米英に追従して支持したイラク攻撃の大義名分は、そもそもイラクが大量破壊兵器を保有していることが前提であった。ところがCIA始め米英の必死の調査にも関わらず未だにその影すら発見できないでいる。この戦争で大量破壊兵器を使用してイラクを荒廃させ、多数の死傷者を生じさせたのは米英であった。戦争状態は未だに続いている。ブッシュ大統領もブレア首相もイラク攻撃の責任を問われ苦境に立っている。同じ行動をとった小泉首相はどこ吹く風といった顔で「イラク復興支援特別措置法」を通過させ自衛隊をイラクに進駐させるという。おまけにブッシュの要請で四年間で五〇億ドル(五千五百億円)のイラク復興資金を検討している。

イラク派兵は歴代政府の悲願であった憲法第九条改悪の実質的目的を果たしたともいえる。今私たちが為すべきことは、戦争のない世界を夢みて、イラク派兵を阻止して、世界に唯一誇ることのできる"戦争の放棄"を唱った日本国憲法第九条を世界に広げていくことである。「戦争のできない国、日本」は「戦争をする国」に変わりつつあり、いつかきた道を歩んでいる。

死を考える（四）
死そのものは苦しくない

誰の生命でも、唯一の生命です。しかし、いつかは死ななければならないことは繰り返し書いてきました。だとしたら、生きるにしても死ぬにしても、自分の納得のいくような生き方をして、いい死に方をしたいものです。

人間が自らの愚かさによって人生を地獄にしています。地獄は来世とかあの世のことではなく、現実に今生きているこの世界の日常性の中でのことではないでしょうか。確かに悩み苦しんでいるあなたにとっては、死ぬことよりも生きることの方が困難で勇気のいることです。何かの本に「主義とか宗教とかは淋しくて空しく生きている人間のための母親の子守唄のようなもの」と書いてありましたがそうかも知れません。

自らの人生を生きるということも満足にできていないのに、死のことを思い煩ってもどうにもなりません。死ぬことを心配するよりも今生きているこの時を精一杯自分の納得のいくように生きて、「自分の人生はこれでよかった、楽しかった」といって死ぬことができたら最高です。

大学二年の時、三島の龍澤寺で中川宋淵老師に「一息一息を生きなさい」と教えられました。人生の一息、一息を次の一息が最後の一息になってもよいように、一生懸命生きなさいということです。いつ死んでもよいというような生き方をしなさいと教えられた訳ですが、そのような生き方をしてきたとは到底思えません。

しかし、山本周五郎の「虚空遍歴」の解説の中で木村久邇典が、周五郎が日頃好んでいた文章として紹介している「ブロウニングがいったといわれる「人間の真価は、その人が死んだとき、なにを為したかで決まるのではなくて、彼が生きていたとき、なにを為そうとしたかーである」という文章には救われます。周五郎は同じ小説の中で主人公の祖父の夢の中の言葉として「死ぬことはこの世から消えてなくなることではなく、その人間が生きていた、という事実を証明するものなのだ、消滅ではなく完成だ」と書いています。

道を求めて生きている限り人間の一生という旅に到達点は存在しません。道は限りなく永遠に続くし、もし到達点があるとしたらそれは死ぬ時です。

死に対する恐怖

死に対する恐怖は人間の本能的自然な反応ですから、死を恐れない人はいません。死を恐れない方がむしろ不自然です。

私たちは不安と共に生きています。死ぬことを心配して一回しかない人生を混乱させ、生きることの不安のために、これまた人生を狂わせていないでしょうか。死は長い人生航路の最後の帰港地のように見えますが、実は日常生活の中に死が厳然と存在しているのです。日常の生活の中で何かの時にふっと感ずる死の不安というのは生きていることの不安です。

紀元前三百年頃を生きたギリシャの哲学者エピクロスは次のように書いています。

「死は存在せず。なんとなれば、われらの存在する限り死の存在はなく、死の存在のある時、われらは存在することをやめるからなり」

しかしながら私たちは死を恐れます。死の恐怖は死そのものより恐ろしいものです。死ぬのではないか、死が近いようだと心配することが死を余計に恐ろしいものにして、死を呼び寄せていることもあります。また、死の不安ではなく足腰が立たなくなって、家族に迷惑を掛けはしまいかという死の前の不安の方が強い場合もあります。

死の恐怖とは死そのものへの恐れではなく死にまつわる①死ぬ時苦しむのではないかという身体的苦痛の恐怖 ②自分の人生には未だやり残したことが一杯あり、目標を中断しなければならない恐れ ③他人の一生と較べてこのままでは死にたくないという悔恨と屈辱への恐怖 ④自分の肉体を含めて自己の存在そのものが消滅してしまうという恐れ ⑤家族の悲しみと肉親との別れへの恐怖 ⑥信仰を持っている人なら神罰への恐れ ⑦持っている財産の全てを失うという恐怖更には今迄生きてきたあらゆる関係から断ち切られる孤独こそが、死が最も恐れられる理由ではないでしょうか。

このように死に対する恐れは、死そのものではなく死にまつわる諸々の思いから生まれています。この死の恐怖から逃れる最も良い方法は、自分の納得のいく充実した一日一日を精一杯生きて、死と対話し死は自然の懐に帰ることだと死を受け容れ悔いのない死に方をすることです。

死は千金を積み上げても手に入れることのできない平穏と平和をもたらしてくれるし、医者にも薬でも治すことのできなかった苦痛から解放してくれます。ましてや死そのものには苦しみはありません。

人間はせいぜい長く生きたところで百才位です。それなのに自分が死んだ後の子や孫の世代やその後までを思い煩っています。そんなことを悩むより子や孫の世代がよりよく生きられるように、生きている限り一日一日を自分にできるだけの行動をしたらよいでしょう。今日の一日を生きていてよかったと思えるように精一杯生きることです。

子供でも老人でも僧侶でも無信心者でもホームレスでも大富豪でも死ぬことにおいては皆平等です。どんなに愛した妻であっても可愛い子供でも財産にしても連れても、持っても行けません。生まれた時のように独りで裸で旅立つしかないのです。

お知らせ

12月15日(月)
16日(火) 〉午後休診

(※医学講座は18日(木)となります。)

秋葉寺大祭による交通規制により、上記のように休診させていただきます。

御迷惑をお掛けすることと思いますが、御了承下さい。

年末・年始の休診日

2003年12月

- 27日(土) 午前中診療
- 28(日) 29(月) 30(火) 休診
- 31(水) 当番医（緊急の方のみ診療）

2004年1月

- 1日(木) 2(金) 3(土) 4(日) 休診
- 5(月) 通常通り診療、

右のように休診させていただきます。

休みの前後は大変混雑いたしますので早めの来院をおすすめします。よろしくお願いします。

診察室から

―初めての箱根研修旅行―

河村 薫

当院では毎年秋に、糖尿病の患者さんを対象とした研修旅行を行っています。本年は10月25、26日の両日で実施しました。「研修旅行」というと、皆さんはどんなイメージを持たれるでしょうか…。きっと堅苦しい感じや窮屈な印象をうけるのではないかと思います。実は私もそのように思っていた一人です。というのは、この旅行は今年で16回目を数えたというのに自分が参加するのは全く初めてだったからです。でも行ってみて驚きました。バスの中から和やかな雰囲気で、患者さん同士以前からの知り合いのようなとても温かい空気が流れており、緊張でコチコチだった私もすっと肩の力が抜けていきました。

定刻通り科研製薬さんの山の家に着くとまず始めに自己測定器の使い方を勉強します。全く初めて測定器に触れる方も多いのですが、こちらで何も言わなくても、すでに使用されている患者さんが初めての患者さんに教えるという微笑ましい姿もみられすぐに使い方をマスターされました。食前食後の血糖値は大きい差の出ることに皆驚き「勉強になったよ」「私もすぐに使ってみたい」など熱心な声があちこちで上がりました。

休憩の後は心のこもったおいしい夕食です。橋本栄養士による献立の説明も解りやすく、「こんなに食べられるんだなあ」と皆びっくり。そして夜のミーティングへ。18名の方々の現状や今の気持ちを伺います。楽しい中にも何か胸の熱くなる想いでした。皆、今を一生懸命生きています。その姿に自分の方が励まされました。翌日も晴天に恵まれ、大涌谷、強羅公園では清々しい空気の中を散策。青空の中くっきり見える富士山は素晴らしかったです。思い出深い二日間でした。

第297号
2003.12.11

いのち

乾　医院
静岡市清水西久保1-6-22
TEL〈0543〉66-0212
FAX〈0543〉66-8799

教育基本法と憲法第九条は平和のための両輪

今世紀を私たちは、地球上の全ての人間が運命共同体の一員としての感覚・意識を持ちそれが全世界に拡がっていく地球時代の世紀になることを夢見て迎えた。では平和を希求する意識はどうして生まれたのか、二〇世紀は正に戦争に次ぐ戦争の世紀であり、第一次、第二次世界大戦は全体戦争として戦われ人間が人間を大量虐殺し続けた。

第二次大戦はヒロシマ・ナガサキの原爆投下をもって終わったが、核時代の到来は人類の死滅、地球消滅の危機感を生み、それが戦争を放棄する日本国憲法を生み、世界平和を願う国連体制を創った。しかるに現実はどうであろうか、大戦後どころか今世紀になってもアフガン侵攻・イラク戦争にみられた如く、ハイテクを駆使する新しい型の野蛮な侵略戦争は収まるどころか核とバイオの危険性は益益高まっている。

世界的に拡大する貧富の格差による貧困、搾取、抑圧こそがテロの温床であるのにもかかわらず、テロの脅威を口実に予防のために戦争を行い多数の無辜《むこ》の民衆の血を流し、あどけない子どもたちを殺戮した犯人が人道的戦後復興援助と称して利権争いを行っている。私たち日本人も侵略戦争を支持したのである。

一九九九年は第一四五通常国会が「周辺事態法」案、「国旗・国歌法」案、「盗聴法」案など戦後の歴史を一八〇度転換させる法案を次々に成立させた重大な年であったことを私たちは忘れてはならない。一方この年がハーグで開かれた市民平和会議でその決議の第一項に「各国議会は、日本国憲法第九条のような、政府が戦争をすることを禁止する決議を採択すべきである」と謳っていた年であることも銘記すべきである。

米国に積極的に協力して日本を戦争のできる国にしたいと願っている小泉首相は、一九五〇年末に登場した戦犯岸信介内閣以降四〇数年の歴代内閣のなかで初めて公然と「憲法改正」を主張した危険な政治家である。タカ派の領袖中曽根康弘が引退したくない理由として挙げたのが「念願であった教育基本法改正と憲法改正が目前にあるから」であった。戦後の民主的な平和教育は為政者と資本にとっては目の上の瘤であり、テロと戦争の世紀に海外に合法的な派兵をするための改悪の道普請として教育基本法の改悪が急がれているのである。

死を考える（五）

死の準備

死の苦しみには二面性があります。死んでゆく者の苦しみの面と残された者の苦しみの面でです。そしてどちらの苦しみの方が重いかというと残された者の苦しみの方がはるかに重いのです。死者は死ぬことによって永遠に苦しみや悲しみから免れて平安を得ることができますが、残された者たちは死んでゆく愛する者のかたわらに立たずんで悲しみに暮れ、慰めも得られません。しかもその心の悲しみから解放される日は中中やってきません。

したがって、自分の死が自分と最も親しかった人より一日も早かれと望むことは今述べたように、死の苦しみは死んでゆく者より後に残された者の方が強いということから、利己的な願望なのです。

多くの人は「苦しまずポックリいきたい」とか「PPK（ピンピンころり）がいい」とかいいますが、突然の死は確かに最も楽な試練の少ない死に方には違いありませんが、後に残された者にとっては耐え難い衝撃的な死となります。

人が死んでゆくその時は死んでゆく本人よりも遺族や周囲の人の問題なのです。

人生を充分生きた老人が死んでも多少困る人がいたとしても大層困る人はいないでしょう。その点では老人は安心して死んでいけばよいのですが、老人は夫婦揃っていたとしても孤独です。結婚していなければ尚更孤独ですが、夫なり妻を失っている場合が最も孤独です。周囲の人はそこを思い遣って老人と接してあげることが大切です。

死出の旅支度をしておこう

死は突然訪れるのでは決してありません。突然やってくるように思えるのは私たちが日頃死に対する認識が薄いからです。死がもたらす不安感や恐怖感は死を考え、死を語ることをできるだけ避けタブーとし、死からできるだけ遠いところで生きようとする人間を生んできました。しかも、生きていることの喜びや楽しさを感じている時はこの世に未練が残り「死にたくない」と思うのは当然ですが、生きていることの苦しさ煩わしさを思えば死がやってくることをそんなに嫌がることもありません。

病気一つしないで元気そのものの人生を送ってきた人や、仕事に夢中になりそれに生き甲斐を感じている人や、日々の快楽にふけって日を暮らしている人は死に直面すると慌てふためきうろたえます。

人間が興奮状態で感情がたかぶっている時とっさに死ぬことはそれ程難しくはないかも知れませんが、自分のおかれた状況を冷静に判断して、事後の段取りを終えた後慌てず取り乱さないで死んでゆくということは中中できないことです。

人には必ず行かなければならない死出の旅が待っています。口では、生あるもの必ず死す、などといっている人でもそのことを腹の底で受けとめている人は少なく旅支度をきちんと整え準備をしている人は意外と少ないものです。

私たちは生まれることを選択できずに生まれてきましたが、死ぬ場所と死に方は選ぶ自由が与えられています。自分らしい死を死ぬためには自分の病気をよく知っておく必要があります。どのような病気でどのような経過をとり、どのようなことが起こり得るかを知ることによって自分の死ぬ時を知り、死ぬ場所を決めることもできます。そうして良い別れをして死出の旅の準備をすることができます。

生も死も自然の営みであって、死は生と連続しています。良く生きた後に悪い死がやってくる筈はありません。したがって、死の準備では身辺整理も大切ですが、最も重要なことは今日のこの日をよりよく精一杯自分らしく生きることです。

悲しませない死に方

死ぬ時期がきたら、自分の順番がきたのだから順序を乱さないようにと、落ちついて死ぬことができれば周りの人たちにそれ程悲しんでもらわないで逝くことができるのではないでしょうか。人間の死に方としては周囲の人に愛されているうちに、惜しまれて死んでいくのが最もよい死に方でしょう。

生前十年間をガンと共に生きた岸本英夫は、死は「別れのとき」といっています。その別れの中でも家族との別れが最も大切と思っています。私は自分が死んだ時、家族や周囲の人たちに悲しんでもらいたくありません。精一杯生きられてよかったねといってもらいたいし、そのように残りの人生を生きたい。

死に臨んだ時、人間としてできる限り清潔で健康な精神の決算書を手にしておきたいと思っています。自分はするだけのことはしたし、これ以上生き長らえても今迄のように仕事ができる訳でもないし、いつ死んでもよいという覚悟は決めておきたいものです。そうはいってもそんなに格好よく死ねるとも思っていません。案外じたばたしながら死ぬのかも知れませんがそれはそれで仕方がありません。

左は若くして亡くなった友人倉沢弥生さんの形見の額の中の詩です。

お土産

この世にさようなら
あの世にこんにちわ　と
御挨拶する時手土産どうしましょう
美しい心　優しい心　暖かい心
お土産にしたいの
いつおいとまするにしても

弥生

2004年人間の医学講座予定表〈前期〉

回数	月日	曜日	時	講義	ビデオ（予定）
1178	1/19	月	昼	糖尿病学級	糖尿病とともに生きる
	24	土	2時	新春映画会「生きる」 監督 黒澤明	
1179	26	月	昼	操体法入門 ※運動のしやすい服装(ズボン)でお出掛け下さい。	
1180	2/2	月	昼	糖尿病学級	糖尿病養生問答
1181	9	月	昼	肝硬変と肝癌	肝臓の働きと病気
1182	16	月	夜	糖尿病学級	糖尿病養生問答
1183	23	月	夜	肝硬変と肝癌	肝臓の働きと病気
1184	3/1	月	昼	糖尿病学級	関心は治療から予防へ ―病態―
1185	8	月	昼	生活習慣病と動脈硬化	ストップ！動脈硬化 ―コレステロールを斬る―
1186	15	月	夜	糖尿病学級	関心は治療から予防へ ―病態―
1187	22	月	夜	生活習慣病と動脈硬化	ストップ！動脈硬化 ―コレステロールを斬る―
	4/1	木	夜	竹二忌 ※「教育の根底にあるもの」(約3時間)〈予定〉	
1188	5	月	昼	糖尿病学級	気をつけよう合併症 ―糖尿病性神経障害―
1189	12	月	昼	高血圧は何故恐い	高血圧 ゆっくりのんびりお付き合い
1190	19	月	夜	糖尿病学級	気をつけよう合併症 ―糖尿病性神経障害―
1191	26	月	夜	高血圧は何故恐い	高血圧 ゆっくりのんびりお付き合い
	29	木	晉	ハイキング〈申込必要〉 詳しくは近くなったら発表します！	
1192	5/6	木	昼	糖尿病学級	糖尿病の運動療法
1193	10	月	昼	喘息学級	喘息の患者さんへ
1194	17	月	夜	糖尿病学級	糖尿病の運動療法
1195	24	月	夜	喘息学級	喘息の患者さんへ
1196	6/7	月	昼	糖尿病学級	糖尿病患者のための あんな時 こんな食事
1197	14	月	昼	コレステロールと心臓病	高脂血症はなぜ恐い
1198	21	月	夜	糖尿病学級	糖尿病患者のための あんな時 こんな食事
1199	28	月	夜	操体法入門 ※運動のしやすい服装(ズボン)でお出掛け下さい	

※1月の糖尿病学級は、第3月曜日ですが"昼"に行います。御注意下さい。
尚、祭日等の関係で、曜日が月曜日でないことがありますので、確認してからお出掛け下さい。皆さんお誘いあわせて、どなたでも気軽に御出席下さい。家族ぐるみで学びましょう！

〈時間〉 昼→2時～4時
夜→6時半～8時半

〈場所〉 乾医院2階講義室

号外

糖尿病箱根研修旅行 患者さんの感想より

私は研修旅行というのは今回初めてでした。楽しみにしていたり、不安だったりして女房と二人で午後乾医院まで歩きました。

10/25(土) 14時出発。東名清水から入り駒門P/Aにて休憩し、思ったより早く科研製薬山の家に着いた。各部屋に移動、私は五人部屋です。その中には前に同じ仕事をしたSさんがいて、今までの病気の話を聞きました。

17時40分、夕食説明。目の前の食事を見て、こんなに食べていいのかと思った。自分の家では好きな物しか食べません。おいしかったです。

夕食後の血糖測定にはガッカリ。思ったより高く、自分の今までの甘さに気づく。10時前に入浴する。今日は研修旅行という事で、気疲れした一日だった。

10/26(日) 朝5時30分に起き、6時頃より乾先生と平野さんと歩く。外は寒かった。先生の足の早い事に驚く。仙石原まで歩いた頃には、手は冷たくなったが身体は温まってきた。1時間10分後山の家に戻ると足がちょっと痛かった。私は歩くといっても30分。休憩なしで1時間は辛かった。

8時45分ロビーに集合し9時出発。山の家と別れ大涌谷へ。黒いタマゴを2ヶも食べ「これで2単位だ。命は14年は延びたかな。」

強羅公園散策。朝の足が痛かった。12時30分MOAで昼食。15時30分乾医院に到着。バスの運転手の中山さんは大変だったと思う。

この旅行を考えて下さいましたスタッフ全員にありがとうといいます。本当に御苦労様でした。

又来年もありましたら是非！

（西島鋭一）

箱根研修旅行に参加させて頂き、糖尿病という同じ痛みを抱えた仲間の方達と、一泊二日の時間はとても楽しく有意義な時間でした。私は何回か参加させて頂いておりますが、その年その年で友達も変わり、山の家の夕食、朝食共にカロリーの少ない素材で心を込めた料理でとてもおいしく、自分の生活にとても役に立ち有難いと喜びで一杯です。

夜のミーティングも、先生を始め看護婦さん栄養士の方と膝を交えて、皆さんで種々苦労の程を話し合い、大変勉強になり、また親しみを感じます。自分の不勉強と努力の足りなさに心を痛め、これから又一生懸命頑張りますと、自分にいいきかせております。

26日朝、天気予報は雨なのに秋晴れで最高の行楽日和に恵まれ、大涌谷、強羅公園とまぶしい程の美しさに感動させられました。来年もまた是非参加させて頂きたいと思いますが、寄る年波で来年の事は体調次第でわかりませんが、元気でありましたらその時はよろしくお願いいたします。

乾医院の看護婦さん、細かいスケ

ジュールの配慮と心配りを本当にありがとうございました。にこにこと明るい山の家の御夫妻に、来年もお逢いしたいです。

（古川梅子）

今回初めて知ったことですが、私の乾医院通院歴は16年1ヶ月。私が通い始めたころから始まった、箱根研修旅行に初めて参加させて頂きました。

行きのバスの中で乾先生から心構え、スタッフ、患者の自己紹介があった後、基礎的な健康クイズなどを楽しみながら目的地に到着しました。

研修所は温泉旅館のような華やかな雰囲気はありませんが、庭も館内も手入れが行き届いていて、私達のようなまじめな自己研修にふさわしい所だなと感じました。荷物を置いて早速箱根の澄んだ空気を満喫すべく、乾先生を中心に近くの長安寺付近を散策しました。

午後5時から第一回ミーティングです。「お昼に食べたものは何単位ですか？」の問いに、単位で答えた人は一人。殆どの人は数時間前に食べたものを思い出しながら報告します。すると橋本栄養士さんが「6.5単位です。」などと即座に計算をしてくれます。続いて血糖値の自己測定です。メーカーの人の説明を受けながら自分で測りました。指に針を刺す時チクリと痛いかなと覚悟を決めてボタンを押しましたが、全く痛くないのに驚き、これならいつでもどこでも自分で出来る新しい体験でした。

夕食時、まず体重を計り各自の指示カロリーに応じたごはんを量り食卓につきます。一品一品について説明を聞き、低カロリーで美味しいものをたくさんいただきました。

食後体重を計った後、第二回ミーティングが行われました。食後一時間の血糖自己測定の後、乾先生からHbA1cの測定データをグラフ化した資料が配られ、一人一人頑張っている状況を話して頂きました。更にお互いの近況報告、抱負などを話し合い、感心したり笑ったり、楽しい中にも非常に教育的な座談会でした。

翌朝は6時に乾先生、西島さんと箱根湿生花園の周りをウォーキングしました。箱根は来るたびに違った良い顔を我々に見せてくれる、という先生の言葉にまた来年も来たいなと早一年後を楽しみにしていました。

いくつかの驚きと楽しさの交じった今回の旅行は、改めて自分の心と身体内部と真っすぐに向かい合った旅でもありました。「いのち」の中で乾先生は「やる気を起こさせる、これが成功すれば治療は80%達成です。可は頭で解っているが行動はさっぱりの人、良は知識はまあまあだが行動する人、優はよく理解してしっかり行動する人です。」と述べられています。貴重な機会を与えて下さった皆さんに感謝しながら、今後「優の人」になることを固く誓ったしだいです。

（平野陸一）

※紙面の都合により文章の一部を省略させて頂きました。

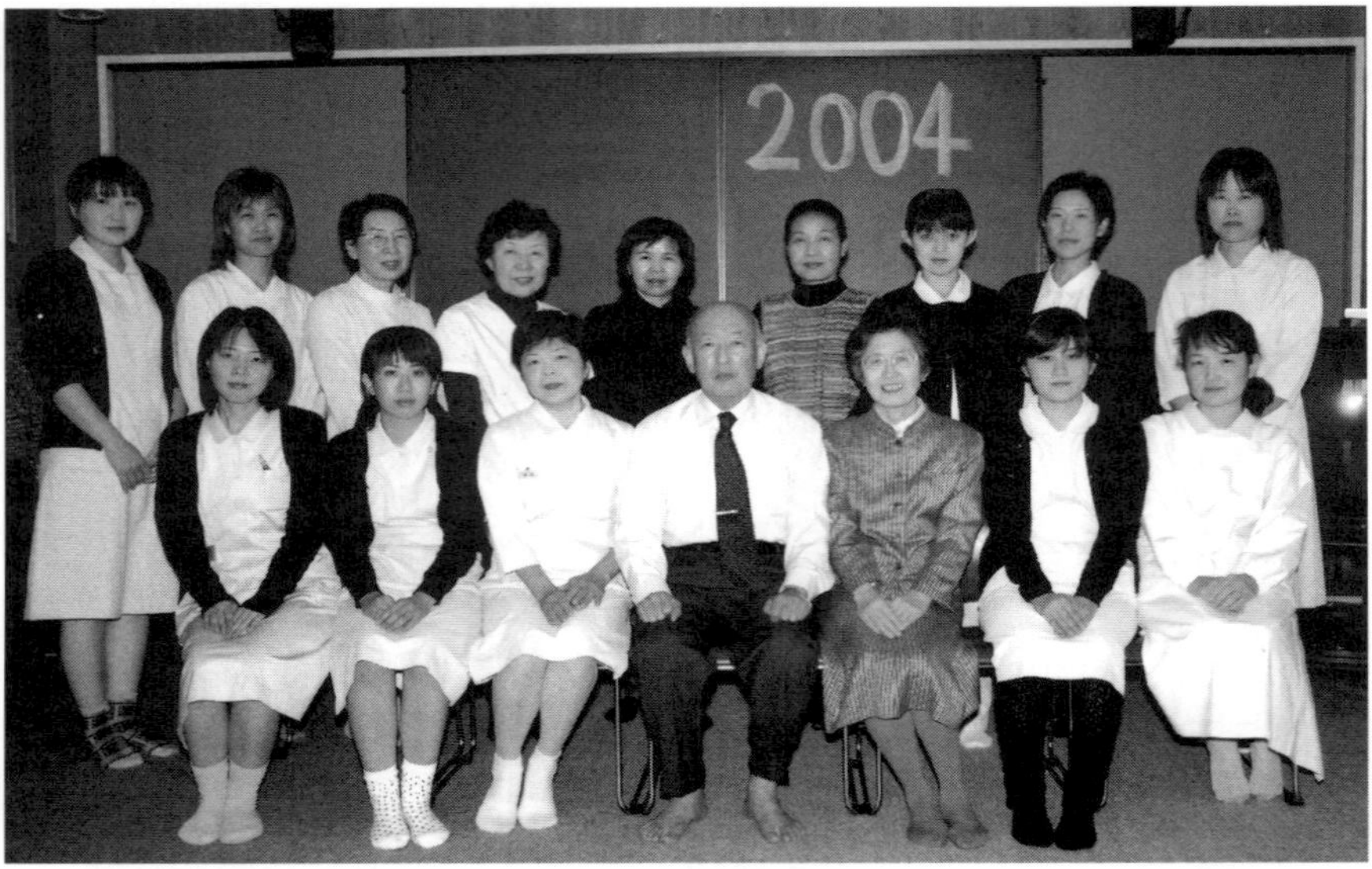

「いのち」作成スタッフ一同（2004年新年仕事始めの日、於・乾医院）

前列左から、安居和美、三輪瑞美、持田ひろ江、乾達医師、乾律子医師、外岡薫、徳永真紀。後列左から、宮田弘美、秋山千津子、末吉英子、橋本志賀子、古澤眞利子、鶴牧明美、林亜弓、河村薫、小野明子。

「いのち」によせて

待合室より

末吉英子

乾医院の待合室は、毎日大勢の患者さんに利用していただいています。長い時間お待たせする時もあれば、空いていてすぐ終わって帰られる時もあります。

院内には多くの掲示物が貼ってありますが、その他にもたくさんの絵が飾ってあります。玄関を入った階段の両側・待合室・診察室など、秦森先生の絵が多く飾ってあります。患者さんのなかには「今日は絵が変わっているね。絵を見るのが楽しみだよ。」と言ってくださる方もいます。

私たちも毎日こんなにたくさんの絵のなかで仕事ができることを幸せに思っています。小さな美術館のようです。絵の事をよく知らない私は、秦森先生の名前も知りませんでした。ここで仕事をするようになり、毎日絵を見ていると、力強さを感じ、同時に優しい気持ちになりホッとします。看護の仕事をしている時も、先生の絵が心のどこかで私を支えていてくれているのだと思うようになりました。

待ち時間を少なくするために私たちも努力していますが、なかなかうまくいきません。体調の良い時は、絵などを見て、少しでも楽しい待ち時間になれば幸いです。

＊＊＊＊

まな板の鰯の気持ち

持田ひろ江

四年半ほど前、突然思いがけない病気になったのです。運と病診連携と医療の進歩で何の不自由もない暮らしをさせていただいているのですが、その病気になったことが原因で、何回かの小手術をすることになりました。小手術でも手術は手術で、局所麻酔だったり、全身麻酔だったり。回数が多くなってそれぞれの手術の時のことを少し忘れかけてきたところです。最後の手術のことを書いておきたいと思います。

二〇〇三年六月五日。局所麻酔にて。手術名は企業秘密です?! 手術室の看護師さんが、「緊張しないでくださいね」と声を掛けてくださった。私はニコッと笑って「はい」と答えたのですが、主治医の先生は「緊張するよなー。これだけやってなー」と低い声。いつも明るく時々ひょうきんな先生にしんみり言われて、事の重大さをかみしめる。手術が始まる頃、看護師さんが「きょうはBGMにマイテープ持参」と言ったかしら、「いい曲だから覚えたいの」と流れてきた曲が森山直太朗の〝さくら〟。いい曲ですが、

さくらさくら/今咲き誇る/刹那に/散りゆくさだめと知って

さらば友よ/旅立ちの刻/変らないその想いを今（JASRAC 出0403005-401）

というような別れの唄。ふだんなら何ともないのに、きょうはいやに意味深で自分の病気のことや、大阪でひとり暮らしをしている子供のことが頭を巡って、手術が始まるか始まらないうちにもう涙が頬を伝った。マズイと思ったが、顔は布で覆われているので泣いちゃおうと思った。手術は二人の先生におまかせして、痛いの痛くないのと言ってふと気がつき上目使いに見ると、モニターに自分の手術の様子が映っている。時々目を開けては他人事のように見ていたのです。手術は二時間程で終わり、病室に帰ってベッドに横になっていると、またまた涙がやたらあふれてきたのです（今までそんなに泣かなかったですよ。あっ一回、二回かな、超痛くてちょっぴり泣いたかな）。

ちょうどそこに主治医の先生がやってきて、「(手術で痛い思いをさせて）すみませんでした」と

深々と頭を下げられたのです。私の顔を見るなり「痛み止めしようか?」。「はい」と私。「注射?」と聞くと「うん」とうなずく先生。私は「注射は嫌」と手を振って「ロキソニンをください」とお願いした。痛いのはコリゴリだった。もう一人の先生も様子を見に来てくださった。私は鼻をチーンとかんでいるところでした。「根性なくてすみません」と私。看護師さんも痛み止めを持ってきてくれて、「痛い?」「先生が『泣いてるよー。早く行ってあげて』と言ってたよ」と。私はその時、我慢できないほどの痛みではなかったけれど、「いろいろな事を思い出してねー。手術室での事とか」と、手術が終わっても漠然とした不安があって、複雑な感覚だったのです。「痛かったということにしておこう」と看護師さん。うまいこと締めくくってくれました。サンキュー。

こうして手術の日だけは落ち込んでいましたが、次の日はもうすっかり元気になっていた。すぐにでも退院できそうなほどに。日毎に良くなるのになかなか退院の話が出ない。退院を希望していることを、受け持ちの看護師さんから、医師に伝えてもらったところ、早速二人の先生が病室にみえて、「もう少し様子を見せて」、「帰らない方がいい」と口々におっしゃるので、「わかりました」と私。「商談成立」と。がっくり肩を落とす私に「これも人生」と言いながら部屋を出ていかれた。その後も先生は、「退屈でしょう」などと気遣ってくださった。

まあそれでも二週間程で急に退院の許可が出て、先生はうまくいきますようにと、私に向かって両手を合わせた。退院の日、その足で職場に戻ってきた。

それから何日かして、夢で自分が死ぬところを見たのです。というよりも、死ぬんだという感覚でいる夢だった。それが落ち着いていて、見ず知らずの人に向かって「私の人生は幸せだったですよ」と言っているのだった。夢でよかった。

今、何事も無かったように元通りの生活をしています。乾先生をはじめ病院の先生方や看護師の皆さん、職場の皆さんや家族にたびたびご心配をおかけしておりますが、やさしくしていただきありがとうございました。感謝しています。

医療の進歩はめざましいので、今後私の病気も治る時代がくるような気がする。そのようなことにも期待しながら、今の調子で百歳まで生きられるかなあ。欲は深い。

＊＊＊＊＊

春の散策

三輪瑞美

4月27日、日曜日。晴れ渡る空のもと、毎年恒例となった春の院内ハイキングがありました。今年私は、ハイキングのリーダーになりましたが、皆の先頭に立って何かをやるということに慣れていないため内心不安でたまりませんでした。

早くに募集をかけたので大勢の参加者の皆さんが清水バスターミナルに集まっていました。期待と不安を乗せて一行はハイキングスタート地点の船越堤公園に到着しました。始めに院長より挨拶があり、次にリーダーの私がコースの説明と注意事項をお話しました。そして、いよいよ日本平山頂へ向けて出発です。「どうか一人もけが人がでませんように」と祈りをこめて第一歩を踏みだしました。しばらくして山道にさしかかった時、足元に無数の草花が芽吹いており私たちの心を和ませてくれました。木々の間から射し込む日射しを浴びたり、爽やかな風が私たちの間を吹きぬけてゆきました。山頂に着くと周りの景色が美しいことに皆、感動しているようでした。

一時間ほど過ごした後、いよいよ下山です。コースは行きと違い馬走経由、ジャスコ着のコースをとりました。帰りは下り道で思っているよりスピードがでてしまい列がばらつきそうになってしまったので、途中何回か休憩をはさみながら下山しましたが、一人もけが人を出すことなく無事終点に着くことができました。

参加者の皆さんからは「来年もまた参加したい」と言ってくださり、私はリーダーとしての役目が果たせたなあ、と充実感を味わいました。来年もハイキングを予定しています。私たちと一緒に自然とふれあってみませんか?

＊＊＊＊＊

裏方から見た乾医院

古澤眞利子

医院では、糖尿病学級を始め高血圧、腎症等の学級を行なっています。またそれにともなう食事会もやっています。最近では、男性の方も多数参加され楽しく料理をしています。家では奥さんやお嫁さんが料理されているかもしれませんが、自分の体は自分で治す姿勢は立派だと思います。

そのほかに他の病院と違っているところがあります。それは精神障害者のボランティア活動です。数十年前に、先生が往診の折、患者さんの家のなかにこもっている精神障害者の方がいたことを知り、これではいけないと思いたちボランティア活動が始まったということです。

地味な活動ですが、皆さんの理解のお陰で今ではどんぐり作業所をはじめ草木染めの楽遊工房、パンとしゅうまいの店ゆくり亭、グループホーム早蕨と活動範囲を広げています。ただ利益を得るための仕事ではなく、障害者とともに働くスタッフにもいろいろな気苦労がありますが、メンバーたちが社会で働く手助けになれば嬉しいです。そのなかで私もあっちに行きこっちに行きと陰ながら頑張っています。

＊＊＊＊＊

乾医院とよもぎ会

鶴牧明美

乾医院のわらじ先生は、院内をわらじがすり切れるほど敏速に動きながら、顔はニコニコ患者さんに接し、やさしく、あるいは叱咤し、多忙な院長としての業務をこなしていらっしゃいます。普段の勉強にも時間と手間を惜しむことなく、女医先生や看護師さんと、いろいろな勉強会に出席されたり、また、院内でも月に何度かの勉強会を開いて、患者さんから厚い信頼を得ていらっしゃいます。信頼といえば、休日には時間を縫って、入院中の患者さんたちを見舞い、生きる勇気を与え励ましています。少しはお体を休めてはと申しあげると、いつも笑って「いやあ、もう一回貰ったいのちだもの、おまけ、おまけ。それに、僕は医者という仕事を選んだんだから、忙しいのは仕方がないねえ、ハッハッハ」と、往診にお出かけになりました。すごいわらじ院長です。

ほかにも、皆で一つ一つの力を合わせれば大きな力になるからと、精神障害を持つ方を支援するために、地域の方々に、障害者のことを理解していただこうと、よもぎ会を作られました。まず、いこいの場「どんぐり」が設立され、家にこもりがちだった方たちが救われました。次は、生活習慣を身に付けて自立できるように、「グループホーム早蕨」の開所。なかなか難しい事もあるようですが、一つ一つ、明日に向かって皆さんでがんばっています。さらに、働く場としての草木染の「楽遊工房」と、パンとシューマイの店「ゆくり亭」の開店です。工房はすでに三年ほどの実績があり、メンバーの方たちがいい染物作りに精を出しています。ゆくり亭は、何から何まで初めてで、今だに波瀾万丈ですが、女医先生の、大きな大きな力と、惜しみない努力をいただいた末にパンとシューマイができあがりました。またそれは、看護師さんや工房の皆さんから、目と舌できびしい御批評をいただいたからうまれた商品なのです。女医先生を始め、皆さんのご協力のおかげで今のゆくり亭があると思います。

私は二年たらずの間に、工房の手伝いをしたり、メンバーさんたちとの作業を通じて、教えられることがいっぱいありました。月に一度の地精研も、自分をみつめ直し人を思いやる心を教えられ、とてもいい勉強になっています。早蕨では食事作りを通して、お世話をしている方々のご苦労が身にしみてよくわかり、ゆくり亭では朝早くから慌ただしく、時間との勝負で大変ですが、お客様の〝おいしいね〟の一言がうれしく、また、メンバーが一つずつ仕事が上手になるたびに、店長と〝朝早くからがんばっててよかったね〟と、喜んでいます。こんな風に毎日を過ごせ、中身の濃い経験と、なかなかできない勉強をさせていただきながら、乾医院とよもぎ会の活動に携われたことを本当に幸せに思っています。

いのちのあるかぎり何かの役に立って、いい年が取れたらと思うのは、欲ばりでしょうか。

＊＊＊＊＊

実り多き箱根研修

河村　薫

箱根研修は今年で一六回目を迎えました。

一六年もの間、医療側と患者さんの交流を深めるこの旅行が続いていることに、スタッフの一員である私自身が一番驚いています。

なぜここまで続いてきたのでしょうか。

その理由としてまずあげられるのは、患者さん方が真面目で前向きであることだと思います。当院の患者さんは治療に対して一生懸命取り組まれている方が多く、毎週行なわれる学級（院長が行なう勉強会）にも、いつもたくさんの方が参加しています。自分の病気はどういう病気なのか、飲んでいる薬は何のためか、どうしてこの検査をするのか、病気をコントロールするために何をすればいいのか……。それらを学ぶと学ばないとでは、その差が体調や生活に大きく影響します。箱根研修は、その療養姿勢を学ぶ一番良い機会ではないでしょうか。

同じ病気を持つ人たちと同じ宿に泊まり同じ食事をし会話をすることは、この研修に参加しなければ決して経験できないことです。また、先生とこれほどゆっくり話ができる場もほかにはないでしょう。どの医院、病院でも普段の診療のなかで医師と会話する時間は限られています。しかも、自分の想いを伝えられることなど皆無にちかいでしょう。ところがこの研修では、先生が一人一人の話にゆったりと耳を傾け助言してくれるのです。ミーティングに参加し、院長先生と患者さんの語り合う姿に触れた時、こうして信頼関係が築かれていくのだと実感しました。信頼関係なくしてより良い医療は成りたちません。私もさらに努力し、患者さんに信頼される自分に成長したいとの思いを強くした二日間でした。

まだ研修旅行の経験がない皆さん、次回はぜひ参加してみませんか?

＊＊＊＊＊

「生命」をおもう大事な時間を与えていただきました

小野明子

七年ほど前に院内新聞「いのち」の担当のお話を頂いた時は、当時二三六号を数えるほどの歴史があり、何より乾先生がとても大切に書き続けていらっしゃる新聞ですから、私にその思いを紙面から伝えることができるのかまったく自信がありませんでした。不安だけを抱え、第二三七号より書かせていただいています。

基本的に一、二、三面は乾先生の原稿を清書し、四面は看護師に順番で原稿を依頼したり、お知らせ、医学講座の予定などをレイアウトしています。初めは原稿を間違えず〝書き写す〟ことで精一杯でした。もちろんそれは大事なことなのですが、私自身が先生の原稿に心を震わせ、時には悲しみ、怒り、同じ思いを感じて書かなければ、先生の生命《いのち》に対する「思い」を伝えることができません。今はそのことを一番に考え、一字一字心を込め、一人でも多くの方に読んでいただけるよう真摯な気持ちで書いています。

美術は苦手で不器用な私ですから、毎号自信作とはいきませんが、大切で愛しい新聞になっていることは確かです。

「いのち」を書くときは毎回、生命について深く考える時間を持つことができます。その機会を与えてくださったことに心より感謝しています。今後も「いのち」と共に時を重ね、成長していきたいと思っております。

＊＊＊＊＊

往診

宮田弘美

午前中の診察が終わり、午後の診察が始まるまでの時間を使って往診に出掛けます。一月に三〇軒ほどのお宅に伺います。比較的状態が落ち着いている方で、高齢のために通院が大変になった方がほとんどです。皆さんの平均年齢は九〇歳を越えています。そのせいか毎回、先生との会話でこんなやりとりが聞かれます。

患者さん「先生、早く逝きたいよ。」

先生「悪いけど、まだまだ死にそうもないよ(笑)。」

ある女性のお宅へ伺った時の事です。毎日何もやる事もなく外出もせず、うつうつと過ごしていらっしゃるご婦人の若い頃の話を聞き始めました。若い頃に観た映画の話。好きだった俳優の話。私などまったく知らない俳優の名前が次から次に出てきました。映画の話でひとしきり盛り上がった後の表情は最初の顔とは明らかに違って生き生きしていました。タイムスリップして若い頃に戻っているようでした。

このようなやりとりがあるから、患者さんは月に一度の往診を楽しみにしていらっしゃるのだと思います。

時には患者さんの最期を看取る事もあります。高齢の方が食べられなくなり、水分も摂れなくなると、その時は間近です。先生はご家族に対して心の準備ができるように、死についての話をされます。その話を聞き自分自身も、死についての勉強をさせていただいています。

これからも多くのお宅へ伺うと思います。たくさんの生き生きとした表情を見ることができるのを楽しみに、おじゃまします。

＊＊＊＊＊

食事会と私

外岡　薫

乾医院では、年に数回糖尿病や腎症の方を対象に食事会や調理実習を行なっています。毎回多くの患者さんが参加してくださいます。

最近では男性の方も奥様と一緒に参加したり、また、お一人で参加されることも珍しくありません。しかし、お誘いしてもなかなか参加してくださらない方もいらっしゃいます。その方に理由を尋ねると「忙しい」とか「男だからよくわからない」などいろいろな答えが返ってきます。実際その通りだと思いますし、無理にお誘いもできませんので、どうしたら参加してくださるのか悩む事もあります。でも、何回もお誘いしていた方が、参加してくださると大変うれしく思います。

食事会や調理実習では、初対面の人がほとんどで、一定の時間を同じ病気を持った人たちが一緒に過ごし食事をします。最初は静かだった部屋の中が時間が経つにつれ和やかな雰囲気になってきます。なかには、食事をする時にしている工夫などの情報交換をしている姿も良く見かけます。そのような姿を見ると、この仕事をしていて良かったと心から思います。

私としては、こういう場に出てこられ、患者さん同士が交流することで、自分と同じ病気を持っている仲間が身近にこんなにいるということを知って、情報交換をしたり悩みを分かち合って欲しいという思いを強くもっています。食事療法の理解はその次でも良いと思います。自分の病気や同じ病気の患者さんたちと接してそれを知ることが一番大切なことのような気がします。最初から一〇〇%の理解は誰だって不可能ですし、二回三回と繰り返していくうちに分かったほうが理解が深まるのではないでしょうか。

私も毎回の食事会のなかで患者さんたちと接することにより少しずつですがその患者さんがどのような方なのか知ることができます。それがとても勉強になりますし、話しをする事で私自身のことも知っていただける気がします。まだまだ未熟な私ですが、進んで患者さんに接していくなかで、患者さん同士の架け橋になれればと思います。

＊＊＊＊＊

インスリン注射は怖くない!～インスリン学級より～

秋山千津子

インスリン療法→針を刺す・一生続ける・低血糖が起こらないだろうか……。

「インスリン注射をやりましょう」と勧められて、まず浮かんでくるイメージは、期待より不安、明より暗ではないでしょうか?

当院で通院加療中の糖尿病患者さんは約二八〇名、そのうちインスリン療法施行の患者さんは約八〇名と、三割弱を占めています。一年で四～五名の患者さんが、インスリン療法に移行しています。そのインスリン療法を実施している患者さんを対象に一年に一度インスリン学級を行なっています。

この学級では、注射の手技・自己判定の方法・器具、器機のチェックを一年間の復習という形式で勉強していただきます。自分一人では不安な事や悩み事を集団で復習することによって、自己流の長所・短所を見直していただく場です。学級で学ばれた患者さんは、題目に記したごとく、表情が明るくなり、帰りの足どりも軽やかです。

食事・運動療法のみで良好なコントロールを維持している患者さんが多い反面、経口薬・インスリン注射薬を使用せざるを得ない患者さんもいらっしゃいます。「どうして私だけが……」と落ち込む時もあることでしょう。一年に一度ですが、同じ悩みを抱いている患者さん同士の学びと語らいが、乾医院のオリジナル色の濃い学級なのです。

*****

先生と患者さんの会話に学ぶこと

徳永真紀

今年一年間で本院から紹介状を持って総合病院へ入院した方が、約九〇人いました。先生は、毎週休日になると入院している患者さんの病室を訪ねます。

私も時折同行しています。病室に入ると患者さんの中には、「待っていたよ」「先生ありがとう」と涙ぐまれる方もいます。先生は患者さんの枕元に座りゆっくり話しを聞かれます。病気の症状による苦痛もさることながら、不安や恐怖心ははかり知れません。そのような時信頼できる先生が、側に来て話しかけてくれたらどんなに心強いことでしょう。

帰り際に先生は必ず「主治医の先生によろしく伝えておいてね」「先生に会ったらよく聞いておくからね」と患者さんの気持ちを安心させ病室を去ります。また、闘病している患者さんの家族の方々にも声をかけ一緒になって考え、最良と思われる事をアドバイスされます。

患者さんの立場に立とうとする姿勢、患者さんに対して今の自分にできる事は何かを考えどう行動すればよいのか、先生は身をもって示されています。

先生と患者さんとの間にかわされた会話は、どれもが心に残るものでした。

苦しい息の中でも手を握り精一杯の笑顔で応えてくれた患者さんたち、普段の診療のなかでは味わえないたくさんの事を学ぶことができました。日々忙しさに追われ物事を自分本位に考えたり、あたりまえと思っている毎日がいかに大切なものであるかをも忘れがちになり、一番身近な人の気持ちさえも考えられない時もありますが、患者さんに教えていただいた事を忘れずに自分に何ができるかを考え努力していきたいと思います。

*****

乾医院の印象

林　亜弓

乾医院に勤務して一年が過ぎました。初めの頃は、職員としての仕事の多さに驚き、何を教えてもらえるのか、何から覚えていかなくてはならないのか、戸惑い悩みました。しかし、悩んでいる余裕はなく、看護業務のポイントをつかみ、少しでもスタッフの仕事に近づけるように、努力をする毎日でした。

私にとって、スタッフの皆さんは、尊敬できる存在です。それは、受付、会計、コンピューター、薬局業務は他院では、医療事務の仕事となっていますが、ここでは看護師が担当します。「看護師なのになぜ？」と思っていましたが、看護業務だけでは見えてこない、来院された患者さんの様子、症状を正確に診察、処置係のスタッフに伝えることにより、医師の診断もつきやすく、適切な対処ができ患者さんも安心できるのではないか、と思えるようになり看護師としての新たな世界が広がり、自分自身の生活にもよい刺激となっています。

　コンピューター操作を覚え初めた頃は、会計にもかかわるうえ患者さんをお待たせしてはいけないとのプレッシャーから、緊張の日々で、頭痛と肩こりに悩まされましたが、現在は入力方法も随分マスターし、早くできるようになり体調も改善されてきました。しかし、緊張感はどの係になっても、持ち続けています。

　医学講座、ハイキング、食事会と患者さんを中心とした行事が多く行なわれ、一つ一つの行事に参加させていただき、よりよい医療を学べます。看護師として八年。その日一日が無事に終わり、忙しさを理由に患者さんと向き合うことを考えようとしなかった私には、もう一度看護に対する考え方を見直すことができる医院と出会えました。

　院長先生の休日を利用しての入院先を訪問する姿、とても他院の先生では実行できないことですが、どんな時でも患者さんを思ってくださるやさしさは、入院中の患者さんと家族にとってはとても心強いことだと思います。

　今後も、学ぶべき事が多い乾医院で院長先生、女医先生、スタッフ、患者さんに信頼されるように、努力していきます。

＊＊＊＊＊

医学講座を通じて

安居和美

先生が医学講座をはじめられて、間もなく千百七七回目を迎えようとしています。私も看護学生の時から今現在まで受講させていただいております。

　毎回学級では、難しい内容をだれが聴いてもわかりやすく、スライドも使って話してくださるので、とても良い勉強になっています。

　これまでの学級を通してみると、同じ話を繰り返されることがありますが、これは同じ話を何度も聴くことによってその疾患に関する知識や内容が自然と理解でき、身についていくというとても大きなメリットになっています。

学級は患者さんをはじめ、その家族や知り合いの方などだれもが受講することができますので、この機会をぜひもっと多くの方々に利用していただきたいと思います。

また、お話した内容をビデオに撮って待合室で放映していますので、復習のつもりでご覧になってください。

＊＊＊＊＊

栄養相談六年間をふりかえって

管理栄養士　橋本志賀子

このたび退職することになり、この機会を借り皆様にお礼と感想を述べさせていただきます。

六年は思ったより早く過ぎました。いつまでも未熟な私でしたが、栄養相談を通じ患者さんとお話できる貴重な場をあたえてくださった乾先生に深く感謝します。乾医院での私の仕事は、主に糖尿病の患者さんが食事について自己管理できるように手ほどきすることや、長期療養への支援をすることでした。六年弱でしたが、個人的にお会いした方は約五五〇〇人（延一五〇〇〇人）、内糖尿病の方、約三五〇〇人（延九九〇〇人）、腎症（糖尿病性腎症含む）の方約四五人（延二八〇人）、その他でした。一番多く来られた方は、二八回で腎症の方でした。清水駅やスーパーで声をかけてくださる方もでき嬉しかったです。

以前に勤めていた総合病院との違いは、近くにお住まいの高齢の方が多かったこと。また中には一人の方が長期にわたり来られ、生活に密着したお話が聞けたことでした。これは大きな勉強になりました。先生が「学級」でお話しておられるので、食事の意義はよく認識しておられました。

個人相談指導では、皆さんとの信頼関係が大切です。そのために、皆さんのお声（考えや生活状況等）をよく〝聴く〟ことに時間を多くとりました。長期にわたり生活のなかでうまく食べることは、私が考えている以上に難しいことを、長くお会いしている間に知りました。そこにはストレスも大きく関わり悪循環することもわかりました。ある医師が言われたことですが、「栄養士さんの仕事は〝ごう〟な仕事だね、生活、食への関わりだから。わかっているけど食べたいし、他の人には言われたくないしね」とのこと、本当にそう思います。栄養士にとって永遠の課題です。しかし、なんといっても〝皆さんが主人公〟、共に考えお役にたちたいと思いました。

グループでの催しは、参加された方同士が仲良くなられることが一番だと思います。きっとお互いに励まされたことも多かったことでしょう。調理実習や、試食会に男性の参加も増え、エプロンをつけて一生懸命調理しておられる姿は心に残ります。乾医院恒例の箱根研修旅行の「夜のミーティング」や、食事についての「皆で話そう、日頃の問題や工夫を！」などで話された皆さんの日頃のご苦労、努力には頭が下がりました。

グループワークは長所も大きいのですが、ともすれば一方通行、受身になり、参加者の声が入らないという欠点があります。少しでも「考えてもらう、作業してもらう、話してもらう」ように努力しましたが、なかなか難しく思った通りにはいきません。看護師さんや他の職員の協力は心強いかぎりでした。

反省することばかりで、あまりお役に立てませんでしたが、素晴しい経験をさせていただきました。六年間お付き合いいただきありがとうございました。通院中の皆さん、お体大切にしてください。地域医療では他に追随を許さない医療を提供し、誠実で驚異的なお仕事をこなされる先生、女医先生、いつもやさしい看護師さんたち、お世話になりありがとうございました。管理栄養士の外岡さん、若い情熱でがんばってください。

＊＊＊＊＊

どんぐり通信

32号～85号（1999年1月～2003年6月）

よもぎ会通信

1号～6号（2003年7月～12月）

清水地域医療研究会から
ＮＰＯ法人精神障害者生活支援よもぎ会へ

これ以降の文章は約一六年前からかかわり始めた精神障害者の地域における生活支援の運動のなかで、「ワークステイションどんぐり」の機関紙「どんぐり通信」と清水地域医療研究会が発展的に「ＮＰＯ法人精神障害者生活支援よもぎ会」に改組されるなかで「どんぐり通信」が「よもぎ会通信」に内容・名称ともに変ったその機関紙に書いたものです。

時間と字数の制約のなかで書いたものですから統一性もなく、ほとんど推敲もしていませんのでわかりづらく、誤りもあるかと思いますが、ご教示いただければ幸いです。

清水地域医療研究会の発足の過程と「ワークステイションどんぐり」設立の頃までの経過は簡単に『いのち　ＰａｒｔⅤ』にまとめてありますので、その後の経過を次のように年表形式でまとめてみました。

一九七九年八月一四日　　清水地域医療研究会（地医研）発足。

一九八七年　地医研の中心テーマが精神障害者問題となる。その後、患者・家族の集団カウンセリングの役割を果すようになる。
一九九五年五月　「作業所設立準備委員会」発足。
一九九五年六月　「どんぐり通信」創刊。
一九九七年四月一三日　精神障害者の憩いの場「ワークステイションどんぐり」オープン。
一九九七年四月一六日　「やさしい精神保健教室」開講。
一九九八年四月　「どんぐり」精神障害者小規模作業所として認可される。
二〇〇〇年二月　清水地域医療研究会をＮＰＯ法人精神障害者生活支援よもぎ会に改組、発足。
二〇〇二年五月　精神障害者の住む場グループホーム「早蕨」を設立、運営開始。
二〇〇三年一月　働く場として「ゆくり亭」「楽遊工房」を新築開店。

清水地域医療研究会（後に清水地域精神医療研究会）は、一九八五年に新築された乾医院の講義室で、一九八七年から一六年間、約二百回の勉強会を重ねてきました。そのなかから「ワークステイションどんぐり」が生まれ「どんぐり」誕生と同時に開講された「やさしい精神保健教室」も清水保健センターで月一回、休むことなく二〇〇三年末までに八一回を数えています。

こうした学びの持続が精神障害者とその家族の連帯を強め、地域住民の共感を生み支援を呼び起す原動力になっていると信じています。

「どんぐり通信」に連載した「精神科リハビリかるた」は、西村敏雄氏のユニークな絵で「かるた」として「よもぎ会」から発売されています。

よもぎ会　TEL　〇五四三-六七-六六一六
FAX　〇五四三-六七-六六一七

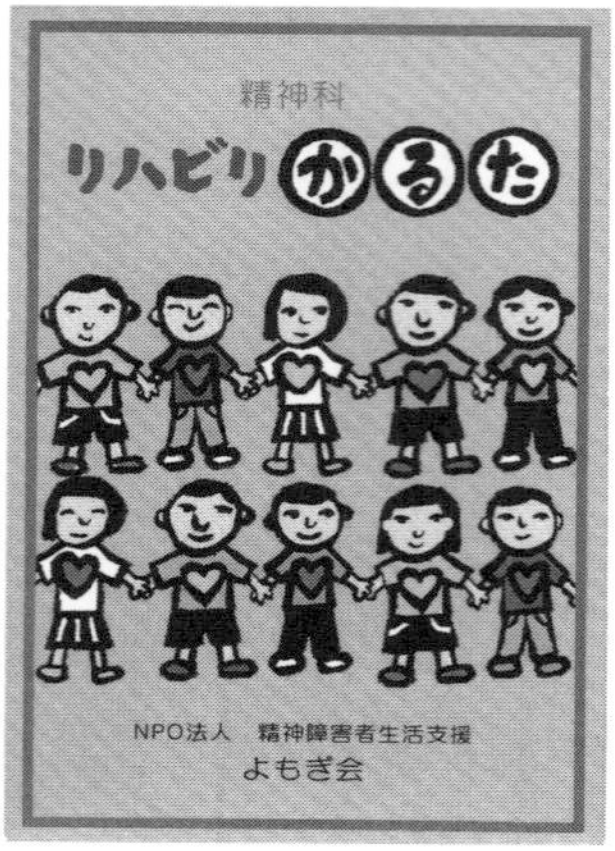

精神科
リハビリかるた
NPO法人　精神障害者生活支援
よもぎ会

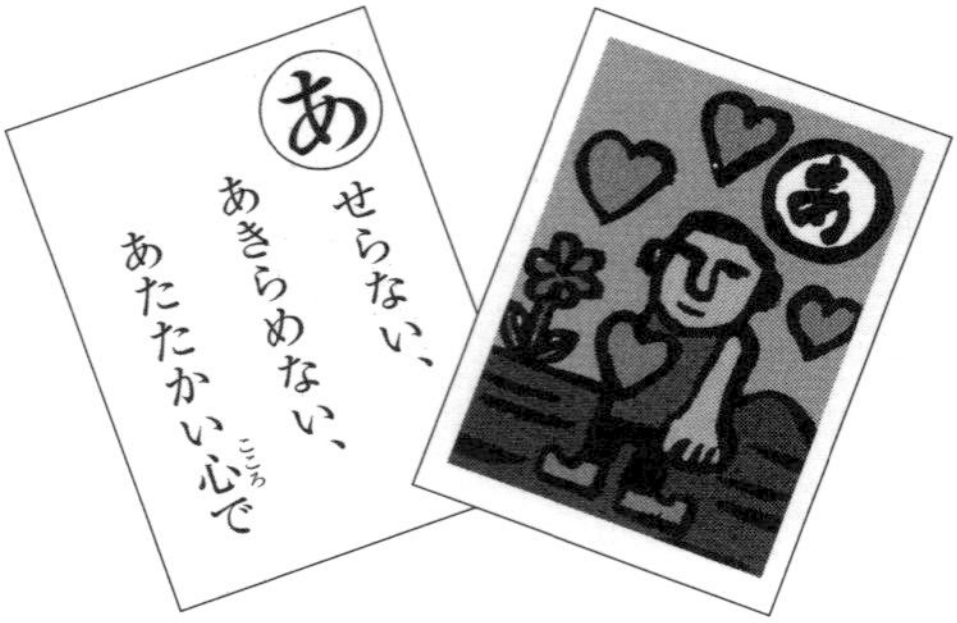

あ
せらない、
あきらめない、
あたたかい心《こころ》で
あ

どんぐり通信
発行者
ワークステイションどんぐり 運営委員会
静岡県清水市辻5丁目4－20
TEL・FAX 0543(64)4832

病者に希望を与えるのが医療の任務
――希望を育む地域づくりを

二〇世紀の終りの年を迎えました。〝どんぐり〟にも人類全体にも希望の年であるように願っています。希望の対極に絶望があります。山本周五郎は『虚空遍歴』に「自分は平穏無事な、あたたかい生活をしながら、不幸や絶望や、死に追いやられる人間の気持を語るのは誤りだ」と書いています。人間失格の恐怖に脅え、人間に失望し、孤独の中で苦悩している精神病者の絶望にも近い心の中を理解することは、医師にも看護婦にも親でさえ真に理解することはできません。しかし、その深い苦しみを理解しようと努め共感的態度で接することはできます。ここにこそ治療とケアの原点があります。

「治療の基本的標的は、不安、恐怖、孤独であって決して幻覚、妄想ではありません」（中井久夫）。病に打ちひしがれて、絶望の淵に立たされている精神病者を癒せるのは、薬剤ではありません。その唯一のクスリは希望です。人間は希望なしには一日も生きていくことはできませんが、薬剤は症状を軽くし精神療法を行ないやすくしても、希望を与えることはできません。人に希望を与えられるのは、人に対する愛の心です。心の病は心によって癒されるのです。

病者に希望を与えるのが医療の最も重要な任務ですが、薬剤を与えるだけの医療が横行してはいないでしょうか。希望は医師でなくても看護婦でなくても育むことはできます。医師を中心にチームを作り、疾病の治療と共に病者が希望を持てるような地域づくりがこれからの課題です。

（一九九九年一月八日第32号）

焦るな、急ぐな、慌てるな
——リハビリはゆっくり、ゆったり

「病を早く治せんとして、急げば、かへつて、あやまりて病を　ます。保養はおこたりなくつとめて、慰ゆる事は、急がず、其の自然にまかすべし」（貝原益軒『養生訓』）

これは病一般について益軒がおよそ三百年前に書いたものですが、精神科のリハビリテーションは斯くあるべしの観があります。

何といっても分裂病は大病ですから重い病気の後はゆっくり休むことが大切です。引きこもってゴロゴロしているからといってガミガミ言ったり、叱咤激励することは逆効果です。急がないことがコツです。根気よく訴えを聴いて、十分気持を汲んであげ、温かい心で支える姿勢が大切です。

家族やスタッフは待つことが肝要です。特に家族は待つことがなかなかできません。周囲の人が焦らず、優しく接することが薬以上の効果をもたらします。

A君は家族の焦りから仕事に就きたい一心であちこち就職しましたがいずれも長続きせず結局は病状を悪化させてしまいました。好きな事から始めて、一人遊びができたら仲間と交って苦手の人間関係について練習します。体力をつけながら試運転の時期に入ります。ステップ・バイ・ステップが大切です。

分裂病の治癒率も徐々に上ってきています。今より必ず良くなることを信じてリハビリに努めましょう。病気を癒すのは医師でも薬でもありません。万人に具わっている自然の治癒能力が病を癒すのです。医師やスタッフや薬はその働きを発揮しやすいような状態をつくっているだけです。

（一九九九年二月五日第33号）

自立と責任
――失敗は自立への絶好の機会

「精神障害者も人間として尊ばれなければならない。精神障害者も社会の一員として重んじられなければならない。精神障害者は、よい環境の中でケアされなければならない」と考えます。精神障害者の治療の目標は社会的自立です。過保護や管理は病者の創造性や活力を奪ってしまいます。医師や親の決めた枠の中でいやいやながらリハビリをしても自主性が育つどころか枯れ果ててしまいます。管理や過保護は病者が自分で考え、自分の行動を決定する力と、自己決定により生まれてくる自信を失わせ、主体性を骨抜きにし自立を遠ざけます。

精神障害者が社会の一員として重んじられるためには差別や偏見に対する啓蒙が重要なことはもちろんですが、精神障害者自身も自らの障害を受け入れたうえで自分の行為に責任をもつことが障害者自身の自立を育むためにはさらに重要です。「自分の頭で考え、自分の足で歩き、そのことについては自分が責任を持つ」ことが原則です。なにもしないより失敗することの方が大切でもあり、成功するより学ぶことは多い。失敗を恐れず実社会でいろいろ体験することが必要です。失敗したらなぜ失敗したのか病者と共に考えよう。失敗した時こそ、絶好の機会です。社会的問題行動を起こすこともあるでしょう。でもすぐに病気のせいにしないでください。病気でない人の問題行動の方が多いではありませんか。許される範囲なら許し、許されないことならそれなりに責任を取ってもらうことです。責任を伴わない自立はありえません。

「問題行動を起こしたから薬を増す」では何の進歩もありません。病者自身が考え、それを支える温かい対話と支援が不可欠です。

（一九九九年三月五日第34号）

やさしさと温かさ
――「どんぐり」に求められているもの

現代社会では人が大勢集まっても心のつながりがないから、ひとは孤独であり、組織があればみな管理されています。ひとがひとを容赦なく裁くやさしさを失った社会です。分裂病は脳と神経系が障害される病気です。心にゆとりを持たせたり、やる気を起こさせたり、情報を処理したりする調節の機構に何らかの異常が生じていると考えられています。社会的・心理的ストレスが脆さの限界を越えた時に発病・悪化します。繊細で純粋で生きるのに不器用な患者さんの苦しみの中心は人間失格の不安と恐怖であり孤独です。そして彼らが求めているのは人間的な温かさとやさしさです。

大学病院やこれまでの精神病院に欠けていたものが温かさとやさしさでした。「どんぐり」には何はなくとも日本一のやさしさと温かさが求められています。これを作り出すのは「どんぐり」に関わるすべてのスタッフ、家族、ボランティアの一人ひとりです。メンバーと良い関係を結ぶことが大切ですが、関係はつくるのではなく、良い関係をつくれるような自分に変わることで自然にできてきます。作業所の仕事は病者とかかわり合う営みです。彼らが本当に求めているものは何か、何がいいたいのか正確に深くデリケートに捉え理解しなければつき合いはできません。難しい議論は不要です。感受性に富みやさしい病者とのつき合いのなかでものの見方が変わり、考え方が変わり、生き方が変わり、やさしい自分に変身した時、本当に病者から学んだといえます。すばらしい出会いを無駄なく活かしましょう。

（一九九九年四月一日第35号）

これでよいのか精神医療と行政

――分裂病者と自殺

分裂病者の死亡原因で最も大きな割合を占めるのは自殺です。一般市民の自殺率一％に対して「自殺が分裂病者の早死にの原因の第一位で、その割合は一〇％～一三％」です。分裂病者の自殺は向精神薬が使われるようになってからだいぶ傾向が変わってきました。かつて分裂病者の自殺は病初期の妄想が動機になることが多いとされてきました。ところが、薬物中心の医療、病院の開放化、社会復帰の推進などによって、①分裂病者の自殺率は明らかに増加している。②妄想等による病初期の自殺は低下させたが、慢性期の自殺の危険を増大させている。③社会的に孤立している、将来への希望が稀薄、医療に対する不信など原因がはっきりしているケースが多い。④再発後回復期に最も多い。

これらの点から慢性分裂病の患者が苦しみ、悩み病気と社会の偏見に耐え一生懸命生きようとしているのにもかかわらず、希望を失ない、自尊心を強く傷つけられ絶望した時、彼らは死を選んでいるのです。

薬物療法、精神病院の開放化、社会復帰の促進、すべて大いに結構なことですが、その一方で自殺に追い込まれるまでに苦悩している生活の場での分裂病者の存在に目を向け、精神医療と行政のすべてが今一度厳しく問われなければならないと思います。分裂病者の自殺がこれ程多いということは彼らが頼るべき体制が医療的にも社会的にも十分でないということです。ケアする体制がないのです。診療室の先生方にお願いします。生活の場での患者の苦しみを解ってください。

（一九九九年五月七日第36号）

精神障害者にもっと光を
——市民の中に福祉の心を育てよう

精神病患者を一般市民から隔離をするという政策がとられてきたため精神科のベッド数はこの三〇年間で四倍の三六万床になっています。先進国にくらべて際立って多い現状に対して厚生省は二割は過剰だとして数年間に九万床を削減すると共に、デイ・ケアと社会復帰施設を充実させて入院患者を地域の家庭や施設に移行させようと計画しています。障害のため独立して日常生活ができない患者のためのケア付きの援護寮、それより自活度の高い障害者のための福祉ホーム、より小規模のグループホームも制度化されて補助金も交付されるようになりました。しかし、各自治体での精神障害者福祉に対する認識の低さと十分な予算措置が伴っていないために遅々として進んでいません。実際入院患者も減っていません。福祉都市清水には精神障害者のための共同住宅はいまだに存在していません。

最も陽の当たらない福祉の谷間におかれている精神障害者に援助のシステムを提供してください。デイケア、支援センター、福祉工場など施設の必要性はいうまでもありません。それ以上に重要なことは、精神障害者とその家族がどんな苦しみを背負って生きているか、精神病者といえども私たちと同じ人間で決して見下すべき人たちではないということ、またいたずらに興奮したり危険なことをしでかしたりする人物ではないということを、地域の人たちに教育、啓蒙することで地域社会における偏見を少なくする努力です。市民の中に福祉の心を育てることこそが援助システムの基礎です。

（一九九九年六月四日第37号）

人生の中に課題と意味を
――分裂病者は知能と意識は障害されていない

精神分裂病の慢性期の特徴として、①基本的生活能力の低下、②対人関係のまずさ、③作業能力の低下、④生活リズムの乱れやすさ、⑤自己判断力低下、等があります。加えて社会の無理解、時としては心ない医療のなかで患者は自尊心を傷つけられ、自信を喪失し、人間に失望して、自分は価値のない存在であると決めつけ、人生を否定的に捉え引きこもることが多い。しかし、精神分裂病においては、知能と意識が障害されていないという点では、すべての人が一致しています。

したがって、治療の中心は幻聴、妄想などの症状をとることが目標ではなく、先にあげた患者の苦悩や恐怖をよく理解し、医療においても、社会生活のなかでも家族や周囲の人々が患者の気持ちを十二分に汲んであげることが最重要です。病気を持った生活者として、障害を抱えて生活していく能力を育むことが治療の中心になるべきです。

脳外科の父といわれた、ハーヴェイ・クッシングは、「人生に耐える唯一の方法は、なんらかの課題をいつもかかえておくことだ」といっています。精神病者で症状があったとしても、何かが欠けていたとしても、人格をもったひとりの人間として、一市民として対等に接することが精神医療スタッフはもちろん、周囲の人々の基本的な姿勢であるべきです。こうした関係の中で対話を軸として教育が行なわれるべきです。それは分裂病者であっても自らの人生の中になんらかの課題と意味を模索する営みです。この過程で、病者は他人に癒してもらったのではなく自らが治したという自信と自立を築いていくでしょう。

（一九九九年七月二日第38号）

社会的入院の一原因　保護者制度
――家族に耐え難い負担

東京大学と金沢大学の「分裂病長期予後調査報告」によれば、一九三八年には、完全寛解と不完全寛解と併せて二二%だったのが五〇年後の一九八三年には六一%になり、陽性症状はほとんどなくなったが陰性症状はかなり残している軽快まで含めると八二%になっています。

このように分裂病は治癒可能な疾患となり、有効なリハビリテーションを行なうことは国家と医療の重要な責務であり、幾世代にもわたって痛めつけられてきた患者家族関係の回復には、今こそ適切な治療とリハビリテーションが提供されるべきだと思います。

ところが、徳川時代の法制、一九〇〇年の精神病者監護法、一九八七年の改正された精神保健法のなかに現在まで保護者制度と呼ばれる制度が残っています。保護者は精神病者に治療を受けさせるとともに、精神病者が自身や他人に害を与えないように監督し、かつ精神病者の財政上の利益を保護しなければならない（法第二二条）とあります。保護者制度は、精神病者は社会にとって脅威であるから、社会に害を与えないように家族が責任をもって監督する義務があるという考えに基づいています。このことが家族に過重な負担と苦痛を強いてきました。家族は座敷牢という檻のなかに身内を閉じこめ、いったん入院させたら引きとらないという長期入院を強いられてきました。

百年、それ以上前に生れた保護者制度が旧い時代の遺物であり、精神病者の早期退院、リハビリテーション、社会復帰の大きな足枷になっています。わが国の精神医療の汚点といわれる社会的入院を減らすためにも早期改正が望まれます。

（一九九九年八月六日第39号）

精神病院で患者の人権は守られているか
――さらに改善が望まれる精神医療

わが国では約三五万人の精神病者が入院しています。精神衛生法から精神保健法、精神保健福祉法に改正されても入院患者の減少は遅々として進まず、諸外国から「どうしてこんなに多くの患者が入院しなければならないのか」と疑問視されています。入院の実態の一部を数字で見てみましょう。統計は一九九二年のものです。

・総病床数（一六六万八五八床）に対し精神病床数（三二万二四五〇床）で五床に一床が精神病床です。
・精神病床のうち八〇％以上が私立病院です。
・医師は一般病院では一〇〇床当り一〇人以上、精神病院では一・八人（非常勤医を含む）と極めて少ない。
・入院患者の約五〇％が五年以上入院しています。
・平均在院日数はスウェーデンの六九日（八九年）に対して四八五・五日と非常に長い。
・入院患者の四〇％が自分の意志に反して入院治療を受けています。
・二四時間鍵のついた閉鎖の病棟率は未だに五八％もあります。
・任意入院患者でありながら閉鎖病棟に入院させられている人が五五％もありました。
・閉鎖病棟で電話のない病棟が一二％でした。
・保護室に入れられている患者数は六四八九人（九二年六月三〇日現在）でした。

以上のように数字からだけ見ても精神医療は質的に深刻な問題を抱えています。法の改正、行政指導、患者家族の要望、病院自体の努力等によって改善はされつつありますが、今後一層患者の人権が守られ尊重される精神医療への質的向上が望まれます。

（一九九九年九月三日第40号）

地域精神医療とは何か
――求められている責任と継続性のあるシステムづくり

地域精神医療という言葉をよく耳にするようになりました。地域精神医療とは病気の予防、発病時の相談窓口、外来診療への結びつけ、入院治療、退院後社会に戻ってから生活再建までのリハビリテーション、就労まで含めた疾病の治療のみならず、地域で苦悩する精神病者の生活全体をケアすることではないでしょうか。

ではわが国に地域精神医療があるのだろうか。Aさんが発病した時両親は奈落の底に突き落されたように悲しみ、混乱しました。どこに相談したらよいのかもわからずやっとのことで保健所と精神保健センターにたどりついた時にはだいぶ月日が経っていました。相談に行っても「病院に連れていきなさい」といわれただけで役には立ちませんでした。「病気ではない」といいはるAさんをやっとB病院に連れて行きましたが、心ない医療と出会い中断。家族も崩壊寸前です。

精神保健福祉センター、保健所、市保健センターのいずれにも緊急の入院が必要であると考えられた時迅速に適切な病院に入院させてくれるような力量をもった相談員はいません。どんなに困っていても訪問してくれたという話もほとんど聞きません。ましてや、初診の患者の往診をしてくれる病院、医院は皆無です。地域に責任を持つということは外来診療をして入院患者を引き受けるということではありません。往診、訪問、医療への結びつけ、緊急時の対応を含めたSOSを発している患者と、困り果てている家族に継続的にいつでも責任を持つ医療と福祉の提供システムが求められているのです。

（一九九九年一〇月一日第41号）

生活の場、住居が欲しい
――自立のためにどうしても必要

歴史的に過酷な生き方を強いられてきた精神障害者が社会復帰をするためには憩う場、働く場、住む場が施策的に提供されることが必要です。当然ながら生活をするための経済保障と人的支援が欠かせないことはいうまでもありません。

なかでも彼らが自立するために最も望んでいるのは生活の場である住む場です。

一九八八年七月に施行された精神保健法では、精神障害者の共同住居である福祉ホームと援護寮が法令で位置づけられ、九三年度にはグループホームが制度化され補助金も交付されるようになりました。

援護寮は独立して日常生活を送ることが困難な精神障害者がスタッフの支援を受けながら生活していく力を身につける場です。

福祉ホームは一定の生活能力はあるけれど住居の確保が難しい人たちがスタッフの助力を受けながら生活する場です。

グループホームは何人かで共同で暮らしながら社会生活を送る場です。民間のアパートを借り上げたり、借家を利用しながら運営されています。

厚生省の障害者プランによれば二〇〇二年までに全国に援護寮と福祉ホームを三〇〇カ所、グループホームは九二〇カ所をつくることを目標としているそうです。しかし予算措置が十分でないため進んでいません。静岡県内には援護寮二カ所、福祉ホーム二カ所、グループホーム五カ所しかありません（九八年三月）。福祉都市清水には一カ所もないというのが実情です。精神障害者の社会復帰施設の数の少なさには情けなさを通り越して怒りを感じます。絵に描いた餅は食べられません。

（一九九九年一一月五日第42号）

医者の選び方
——よく聴いててていねいに説明してくれますか

「医者を選ぶのも寿命のうち」であるように分裂病でも良い医者に出会うか否かで経過がまるで違ってきます。では良い医者を探し当てるのにはどうしたらよいでしょうか。先ず、医療関係者にこうたずねてごらんなさい。「あなたの身内がこの病気だったら誰に診ていただきますか」と。次は患者を抱えた家族から情報を得ることです。そのためには、各地にある家族会と連絡をとるとよいでしょう。

では良い医者の条件とは何でしょうか。第一によく勉強する優れた技術者であること。第二に分裂病に深い関心を持ち治そうという熱意があること。さらに病人の深い悲しみ、不安、恐怖をよく理解し、生活面まで気を配ってくれること。第三によく聴いてていねいな説明をすること。例えば病名はとにかく、初診時の病状、病気の予後、病人への接し方、薬剤の必要性と副作用などについて。第四は看護婦、ケースワーカー、作業療法士など治療チームの他のメンバーと協調できること。第五に保健所のデイケア、作業所、共同住居など社会資源を上手に利用する先生。第六は上手な薬の使い方ができることです。分裂病の薬は単剤処方が原則です。なぜなら薬効が見極めやすいし、副作用が出にくいからです。わが国では副作用防止に一剤、睡眠障害に一剤処方され三種類だされることが多いようです。最初から五種類だされたら要注意です。

上手に医療を受けるためには医者任せではだめです。病人、家族とも自分の病気について勉強することが大切です。患者、家族が賢くなり医者を選ぶ権利を行使すれば医療を変えられます。

（一九九九年一一月三日第43号）

市民の皆様の暖かい支援に感謝します

――辻地区の皆さん、ありがとう

明けまして　おめでとうございます。

二〇〇〇年を迎え「どんぐり」もまもなく三周年となります。この間市民の皆さんには本当に良くしていただきました。とりわけ辻地区の方々には優しくお付き合いくださったことに心より感謝申し上げます。

矢倉神社の向かい、バス停の真ん前、街の中に「精神障害者のワークステイションどんぐり」が生まれ、育ちつつあることは非常に意義深いことです。

これまでの福祉は弱者、老人や障害者に対して収容所を作ってお世話をするのが福祉であると思い違いをしてきました。この「隔離の福祉」が市民の中に弱者に対する差別や偏見を培うのを助長してきました。しかし、時代は移り老人や知的障害者や身体障害者には在宅ケアの道が狭いながらも開いてきました。

そのなかで唯一取り残されているのが精神障害者です。精神病院に通っていることがわかると世間の人はそれだけで、怖い、不気味だと白眼視します。国も三五万人もの入院患者に対して市民の遅れた意識に依拠して積極的施策を行なっていません。

「どんぐり」周辺の人たちは精神障害者と接するなかで彼らが「心を病んでいる普通の人」だということを日に日に理解してくださっています。精神障害者が住む場を、働く場を街の中に、世間の人たちと隣り合わせに一つ一つ作って精神障害者のありのままの姿を見てもらうことがお互いが理解し合ううえで最も重要なことです。精神障害者だけでなくすべての人が愛の精神で助け合って住みよい清水を創るのが「どんぐり」の希いです。

（二〇〇〇年一月七日第44号）

家族も支援を求めている
――精神障害者家族に温かい理解を

精神病で最も苦しんでいるのは言うまでもなく患者自身です。私たちには理解できない不安や恐怖、時には絶望と孤独にさいなまれています。

しかし、患者と同じように精神病者を抱えた家族も深い悲しみと共に生き、子どもやきょうだいの精神障害に悩み苦しんでいるのです。家族のなかに精神障害者が出たということで理由のない罪悪感や恥辱感を味わい、友人や隣人も離れていき、経済的困難も生じてきます。病いが長期化しても援助の手はどこからも差しのべられず、家族だけではこの重荷を背負いきれなくなります。

家族の多くは患者の症状、診断、治療、病気の経過、予後などについて信頼できる情報を切望しています。また、多くの家族は自分の心の痛みをわかってくれる誰かに話すことができたら、どんなにか慰められるだろうかと話します。それが無理ならせめて嘆きと苦しみを理解してくれる誰かがそばに居てくれるだけで救われると語ります。

多くの家族は精神科医がもっと共感的な心で自分たちの苦しみを理解してくれることを望んでいます。ところが、ごく一部を除いて精神科医や保健婦やケースワーカーなどの専門家が家族と十分に話をしてくれないと感じていることも事実です。二年後から精神保健行政が県から各市町村に移りますが、これは戦後数十年間保健所を中心に行なってきた精神保健行政が破綻していたことを意味します。行政区分が変わってもケースワークではなくデスクワーク中心の行政では患者・家族は救われません。温かい血の通った施策と支援を私たちは待ち望んでいます。

（二〇〇〇年二月四日第45号）

NPO法人精神障害者生活支援よもぎ会誕生
――誰もが住みやすい町づくりを目指して

ワークステイションどんぐりの設立母体であった「清水地域医療研究会」（以下、地医研）がこの度、県知事の認証を得まして「特定非営利活動（NPO）法人精神障害者生活支援よもぎ会」として再出発することになりました。

地医研は一九七九年八月、医療と健康という誰にも共通なテーマを語り合うなかで市民に優しい暮らしやすい清水の町づくりを考える会として産声をあげました。一九八七年より中心テーマが精神障害者の問題になってきました。家族や患者の声を聞くにつけ、現在の精神医療体制は患者や家族のニーズに応えているのだろうか疑問に思うようになりました。少し勉強してみると病者に対する社会サービスも先進諸国にくらべて驚くほど遅れている状態であることが判りました。精神障害者は長い歴史のなかで、受けた精神的苦痛と奪われた社会的可能性の結果としていまだに差別・偏見・孤立・貧困失業のなかで苦しんでいます。

精神障害者であっても社会の一員です。残念ながらわが国では医療のみならず労働や福祉の面でも精神障害者の社会復帰への努力に報いるだけの施策は行なわれていません。家族を含めた地域社会・保険福祉に関わる行政機関は精神障害者が地域社会に参加できるよう支援をする義務があります。

福祉都市宣言をしている清水市も精神障害者福祉面では荒れ地です。時代も「人間とは何であるか」が問い直される時に至っています。新生「よもぎ会」はこの点を出発点に、畑を耕し続け、種を蒔いてまいります。「どんぐり」ともども「よもぎ会」に対しても皆さまの暖い支援をお願いいたします。

（二〇〇〇年三月三日第46号）

患者教育・家族教育の重要性
――患者・家族は学びたがっている

精神の病気、特に分裂病は不可解な病気として恐れられ、世間から遠ざけられてきました。しかし、抗精神薬の登場以後の研究は目覚ましく、いくつかの原因によって起る脳内の病変を基盤とした症候群だろうということが解ってきました。

そして、不完全ではあっても薬物療法、生活療法と治療法も日に日に進歩しつつあります。しかし、多くの患者や家族と接してみて驚くことは病気について、薬についてあまりに知らされていないということです。たとえ脳の病気であっても全部が冒されているわけではありません。分裂病では知能と意識は障害されていません。

病気を癒す主体である患者自身と最も身近にいて四六時中のケアを受持っている家族こそが病気を正しく理解すべきです。患者や家族と話し合ってみるとほとんどの人が知りたがっているし、学びたいと思っています。確かに急性期の混乱している時に教えるということは無理かもしれませんが、落ちついてきたらその人の病状に応じて理解できる範囲で解りやすく、何が起ったのか、治すために何が必要か、薬について作用・副作用を、病気の経過の見直しを、病期に合わせてくりかえしくりかえし教育することが重要です。分裂病の患者で薬を中断し再発したというケースに多く出合います。飲みたくない薬をなぜ続けて飲まなければならないのかという教育の欠如ではないでしょうか。「家族が変われば症状改善」です。家族を一流の看護人に仕立てるのが病院や保健センターや支援センターの大きな役割です。発想の転換が必要な時期がきています。

（二〇〇〇年四月七日第47号）

「どんぐり」を気持ちの良い場所に、楽しい場所に
――遊びを通して生活の主人公になる

「どんぐり」はとりわけメンバー（障害者）にとって、そこに関わるすべての人たちにとって楽しい、ゆったりした場にしたいものです。また、「どんぐり」はどこにもまして自由な場所であるべきです。人間は何か役に立つことをするためだけに生きているわけではありません。人間にはまったく無用で生産的でないことをする必要もあります。「どんぐり」はメンバーの生活の場です。もし、そこが生活の場であるならばメンバーの遊びの場として十分なプログラムが用意される必要があります。

精神障害者もこの社会のなかで生まれ育ったのですから、発病によって一時社会に背を向けたように見えますが、楽しく遊びながら生活するなかで自らが生活の主人公であることを学び、自分でもやっていけるという自信がきっと生れてきます。小さな共同体ですがそのなかで自分の役割を果すことによって社会参加への手ごたえも感ずるでしょう。それに、スタッフの働きかけも加わり、小さな体験の積み重ねによってこの社会を理解し、働く意欲も生れ、生き甲斐を獲得していくことが大切です。遊びは決して遊ぶだけに止まることはありません。「どんぐり」のメンバーと共に歩むのに決して焦ってはいけません。彼等のゆったりとした時間に合わせて、待つことです。すべて遊びと思っていれば大きな過ちはないでしょう。気持の良いこと、楽しいことが第一です。時間割は必要最小限とし、すべて話し合いによりメンバーが持っている能力が自然なうちに発揮されるよう自由な活動におきかえられることが望まれます。

（二〇〇〇年五月九日第48号）

自立のための出会いの場をつくろう
――手助けをしないという援助

よもぎ会発足記念講演会も成功裡に終りました。これからは夢を大きく「ワークステイションどんぐり」「あゆみ会」「楽遊工房」が「よもぎ会グループ」の新たなる発展に向けて力を結集する時です。

「よもぎ会」の名称は「蓬麻中《よもぎまちゅう》に生ずれば、扶《たす》けずして自ら直し」に拠っています。曲りやすい蓬も、麻のようにまっすぐにのびる草の中に生えると、手を加えなくてもまっすぐになる、という意味です。

精神障害者も周囲の温かい支援と生活環境が整えられることによってやがては自立の道を歩むことができるようになる、という思いが籠められています。しかし一方、嘘がつけない、人を騙せない、正直で秘密が保てないという誠実で純粋な精神障害者との交流のなかで健常者といわれている私たちの心が洗われる、という事実を知っていただきたい気持もこめられています。

精神病のわが子に自立してもらいたいのが親の願いです。しかし、人間は一人ひとりで自分の道を歩むべきもので自立のためのたたかいは誰も代ってあげることはできません。どんなに理解のある親でもわが子の自立のための斗いは代れないし、代ってはいけないのです。

精神障害者は自分なりの人生を生きようとして、孤独と不安と絶望の淵に立って斗っています。これらをひっくりかえすためにはいくつかの出会いが不可欠です。「よもぎ会」がこの出会いの場をつくりだせたらと思っています。手をさしのべ援助をするのも大切ですが、援助を利用するかしないかは彼らの選択です。自立のためには手助けをしないのも一つの援助です。

（二〇〇〇年六月二日第49号）

家庭・作業所・病院は病者が安心できる場であること
——過保護は障害者から自由を奪い閉じこめてしまう

ある保健婦に質問されました。「どんな作業所を作ったらよいでしょうか」。

まず第一に、精神障害者が安心できる場所でなければなりません。なぜなら、安心感こそが彼ら自身と他の人々そして現実社会への信頼感を生み出すからです。その時病者は生命の輝きをとり戻し生き生きとした生活のスタートに着くことができます。では安心できる場所はどのようにして生み出せるのでしょうか。それは、そこに関わるスタッフの心から優しい声かけ、安心して見ていられる立ち居振る舞い、たとえば店の掃除の仕方、商品の整理など日常のごく当たり前の行為のなかで醸し出される雰囲気によってその場が満たされることによります。

第二は、スタッフが口や手を出し過ぎないことです。障害者自身のなかに治癒能力が備わっているのですからスタッフが余計な手だしをしたり、口出しをしたり、命令して支配し過ぎると彼らは自分が新しく生み出すものも生み出せなくなります。

過保護は障害者から自由を奪い、閉じこめてしまいます。障害者ケアの秘訣は彼らを信頼し、尊重することにあります。言葉よりも経験で教育し、可能なことと不可能なことの区別を自分の体で体験させることが大切です。弱肉強食の、優しさを失った現代社会のなかで傷つき、一時避難した精神障害者であっても、一人ひとり人間としての自身の肉体と精神の持主です。故にその途上で再び傷つき、挫折しようとも自ら再起する知恵と能力を所有しています。このことを確認し彼らを信頼して、危なげでゆっくりした歩みを温く見守ることで同じ世界を生きる可能性が生まれてきます。

（二〇〇〇年七月六日第50号）

先端医療の中の生命の差別と選別
──同じ人間なのに過去も現在も差別され続ける精神病者

一四世紀から一七世紀まで全ヨーロッパとアメリカで数百万を越す人たちが魔女として絞殺され、あるいは絞殺されたうえで焼かれ、さらには生きながら焼き殺されました。この魔女狩りの犠牲になったのは何十万という精神病者でした。魔女といわれた者がすべて精神病者であったということはありませんが、ほとんどすべての精神病者は魔女狩りの犠牲になりました。魔女狩りに代表されるように、数百年間外国ばかりでなくわが国でも精神病者は差別と偏見と迫害のなかに身をおいてきました。

一九八四年九月筑波大学で脳出血の患者から、膵臓と腎臓が摘出され臓器移植が行なわれました。このドナー患者が精神病者でした。一九九六年一二月に沖縄県立那覇病院で、クモ膜下出血の患者が心停止を早める処置をされて、腎臓を摘出される事件があり、家族が主治医らを殺人罪で告訴しました。臓器を摘出された患者は慢性精神病患者でした。ところが、日本臓器移植ネットワーク準備委員会心臓移植作業部会で、移植を受ける立場となる患者（レシピエント）の相対的適応除外条件に「精神神経症」が掲げられていて、精神病患者は事実上レシピエントの条件から除外されているのです。精神病者は生きているうちに臓器を抜き取られても、臓器移植を受けることはできないのです。訴えられた沖縄の主治医は「障害を持って生きることが必ずしも幸せとは限らない。本人のためにも早く楽にさせてあげましょう」と家族を説得していました。

中世ではなく先端医学のなかでも生命の差別と選別が行なわれているのです。

（二〇〇〇年八月四日第51号）

薬物偏重の精神科治療を危惧する
――苦悩する病者の心を汲みとってもらいたい

医療を語る時「病気を診て、病人を看ない」とよくいわれますが、精神科医療でもこのような傾向はないでしょうか。

向精神薬の出現によって分裂病の陽性症状の治療は飛躍的に進歩した。このことが精神障害の原因は脳にあり、十分に解明されていないが何らかの原因が脳にあるに違いないと考えられるようになりました。したがってその脳病変に対しての薬物療法が精神障害治療の主たるもの、あるいは唯一絶対的なものであるという迷信、錯覚が精神科医療のなかにはびこっていないかと危惧しています。しかし、脳の病変を直接治療する手段としての薬物療法を主役の座に据えるのには、脳病理、薬理作用研究共に現状では不明な領域がまだまだ多すぎます。

精神科医療の関心が生物学的脳病変に傾くあまり、苦悩する病者の心を汲みとろうとする努力が忘れられているように思えてなりません。不安、恐怖、孤独そして未来に対する絶望感におびえ、人間社会に対する信頼感を失っている病者に対して薬を処方して、注射をうつだけでは何らの問題解決にはならないことは自明の理です。治療の名のもとに薬物によるロボトミーとも思える薬物の大量投与や懲罰的な行動制限は行なわれてはいないでしょうか。精神病院に入院して本当によかったと、入院した多くの患者が思えるような医療が受けられるべきですが、日本の精神病院はごく一部を除いてそうはなってはいません。病院は癒しの場です。プライバシー云々より患者の人権のために、精神病院も一般病院のように社会に開かれることが今重要です。

（二〇〇〇年九月一日第52号）

なぜ患者はきちんと薬を服用しないか
――対策は教育が最も有効

分裂病患者の再発、再入院の最大の原因は薬をきちんと服用しないということにあります。ではどうして薬を飲まないのでしょう。

私は病気ではない

病識がないということは分裂病の一つの症状と考えられています。幻覚や妄想などは薬によってよくなる可能性がありますが病識は改善しないといわれています。私は病気ではないと思っている人が薬を飲まないのは当たり前です。

病気を認めたくない

病気だと薄々感じてはいる患者が薬を飲むということは自分の病気を認めることになります。病気ではないと思いたい患者が薬と一緒に病気を飲みこむのは大変な苦痛を伴うことです。

薬を飲むと具合が悪くなる

分裂病の患者が薬をきちんと服用しなくなる大きな原因の一つは副作用です。睡くて、だるくて、身体の動きが悪くなる。手がふるえる、舌がもつれる、姿勢が前かがみになる。むずむずする、じっとしていられなくなる。便秘、立ちくらみ、性欲減退、など患者にとっては大層不快なものばかりです。

あの医者の薬は飲まない

医師・患者間の信頼関係の欠如も薬をきちんと服用しない大きな理由です。病気や副作用で苦しんでいるのは患者ですから医師は患者の言葉にもっと耳を傾けるべきです。患者は自分の病気や服用している薬の副作用については大家であることを認めてください。
妄想から薬を拒否する場合もあります。
まず、なぜ薬を飲まないかその理由を知ることが大切です。その上での病気、治療法、副作用などについての教育が最も重要であり有効です。

（二〇〇〇年一〇月六日第53号）

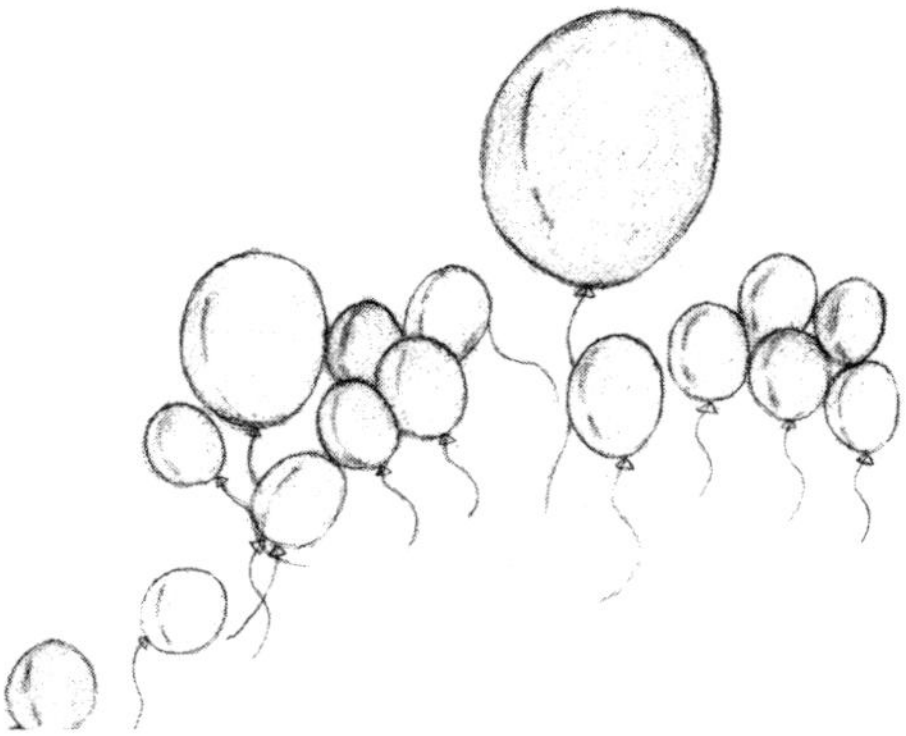

緩やかに動きだした精神障害者地域ケア
――患者・家族は市民と連帯して声を上げよう

わが国の精神医療に関する中心的法律は一九九三年に成立した精神保健福祉法です。その第三条に「……精神障害者等がその障害を克服して社会復帰をし、自立と社会経済活動への参画をしようとする努力に対し、協力するように努めなければならない」と高らかに謳っています。政府はこれに基づいて、世界でも類をみない入院患者三三万人を減らすべく新障害者プランを打ち出しました。

たとえば二〇〇二年までに援護寮六〇〇〇人分を建設するなど社会復帰を可能とするような施設、事業を整備して二～三万人程度を退院させ地域ケアの対象としようとしました。西欧並みの考え方にようやくたどり着いたことは評価するとしても、何とも目標数値が低すぎることが問題です。ところが、精神保健福祉法が施行されて七年を経過した現在でも、入院患者は一向に減っていないし、絵に描いた餅で食べられたものはほんの僅かです。どこに問題があるのか考えてみましょう。

1、医学会のなかに地域ケアの思想が浸透していない。最も遅れているのは大学かもしれない。

2、八八・八％の病床を有するのは民間病院であり、その多くは地域ケアに積極的でない。

3、議員を含めて自治体の精神障害者福祉に対する無理解。

4、地域ケア推進のための医療、福祉、地域住民間のケアシステムの欠除。

5、国は予算を計上したというがスタッフ養成を含めた人的予算はほとんどない。

6、地域住民の無理解。

などが挙げられます。

さらに声を高くして医学界、行政、市民に呼びかけていきましょう。

（二〇〇〇年一一月一〇日第54号）

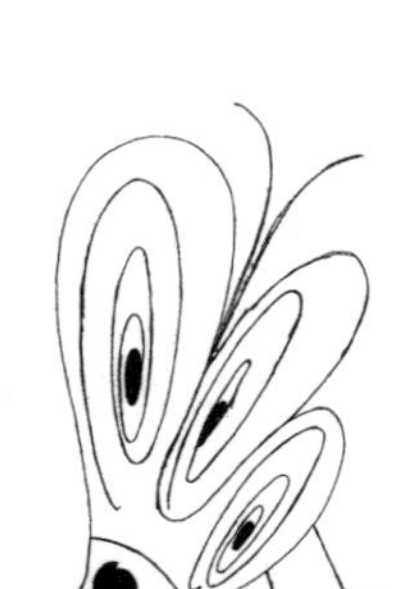

町の皆さんのお陰で「どんぐり」は着実に育っています
——すべての市民が「清水に生まれて良かった」といえる町にしよう

一般的に精神障害者の行動は受身的で、人間関係を結ぶのが苦手で適応性を欠いていますから、自分の殻の中に閉じこもり積極的に人と交わろうとしません。しかし、私たちは彼らがどれほど人恋しく思っていて、こころを開こうとしているかを知らなければなりません。したがって周囲の人々が、やさしく積極的に近づいてまわりとの人間関係が作れるように働きかけることが必要です。

精神障害者に必要なのは仲間と共に語り合い遊べる憩いの場（慰）です。次は生きがいとしての仕事の場（職）です。さらに自立生活をするための住む場（住）が何としても社会復帰のために用意されなければなりません。

「どんぐり」もまもなく発足してから三年、小規模作業所に認可されてから二年になります。通ってくるメンバーも増え、日に日に元気になっています。三年前には人と話しもできずまったく落ちつきのなかったA子さんが今はしっかり受持ちの仕事をやっています。閉じこもりだったB君も休まず通っています。これも辻地区を中心にした市民の皆様の温かい愛情と支援の賜物と心より感謝いたしております。

十一月には辻地区コミュニティ祭りにも参加させていただきました。清水をきれいにする市民運動推進協議会から、「どんぐり」のメンバーが毎週月曜日に行なっている矢倉神社の清掃に対して表彰していただきました。またカレンダーの販売に対して辻、袖師両自治会の応援をいただきました。ありがとうございました。今後もご支援をよろしくお願いいたします。

（二〇〇〇年一二月一日第55号）

新たな目標を持って生きる年に
――それぞれの人の問題点を明らかにして
解決に努力しよう

新しい年、新しい世紀を迎えて「どんぐり」に集うメンバーも家族もスタッフそしてボランティアの皆さんも新たな目標を持って生きていきましょう。「どんぐり」は憩いの場であると同時に治療の場でもあります。今年は勉強の年にしてみませんか。

1、精神障害について医療関係者任せにしないで私たち自身が病態や障害について正しい知識を身につけましょう。そして、薬物療法についても副作用を含めて学びましょう。

2、今年はそれぞれの人の問題点を明らかにした上で各個人の目標を決めてみましょう。

3、問題点が明らかになったら目標達成のために独りで焦らないで皆の知恵を借りるため話し合いを繰り返し、具体的な方法を探ってみましょう。べてるの家の川村先生がおっしゃったように「三度のメシよりミーティング」が大切です。

4、精神障害が脳の病気であることは確かだとしても、精神障害者が苦しんでいるのは過去および現在の対人関係であり、生活障害であることを私たちは学んできました。薬物は生活障害の補助手段になり得てもそれ以上のものではありません。「どんぐり」の仲間と共にコミュニケーション技法など生活技法を少しづつでも身につける年にしましょう。

5、昨年も再発して入院するメンバーもいました。再発の徴候を早期に発見して、対策を立てられるようになりましょう。

焦らず楽しい年にしましょう。

（二〇〇一年一月一二日第56号）

精神障害者の優しさと誠実さとゆったりした生活リズム
――家庭や職場の人間関係は優しくて温かいか

私たちの生きている社会は、より速く、より効率的に、より多く持ち、他人より少しでも優れていて、それらが少しづつでも向上していくことが望ましい、という価値観で貫かれています。したがって、病気をしたり、齢をとったり、死ぬことは忌み嫌われます。ところが人間誰しも必ず病み、老い、死んでいくように定められていて逃れることはできません。生まれた瞬間から病、老、死に向かって歩んでいるのです。「病、老、死」ときちんと向き合い、病んでいても、老いていても、かけがえのない「いのち」であると認めるなかから、本当の優しさが生れてくるのです。

忌み嫌われている病いの代表が精神病です。精神病になった人たちは、功利的な競争社会に一日でも早く立ち戻りたいと焦りに焦りますが、病気はそう簡単にはそれを許してくれません。再発、再燃、慢性化という厚い壁があります。「どんぐり」のメンバーをみていてつくづく感ずるのは、私たちの社会が失ってしまったゆったりとした生活リズムと優しさと誠実さを持っているということです。

精神障害者を訓練して競争社会に送り返すことが、果して社会復帰をさせたことになるでしょうか。「病んでいる社会」のなかで再発して戻ってくる仲間のなんと多いことか。彼らの優しさやゆっくりした生活リズムが生かされるような人間関係を、彼らに学びながら地域社会のなかに創っていくことが、優しい、住みやすい清水の町づくりです。

家庭や職場や、役所も福祉施設も、優しく温かい人間関係であるかどうか、今一度見直してみましょう。

（二〇〇一年二月二日第57号）

清水市全体をリトリートにする運動を始めよう
——精神障害者が「社会復帰してよかった」といえる社会に

理性を失ってしまった「正気」の世界を逃れてこころを病んでいる精神障害者をできるだけ早く元の世界に戻そうとするより、ゆっくり、ゆったり、彼らのリズムに合わせて休んでもらう場であると、「どんぐり」のあり方を考えてみたらどうでしょうか。親も医療者も社会復帰、社会復帰と社会復帰を願うことは当然ですが、彼らが復帰する現在の社会が果して彼らを幸せにしてくれるでしょうか。

一七九六年、クエカー教徒だった実業家のウイリアム・デュークがイギリスのヨークの町の郊外に広い農場のある精神障害者の新天地を作りました。この施設を彼はリトリート（retreat）とよびました。リトリートには避難所、憩いの場という意味があります。

一時避難を終えて彼らが再び新たなる船出をした時、彼らが「帰ってきてよかった」といえるような社会が、子どもにとっても、老人にとっても、身体障害者にとっても住みやすい社会なのです。もちろんその社会は健常な市民にとっては最も住みやすい社会に間違いありません。清水市全体がリトリートであるような街づくりが本当の意味での街づくりではないでしょうか。

「地上にはもともと道はない。歩く人が多くなれば、道もできるのだ」（魯迅『故郷』）

魯迅の生きた時代は今よりもっと暗い時代でした。そのなかで希望を失わず生きつづけた人間がいたということを私たち一人ひとりの道標として困難な精神障害者の運動にとり組んでいきましょう。これは単に精神障害者のための運動ではありません。最も陽のあたらない場所に視点をおいた社会改革の運動なのです。

（二〇〇一年三月二日第58号）

入院生活も人生の重要な一過程
――鍵がないだけでは開放病棟ではない

最近あちこちの精神病院が改築されて大層立派に明るくなってきました。かつて「高級家畜小屋」などともいわれ、多くの患者が何十年ものあいだ鉄格子のついた薄暗い病室の中でむきだしの裸のような生活を強いられてきたことを思うと時代が変ってきたことを痛感します。このような残酷無惨さの背後には精神病者を人間以下のものとみなしてきた「医療観」が存在したのではないでしょうか。

これからは鍵のない開放病棟も増えてくるでしょう。しかし、鍵がないだけでは開放病棟とはいえません。そこに働くスタッフの心が開かれて初めて開放といえるのです。

療養生活も人生のなかの絶えざる一過程です。入院も施設での生活も将来の生活の準備ではなく生活そのものです。入院生活においても施設での療養生活においても「今日一日が本当によい日だった」といえるような日をつくり出す努力が医療者やケアスタッフによってなされなければなりません。今日という日は今日一日で終ります。今日を明日の準備や手段とするのではなく一日一日の生活を大切にして、一息一息を充実した時として生きる心構えが必要です。

病者の精神生活を安定させるためには病者自身が人間関係をとり戻す、そのような場をつくっていくことが大切です。病院の生活が果たしてそうなっているでしょうか。病いに打ちひしがれて絶望の淵に立たされている精神病者を癒す薬は希望しかありません。病院生活は病者に明るい希望を与えているでしょうか。治療とは患者を医師の良かれと思った方向に導いていくことではありません。医師が良しと考える医療を患者に押しつける前に、先ず患者の気持をよく理解して汲みとることが大切です。

（二〇〇一年四月六日第59号）

精神障害者福祉に目を向け真の福祉都市清水に
――先ず望まれる共同住居

身体障害者や知的障害者とくらべて精神障害者の福祉施策は大層遅れています。平成七年には精神保健法が一部改正され精神保健福祉法に替り、精神障害者の社会復帰と福祉施策の大幅な充実を目指して「精神障害者の自立と社会経済活動への参加の促進」のため社会復帰施設などのハード面の充実強化を図るはずでした。

ところが、平成五年には精神病院等に入院・通院する精神障害者数は一五七万人だったのに対して、平成八年には二一七万人と増加しています。一方、精神障害者へのサービス機関だった保健所は整理統廃合のため激減し、訪問指導などのサービスは低下しました。明年度からは市町村主体に福祉施策を行なうことになっていますが、実際には現場は何を行なってよいかわからず右往左往しているのが実情です。社会復帰施設も一向に整備されず、減るはずだった長期入院の傾向も変っていません。諸外国にくらべて在宅精神障害者に対する福祉サービスはゼロに等しく恥かしい現状です。生活支援はそのほとんどを家族に依存していますが、その家族の在り方が変化してきたことと、家族の高齢化が急速に進んで単身で生活する精神障害者が増加してきています。

法律を実のあるものにして、地域で生活する精神障害者の生活支援の実現を望みます。さしあたって、住居の確保は多くの障害者が望んでいることです。グループホーム、共同住居、短期入居施設など早急に市の事業として着手していただきたい。誰でもが利用できる精神障害者地域生活支援センターの設立も急務です。清水市を真の福祉都市とするために精神障害者福祉に目を向けてください。

（二〇〇一年五月一一日第60号）

リハビリの目的は自立能力を育てること
――管理は精神医療の自殺

分裂病患者の社会復帰にとって最大の難関は病気のなかで生じてくる能力障害、生活障害です。その克服が再発予防と同時に最も大切です。

この能力障害と生活障害に対しては薬は効果がありません。そこでリハビリテーションが重要になってきます。精神科のリハビリは入院第一日目から始まるといわれています。ではリハビリの目指すところと役割は何でしょうか。

分裂病患者の多くは人間失格の恐怖に脅え、劣等感に苛まれて、病期の長い人は諦めさえ持っています。したがってリハビリの第一の目的は、人間としての尊厳をとり戻させることです。第二は、自己決定能力を回復させることです。すなわち、どのようにして自立する能力を身につけさせるかということです。第三は、自らの病気をよく理解させ、障害を受け容れさせることです。このためには教育が必要となります。

以上を確認したうえでそれぞれの患者の能力・生活障害度に合った能力・技術を身につけるよう支援すると同時に、社会は彼らの障害度に見合った生活状況を整えなければなりません。

生活支援の貧弱さは諸外国にくらべて目を覆いたくなるほどですが、それはさておき、分裂病患者の自立ということを考えた時、自主性尊重という名の放置も問題ですが、指導という名の管理の行き過ぎが自立を損ねていないか危惧します。再発予防のための服薬は必要としても、医療の管理下からできるだけ速く離れ自己管理できるよう患者・医療側の双方が努力すべきです。管理は精神医療の自殺です。

（二〇〇一年六月一日第61号）

ないない尽しの地域精神医療と精神障害者福祉

――二重の不幸を生み出したものは何か

一九一八年に呉秀三は、「わが邦十何万の精神障害者は実にこの病を受けたるの不幸のほかにこの邦に生れたるの不幸を重ぬるものというべし」と書いていますが、精神障害者の起す犯罪を見た時、そこには別の意味で二重の不幸が存在します。一つは社会復帰の理念を持たない精神病院に長期間閉じこめられ、退院してからも満足なケアも受けられず放置され、判断能力を失った状態で事件を起すとマスコミの一斉攻撃にさらされ、社会から指弾される患者と家族の不幸であり、もう一つは青天の霹靂の如くまったく予期しないで事件にまきこまれた彼らの犠牲者となった人たちの不幸です。

精神科地域医療を口にしながら数十年間手をこまぬいて、医療においても福祉においても無きに等しい対策しか講じてこなかった医学界と行政の責任は重い。確かに犯罪を犯した精神障害者は加害者ですが、同時に被害者でもあるといえます。

退院してきた精神障害者には十分な医療的ケアがない、憩う場がない、住む所がない、働く職場がないから収入がない、ないない尽しです。犯罪を犯した患者を一生精神病院に押し込んだところで問題の解決にはまったくなりません。精神障害者の事件の予防を、精神科医療と社会福祉双方の重要な活動の一部と位置づけ、地域ケアの充実こそ計られるべきです。社会の安全と患者の人権と治療優先の確保という難問を苦闘の末に克服してきたイギリス、オランダ、カナダ等の先進諸国に今こそ学ぶべきです。社会精神科医療と精神障害者福祉の充実をこそ望みます。

（二〇〇一年七月二日第62号）

精神科医療の唯一の基準は自由

——同じ人間であるという認識の上に立った医療を！

過去百年間の精神科医療における患者に対する抑圧はあからさまで、ある時は暴力的に、暴力的抑圧ではないにしても、愛、保護、治療といった言葉のオブラートで包まれた屈折した根底的な抑圧でした。問題なのは現在の医療者がその残渣《ざんさ》のなかに身を置いていることに気がつかない危険性です。

精神病患者と医療者との関係は本質的には権力関係です。進歩的医療者はこの関係に精神医学的知識に加えて愛という香辛料を添えて自由な相互関係の装いを与えています。しかし、この権力関係が消滅しない限り医療も治療も成立しません。良い治療関係を創り出せるのは、精神病患者も医療者である自分も同じ人間であると真に認識できる医療者だけです。

いまだに多くの閉鎖病棟の精神病患者は、その病いのゆえに自分の利益を判断したり権利を主張したり、行使することができない存在であるとみなされていて完全な無権利状態におかれています。患者の言葉は最初から封じこめられているのです。

精神科の治療・リハビリは患者を医療者の都合のよい状態にして管理することではありません。医師は良かれと思って薬を処方する前に、まずは患者の不安や悩みや焦りの気持を優しく受け止め、その気持を患者の立場に立ってよく理解することが重要です。

精神科のリハビリの方法は実生活を通しての経験が最も大切です。リハビリに限らず精神科医療の唯一の基準は自由です。二百年前のピネル、四〇年前のバザーリアの「自由こそ治療だ」を今一度想起すべきです。

（二〇〇一年八月二日第63号）

素人や庶民の驚きを精神病院の改革の原点に
――異常と当たり前が逆転してはいませんか

看護学生や面会に行った市民が精神病院を初めて訪れて閉鎖病棟に出会うとその異常さに驚かされます。

鍵のある鉄の扉で幾重にも閉ざされた病棟の中に何年も何十年も閉じこめられた無表情な患者たち。薬を処方して希望のない空間に収容することがはたして医療の名に値いするでしょうか。

九年間入院していたある患者は「刑務所の方がずっとましですよ。何年か経てば出られますから。精神病院は無期懲役と一緒です」と怒りをこめて悲しげに述懐していました。

素人や庶民の感覚はとても大事です。笑いと希望を失った精神病棟や患者たちの異常さに初めて出会った看護学生の驚きこそが精神病院改革の原点になるでしょう。ところが精神病院が生活の場になってしまっている医師やベテラン看護婦にはとっくにこの異常さに対する驚きは失われてしまっています。異常が当たり前になってしまっているのです。特に医師たちが正常の感覚を取り戻すのは至難の業です。なぜなら、彼らが精神病院に赴任した時、先輩たちがつくりあげた精神病院がそこにあって、「これが精神病院だ」と何年もかけて教えこまれてしまっているからです。

あらゆる国が一九六〇年以降、「精神病院をどう変えるか、どう縮少するか、町の中へ患者をどう戻すか、戻した彼らをどう支援していくか」という方向に動き出した時、日本の精神医療はまったく逆の方向に走り出したのです。精神障害者がどう扱われているかがその国の文化度のバロメーターです。はたしてわが国は?

（二〇〇一年九月一日第64号）

「やさしい精神保健教室」を市の主催事業に！　精神障害者の共同住居の設立を！

――九月清水市議会に陳情書を提出

精神保健福祉法に改正された平成七年から六年が経過しました。その第四六条に「都道府県及び市町村は、精神障害について正しい知識の普及のため広報活動等を通じて、精神障害者の社会復帰及びその自立と社会経済活動への参加に対する地域住民の関心と理解を深めるように努めなければならない」と（正しい知識の普及）と（相談指導等）について記されています。しかしながら、これまでの県及び市のこれらの活動は、残念ながら十分であったとはいいきれません。

「よもぎ会」では清水地域医療研究会当時から精神障害をテーマに十四年間勉強会を続けてきましたが、平成九年四月より「やさしい精神保健教室」を開講、月一回保健センターを会場に行なってきました。多くの患者を抱えた家族の救いの場になってきました。明年度から精神障害者に関する主たる業務が県から市に移管されるこの時期に「やさしい精神保健教室」を清水市の主催事業としてくださるよう市議会に陳情しました。

精神障害者の社会復帰の促進及び自立と社会経済活動への参加を促進するためには、慰（憩う場）職（働く場）住（住む場）が整えられる必要があります。ところが福祉都市宣言をしている清水市にはいずれの施設も無きに等しい状態です。

特に共同住居は（1）世界の潮流が地域精神医療に移りつつあること、（2）自立能力の育成、（3）家庭内の当事者、家族のストレスの解消、（4）精神障害者福祉の第一歩として、の観点から設立が強く要望されています。併せて九月議会に陳情しました。

（二〇〇一年一〇月一日第65号）

精神分裂病の病名を変えても何も変らない
——市民の意識を変えるため医学界・行政・マスコミが贖罪を

精神分裂病の患者のほとんどは、急性期以外は適切な医療とリハビリのシステムと社会的支援があれば私たちと共に社会の中で普通に暮せる人たちです。ところがその多くは退院可能である病状なのに入院中だったり、退院しても友人もなく、職もなく、冷たい社会の目を気にしながら家族と共に苦悩を一身に背負って閉じこもりの生活を送っています。

心臓や胃の病気と変らない一臓器である脳の病気であるだけなのにこのような状態に追い込んだのは何だったのでしょうか。それは、第一に誤った精神医学思想すなわち医療の責任です。第二は分裂病患者を危険な人たちと見なして社会防衛主義を貫いてきた行政の誤りです。第三は百年間事実を見ないで差別と偏見に満ち満ちた報道をし続けたマスコミの無責任です。その結果として精神障害に対する誤解と無理解が社会を支配してしまったのです。

精神分裂病という病名が「精神が分裂している」というイメージを与えるから「スキゾフレニア」「クレペリン・ブロイラー症候群」「統合失調症」などの病名に変更しようという動きがあります。「らい病」という病名を「ハンセン病」と変えて差別や偏見がなくなったでしょうか。つい先頃国はハンセン病の患者に謝罪にならない謝罪をしたばかりではないですか。

ハンセン病に次いで厳しい差別と偏見のなかで喘いでいる精神障害者のために、医学界も行政も具体的事実を示して改革を断行すべき時です。マスコミも百年の贖罪のために啓蒙キャンペーンを続けて行なうべきです。

（二〇〇一年一一月一日第66号）

精神病者は可能な限り地域社会に住み、働く権利を有している

——精神障害者自立のための運動にご協力を！

一九九一年国連総会で承認された精神病者の保護および精神保健ケアの改善に関する原則を眺めてみると、「精神病を理由にしていかなる基本的権利も奪われるべきでない」という精神に基いて、（1）すべての患者の治療は、患者の自立を保持し、増進することに向けられる、（2）病院で治療を受ける場合、患者は可能な限り地域に戻る権利を有し、（3）すべての患者は最も制約の少ない環境下で患者の健康上の必要と他の者の身体的安全を保護する必要性に照して、適切な最も制限の少ない、あるいは最も侵襲的でない治療を受ける権利を有し、（4）精神病者は可能な限り地域社会に住み、かつ働く権利を有している、ことなどを規定しています。

わが国でも遅ればせながら一九九五年に精神障害者の社会復帰を唱った精神保健福祉法に改正されたが絵に描いた餅を与えられた感があり、入院患者も一向に減っていないだけでなく、精神障害者の地域生活にはほとんど何の変化も起っていません。知的障害者三九万人に対して精神障害者二一七万人であることを考えれば現在の生活訓練施設・福祉ホーム・通所授産施設・入所授産施設・福祉工場などの社会復帰施設は大海の一滴の如くあまりにも少な過ぎます。事実「障害者福祉都市宣言」から二〇年を経た清水市には精神障害者の法内施設は一つも存在しません。

NPO法人精神障害者生活支援「よもぎ会」は「どんぐり」と共に「憩う場」「住む場」「働く場」設立を目指しています。ご支援お願いします。待たれるのは行政の政策転換です。

（二〇〇一年一二月一日第67号）

精神障害者がごく当たり前の生活をするために

――住む場と働く場を開拓しよう

精神障害者にとって家庭は必ずしも心穏やかに居られる空間ではありません。親や兄弟が働きに行っているのに、無為に家で時間を潰していることにやりきれないほどの肩身の狭い思いをしているのです。また、その事を心配し、世間に対して気兼ねをしている両親と共に暮すことは、お互いにストレスが溜り、うつ状態になったり、時に爆発したりすることがあります。治療のためにも、せめて昼の間だけでも行く場所があったり、働く場所があったりすればどれほど気が休まるかわかりません。さらに将来の親なき後を心配するのであったら、できるだけ早く自立能力を身につけるために独立することが大切です。

不十分ではありますが憩う場としての「どんぐり」はできました。次は住む場と働く場を開拓しなければなりません。しかし、すべて親任せで生活してきた障害者にとっては、ひとり暮しをするということは、仕事をすることより難しいかもしれません。原則は一人一人独立して生活できるアパート形式が望ましいのですが、手始めはお互いに助け合いのできる各自個室のあるグループホームで共同生活をして自立の第一歩を踏み出したいものです。

次は働く場です。働くことは毎日行く所があるということであり、生き甲斐と同時に労働に応じて収入を得ることです。病状や障害の程度を考慮した働く場所の確保がどうしても必要です。障害者雇用促進法の適用も受け労働行政とも連携して一歩前進しましょう。今年も行政および市民の皆さんの温かい支援をお願いします。

（二〇〇二年一月八日第68号）

精神障害者が家族から別居・独立するのが当たり前

――グループホーム設立の運動にご協力ください

先進諸国では精神障害者であっても一八歳以上になれば親と別れて住むということが当たり前になっています。そのために、ハーフウェイハウス、グループホーム、集合ケアホームなど地域によって名前はまちまちですが住居援助制度があり、ホームヘルパーやパトロールナースの派遣などの生活援助制度が行なわれています。ところがわが国でも清水市でもこの制度がまったく遅れているか、ないためにごく一部の患者さんを除いては成人しても親と同居し、一生親と暮す場合がほとんどです。

家族の本来の役割は「食べさせてやる」ことでもないし、掃除、洗濯など身のまわりの世話をすることでもありません。心の交流を持ち、病気を理解し、受け入れ、家庭を癒しの場にすることです。ところが、日本では、あまりに多くのことを家族に背負わせすぎています。そのため家族の大半は疲れ果てています。患者さんは敏感ですから家族のイライラした態度や「不当」な扱いや言葉使いに反発して双方のストレスが募ってきます。これでは病気の適切なケア・治療には明らかにマイナスです。

患者さん自身が一人の人間として尊厳を保ち、気持よく、その人の病状や能力に応じて無理のないやり方で自立して社会生活をすることがリハビリテーションの目的です。したがって、精神障害者の生活の基本はひとり暮しです。患者さんも家族もそして一般世間の皆さんも精神障害者が家族と別居・独立するのが当たり前だと考えてください。今行なっているグループホーム建設の運動にご協力ください。

（二〇〇二年二月一日第69号）

精神障害者が自立するためのグループホームを建設しよう
――私たちも町の中で普通に暮したい

精神障害者にとって家族から独立して生活するということは就職して仕事をすることよりむしろもっと難しいことかもしれません。家族と一緒に住んでいれば家事など生活に必要なことは家族にすべてやってもらうことができます。これではいつまでたっても自立することはできません。

一九九四年「精神障害者生活支援事業」が制度化されたことで「グループホーム」と呼ばれる五~六人を定員とした共同住居がここ数年少しづつですが全国的に増えつつあります。「グループホーム」は食事、洗濯、掃除、通院、服薬……など自分自身の身のまわりのことが一応できて、ホームから職場や作業所などに通っている人が対象になります。「世話人」と呼ばれるスタッフはホーム内の施設を整備したり、適宜入居者の食事の援助、相談、指導などを行ないます。

住居は原則として一人一人独立して生活できるアパート形式が望ましいのですが、「さあ、一人で暮しましょう」といわれても生活障害のある患者さんには困難です。そこで独りで生活できるようになるまで、仲間と共同生活をするなかで、今まで自分のしたことのない料理、洗濯、掃除などの生活訓練を「世話人」の助けを借りて行ない、同居人同士の人間関係のつくり方などを学ぶと同時に、隣り近所の人たちと上手に付合って地域生活に馴染んでいくことが目的の一つです。

一九九八年四月現在、全国に四八九のグループホームがありますが、静岡県には僅か五カ所しかありません。そのうち四カ所は医療法人が建てたものです。平均をかなり下廻っています。精神障害者が町の中で普通に暮すことが差別や偏見をなくす大きな力になります。

(二〇〇二年三月一日第70号)

グループホーム早蕨《さわらび》発足も間近
――スタートラインに着く精神障害者　地域ケアご支援お願いいたします

長い間待ち望んできたグループホーム設立の夢が叶う発足の日が目前に迫ってきました。これも私たちの運動を御理解くださり快く建物をお貸しくださったSさんのご厚意によるものと心より感謝いたしております。次に清水市内を中心に全国各地から基金をお寄せくださった多数の皆様方には万感の思いをこめてお礼申し上げます。最も嬉しかったことはこれから長くお付合いしていただきお世話になる地域の皆さんが応援してくださり、温かく迎えてくださったことです。殺伐とした社会のなかにあって、庶民のなかにはいまだ健康な良心と温かい人情が息づいていることを改めて知らされ勇気がわいてきました。

三月一二日の〝よもぎ会〟例会でグループホームの名称も〝早蕨《さわらび》〟と決定しました。芽が顔を出したばかりのわらびで万葉集の「石走る垂水の上の早蕨のもえいづる春になりにけるかも」から採りました。冬が去り、万物が目を醒まし生命力の溢れる待ちわびた春をイメージして選びました。

この日、草木染め製品を作っている〝楽遊工房〟も将来精神障害者の働く場として育っていくことを目指して〝NPO法人精神障害者生活支援よもぎ会〟の組織に入ることも決定しました。これで学ぶ場としての〝清水地域精神医療研究会〟〝やさしい精神保健教室〟、憩う場としての〝共同作業所どんぐり〟、住む場として〝グループホーム早蕨〟、将来の働く場〝楽遊工房〟とやっと〝よもぎ会〟もスタートラインに着くことができました。人的にも経済的にも前途多難が予想されますが和楽をモットーに努力します。今後もどうぞご支援お願いいたします。

（二〇〇二年四月一日第71号）

医療と福祉と地域のネットワークづくりを急ごう

——精神障害者と家族の声を聞いてください

一九六七年「日本における地域精神衛生・WHOへの報告」のなかに当時イギリスのフルボーン病院長だったデービッド・H・クラークは「日本の精神障害者の地域ケアの停滞の最大の原因は、精神科医が地域リハビリテーションについてあまりにも無関心、無知であることである」と指摘しています。残念ながらこの状況は三五年経った現在でもあまり変っていません。

精神医療が清水市内で生活する精神障害者の福祉に役立つためには医療機関が施設の中だけでなく、地域に目を向け活動を地域の中に展開することです。それを実現するためにはどうしても行政の支援が必要です。

最も大切なことは医療と行政が地域で生活している精神障害者とその家族が何に苦しみ、望んでいるものは何かそのニーズを知ることです。清水市における精神障害者の医療と福祉の充実のためには患者・家族を中心に医療機関の医師・看護師、作業療法士などの専門職と福祉専門のPSW、清水市福祉事務所、社会福祉協議会、共同作業所、ボランティア団体など精神障害者に関わるできるだけ多くの組織・団体の医療と福祉の地域ネットワークをつくることです。ここでは福祉が医療・保健に従属するような関係であってはなりません。それぞれの専門職が相互の専門性を尊重しながら地域で生活する精神障害者の自立を目指して医療・保健・福祉の協調体制をつくることが望まれます。

奇しくも今年度から精神障害者に対する行政が県から市に移管されました。医療・保健と福祉のネットワークづくりは本来地方自治体である清水市が要になるべきものです。（二〇〇二年五月一日第72号）

精神科医療の基本は温かい交わりである
――より良い交わりを持てる環境づくりを！

精神科医療の基本は人間と人間との温かい交わりです。良い交わりをより多く持てた病者がゆっくりであってもより速く改善への途を歩んでいきます。薬は病状を軽くすることはできても病を癒すことはできません。医療者と病者が共に交わるなかで、お互いに自らを高め、変えながら、病者は改善の方向に進んでいきます。

医療者も常に学ばなければなりません。単に知識・技術の習得だけではなく、病者との交わりのなかで、自己の権力性を剥ぎ落とし、病者を愛で包みこむことを学ばなければなりません。自分たちの病気や苦しみを最もよく理解し合える病院内外での病者同士の交わりも極めて重要です。

交わりは個と個の交わりだけではなく、病院外の社会生活のなかでどれだけ良い交わりが、経験を持てたかによって陰性症状の改善は際立って違ってきます。こうした病者と一般社会との交わりが、謂われのない差別や偏見を解きほぐすのにどれほど大きな力を発揮しているか計り知ることはできません。

町の人に受け容れられ良い交わりができたことは病状の改善だけではなく、障害者・弱者の存在が優しさを忘れた社会にその優しさを思い出させ、思いやる心を育むことになります。

精神科の医療は発病した時から、入院したその日から、脳卒中の患者を看るのと同様に、病者がどのような家庭で、どのような町の人たちや社会の同僚や同級生とどのような交わりを持ちながら生きていかなければならないかという社会的側面を常に念頭においておかなければなりません。精神科地域リハビリでは病者がより良く、より多く交われる環境づくりが最重要です。（二〇〇二年六月一日第73号）

精神障害者の働く場の創設が次の目標
――人の和で育てようNPO法人よもぎ会

念願のグループホーム〝早蕨《さわらび》〟の開所式と記念パーティが去る五月二六日、和やかに開かれました。最も嬉しかったのは地域の皆さんが快く迎えてくださって、パーティに参加して鉢植のプレゼントまでしてくださったことです。

清水市内はもちろん全国の多勢の方々に支えられて誕生した〝早蕨〟は幸せなグループホームです。

運営主体のNPO法人・精神障害者生活支援よもぎ会の前身である清水地域医療研究会が発足したのが、一九七八年八月です。それから二四年間月一回の例会は一回も休むことなく続けられてきました。

一九七八年から地医研の中心テーマが精神障害の問題となり学習、相互カウンセリングの場となると同時に講演会、リクリエーション、研修旅行等を行なってきました。

一九九七年四月、地医研の話し合いのなかから、家に閉じこもっている患者の憩いの場を創ろうという機運が高まり〝ワークステイションどんぐり〟がスタートしました。

一九九七年九月から市の協力を得て〝やさしい精神保健教室〟が開講しました。

一九九八年四月〝ワークステイションどんぐり〟が小規模授産所として認可。

二〇〇〇年三月、清水地域医療研究会を発展的に解消して新たにNPO法人・精神障害者生活支援よもぎ会を結成。従来の勉強会は清水地域精神医療研究会と名称変更して継続しています。

二〇〇二年五月、グループホーム〝早蕨〟開所。

精神障害者のための絵画教室も定着し、音楽教室もスタートします。学ぶ場、憩う場、住む場に続いて次は働く場の創設です。（二〇〇二年七月一日第74号）

精神病は病院だけでは治らない
――病院・家族・社会のチーム医療が必要

精神科の病気の多くは慢性化して、障害を残すためリハビリテーションが必要となります。急性期に適確な診断と処方が必要なことはいうまでもありませんが、薬の使い方も、薬の減らし方、切り方の上手な先生ほど良い先生といってよいでしょう。外来診療であっても、事務員、看護師、医師、薬剤師、ケースワーカーのすべてが「患者のため」の良いチームの一員であるような病院が選ばれるべき病院です。決して医師と薬が病気を治しているのではありません。

将来のこと、仕事、進学などを考えて焦り苦しんでいるのは患者自身です。しかし、病気の特徴として、やる気が出ない、気力が失せている、などの病状のため、行動がついていきません。こんなことではダメだと思っていることを家族に指摘されると反発して時には爆発します。家族は患者と共に病気を正しく理解し、受容して医療側と治療という共同作業をしなければなりません。そのために医療側は患者教育と共に家族教育に力を入れるべきです。家族が変れば病状は改善します。

生活するのが下手、人付き合いが上手にできないなどの生活障害をのこして社会に戻った患者を、月一、二回、悪くいえば三分診療でケアできないのは当然です。各個人に見合った、一貫性のある連続したリハビリと生活援助のプログラムが必要です。憩う場、適した作業、住む場、支え合う仲間が必要です。これらを悪戦苦闘しながら辛うじて支えているのが共同作業所、民間のボランティア、家族会などです。国際的に桁外れに遅れている精神障害者福祉もやる気になればできるはずです。行政の奮起を望みます。

（二〇〇二年八月一日第75号）

急がれる精神障害者のための医療と福祉の連携

――精神保健福祉連絡会を設置しよう

当時の日本の精神医療の実態を調査した一九六八年の「クラーク報告」は「日本の精神病院の中には非常に多くの分裂病患者が入院しており、長期収容による無欲状態に陥っている。厚生省はこの状態を改善するために作業療法、社会療法などのリハビリテーションの推進を図るべきである。日本政府に精神保健活動が不充分であることに対して真剣に考慮するよう勧告する」と述べています。

三十数年を経た現在でも社会的入院患者は十万人以上存在し一向に減っていません。少なくとも清水市においては国も県も市も精神障害者に対する見るべき施策はまったくといってよいほど行なわれてきませんでした。

確かに個々の病院においてはデイケア、ナイトケア、作業療法などが行なわれるようになりましたが、患者の将来を見据えた地域リハビリには程遠いといわざるをえません。今病院に求められていることは地域リハビリテーションに目を向けてリーダー的役割を果たすことです。

さらに大切なことは地域社会における精神障害者に対する福祉と医療の連携です。医療と福祉の連携を円滑に行なうためには、それぞれの専門職のスタッフが患者と家族の声を十分に聴き、相互の専門性と独立を尊重しながら精神障害者の自立生活を共通の目標として協力することです。

私たちが呼びかけている精神保健ネットワークを一日も早く設置して関係各方面の声を集約する時です。

国内外の先進地の経験に学び清水独自のシステムを創出しましょう。

（二〇〇二年九月一日第76号）

働く場の建設着工真近に
――草木染「楽遊工房」と仕出し店「ゆくり亭」

イギリスのダグラス・ベネットは「仕事は手品のように一人の患者を一人の人間に変える」と語っています。しかし分裂病患者の多くは思考障害や幻聴などの障害が残るためフルタイムで仕事ができる人は六～二〇％、二〇％の人がパートタイムの仕事ならできるといわれていますが、これは外国の話。わが国では働く能力があって働きたくても、まったくといってよいほど仕事はありません。精神障害者といって働かせてもらえるところは、まずありません。

「よもぎ会」の八月の例会で小さな、障害者が働ける場を建設することが決りました。グループホーム「早蕨」の前の空地に施設建築の快諾を地主さんにいただいたことを受けて、九月の例会で仕出し店「ゆくり亭」と草木染の「楽遊工房」が入る建物の建設準備に入りました。この二店と「早蕨」を併せて「希望の家もも」と命名されました。

無償で図面を引いてくださる創和設計事務所の片山さんのありがたいご好意もあって年内にも着工予定です。

この建物が完成すると、学ぶ場の「清水地域精神医療研究会」「やさしい精神保健教室」、憩う場の「ワークステイションどんぐり」、住む場「グループホーム早蕨」に働く場「楽遊工房」「ゆくり亭」と形だけは整ったことになります。これからの課題はこれら各々の場を真に障害者中心の指導者のいない組織にしていくことです。これらの場のすべてが障害者の自立のためのものだからです。

大きな仕事場が欲しいのですが、資金急迫のため必要最小限のものとなりました。今後もぜひ物心両面でのご支援をお願いいいたします。

（二〇〇二年一〇月一日第77号）

精神障害者が正しい医療と福祉を受け地域社会で生活する権利を！
──障害者・家族の声を聴いてください

第十二回世界精神医学会が八月横浜で開かれました。モントリオール大学精神医学科のD. Weisstub教授は過去二〇年間のわが国での精神医療体制の整備が進んだことは認めつつも、改善のペースがあまりにも遅いことを指摘しました。その原因として「精神医療制度改善の責任者不在の政府と、一部の強権的な病院組織の存在が問題」と述べていました。

わが国の精神科病床数は約三六万床で人口千人当り二・九で、米国の〇・六や英国の〇・九、ドイツ・フランスの一・三などとくらべると飛び抜けて多い。また米国をはじめ先進諸国が精神科病床の削減政策を推進して、福祉と結合した地域精神医療に転換する方策を採っているのに対して、わが国では民間病院を中心に病床数を増やし続けてきています。現在入院患者は三三万人といわれ、うち一〇年以上の長期入院患者が約三〇％を占め、五年～一〇年が約一五％もいます。

一九八四年に折檻死や人権侵害で社会的にも大問題になった宇都宮病院事件を起した同病院では九三三病床に常勤医師が三人、有資格の看護婦が六〇人しかいませんでした。二〇年経った現在でも精神医療従事者の過重労働の状態は何ら変っていません。抜本的改善が計られなければ悲劇は何度でも繰り返されるでしょう。病院の努力もさることながら、地域社会の精神病者に対する正しい啓蒙と理解、それにもまして遅れに遅れている精神医療と福祉の行政施策の責任ある実行が求められています。精神障害者・家族の叫びを聴いてください。

（二〇〇二年一一月一日第78号）

豊かな人間関係こそが病いや障害を癒す
――障害が障害でなくなる社会を創ろう

統合失調症（分裂病）の生活障害の一つは「人付き合いが下手」なことです。すなわち、人と関係を結ぶことが上手にできないという特徴があります。ところが「人間」は字の如く人と人の間で関係を結ぶことによってのみ生きられるのであって、決してひとりでは生きられません。

同じ障害でも人間関係が上手に結べるか結べないかで生きやすいか生きにくいかの違いがでてきます。精神障害の場合は人間関係をつくりにくい上に障害が目に見えにくく、さらに永年の社会的差別や偏見という厚い壁もあり生きにくいことは確かです。

病気になったことはマイナスには違いありませんが、人間である以上まだまだ無限の可能性が残されています。病気に打ちひしがれて人目を避けてひきこもり、人との関係を絶つことは孤立であり、人間が人間でなくなっていくことです。たった一回しかないかけがえのない人生です。希望を捨てないであなたなりの生きる目的を定めて生きてください。自分にできないことがあったら助けてくれる仲間を大勢つくればよいのです。もっと周囲の人を信頼して、素直に仲間の力を感謝しながら、上手に借りながら楽しく生きてください。

デイケア、作業所、グループホーム、絵画教室、音楽教室など利用できるものは何でも利用して、話す相手をふやし、手助けをしてくれる仲間とよい関係がつくれればあなたの能力をもっと伸ばすことができます。

障害者が社会参加することで社会は一層優しさを増し温かい社会に変わっていきます。障害が障害でなくなるような社会が当たり前の社会です。

（二〇〇二年一二月一日第79号）

天の時は地の利に如かず　地の利は人の和に如かず

――心を一つにして内容充実の年に

ＮＰＯ法人精神障害者生活支援よもぎ会の前身である清水地域医療研究会が発足したのが七八年ですからちょうど四分の一世紀を経たことになります。その一〇年後の八八年から地医研の中心テーマが精神障害者問題になり、精神医療についての学習と同時に集団カウンセリングの場としての役割を果してきました。一回も休むことなく一五年間に一八〇回近くの例会が開かれ、市民向け公開講演会も春秋年二回行なわれ三〇回を数えました。このような学習の積重ねと話し合いのなかから精神障害者にとって何が必要なのかが見えてきました。と同時に連帯感と共に人の和が育まれました。九七年に発足したワークステイションどんぐりは関わった人すべての熱意と努力によるものです。同年九月にはやさしい精神保健教室が昼の部の勉強会として開講、これも早くも六四回を数えます。

二〇〇〇年三月地医研は新たにＮＰＯ法人精神障害者生活支援よもぎ会として再出発しました。

昨年〇二年五月にグループホーム早蕨が誕生。よちよち歩きながら着実に育っています。〇三年の一月草木染の楽遊工房とパンとシューマイの店ゆくりが独立開店します。精神障害者が働くためのリハビリの役に立てたいと思っています。成功するか否かは私たちのこれからの努力と多くの方々の温かい支援にかかっています。

ここまでこれたのは学習に学習を重ね、話し合いをくり返えし、じっくり機の熟するのを待ったことによります。最も大切なのは関わる人の意識と生き方の変革です。天の時、地の利、人の和の重要さを痛感しています。

（二〇〇三年一月五日第80号）

精神障害者の小さな働く場ができたよ
——シューマイとパンの店「ゆくり亭」と草木染の「楽遊工房」オープン

YさんとKちゃんが入院していた当時を知っている元看護婦のNさんが「ゆくり亭」のガラス越しにパンを焼いているKちゃんと玉ネギを一心に刻んでいるYさんを見て「こんなに良くなったなんて信じられない」と感嘆の声をあげました。

「楽遊工房」で草木染の仕事をしているS君とU君も通い始めた当時にくらべ明るくなりS君は時折自信に満ちたような表情さえ見せてくれます。

財政基盤の極めて貧弱なNPO法人「よもぎ会」が昨年五月のグループホーム「早蕨」の開所に続いて、パンと手作りシューマイの店「ゆくり亭」と草木染の「楽遊工房」を独立開店させるのは大変な作業でした。

設計士さんを始め数多くの皆様方のご厚意とご支援に助けられて一月一三日オープンしました。本当にありがとうございました。小さな店ですが皆様の御期待に背かないよう会員・メンバー心を一つにして努力して育てて参ります。どうぞ温かい目で見守ってください。

イギリスの専門家が「仕事は手品のように一人の患者を一人の人間に変える」といっていますが、この絶妙なドラマを半月足らずの「ゆくり亭」の中で観させてもらいました。これだけでも本当によかったと思っています。メンバーの皆さんは焦らず、ゆっくり次の条件をクリアーしてください。

仕事に就くための条件

①服薬・通院の必要性を納得している。
②生活のリズムができている。
③一定の体力・持続力がある。

④一定の正確さがある。スピードは遅くてもよい。
⑤職場の人間関係のストレスに一定耐えられる。
挨拶は、きちんとできること。
⑥職場のことを相談する人がいる。

『分裂病はどう治すか』（萌文社）より
（二〇〇三年二月一日第81号）

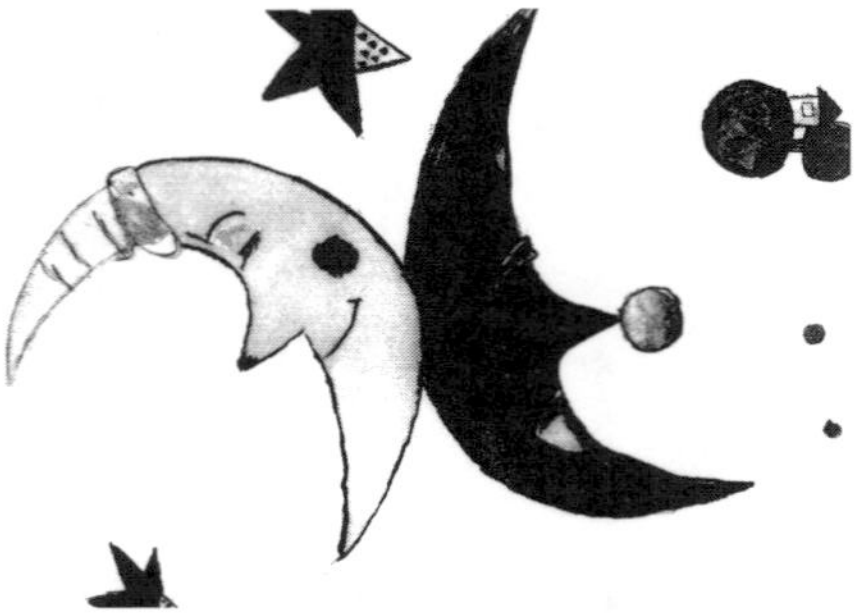

精神保健福祉のネットワークづくりを！
――行政の皆さん、地域と現場の生の声を聴いてください

精神保健福祉行政の県から清水市への移管に加えて清水市と静岡市の合併が精神保健福祉業務の停滞を招いているのではないでしょうか。私たちの期待したような動きはまったくみられません。

行政がやるべき仕事として私たちが期待することは、精神保健福祉の「企画立案」「啓蒙と教育」「組織と施設の充実」「実情調査」それに「相談業務」等があります。これらを精神障害者とその家族が納得いくように遂行するためには行政の担当者や責任者ができるだけ地域のなかに足を踏み入れ各施設の悩みや実情を把握し、一人でも多くの当事者と顔を会わせ何に苦しみ、何を求めているかを肌で汲みとる

ことが最も大切なことです。机の前に座っているだけでは血の通った精神福祉行政は行なえません。

清水市には病院・クリニック・デイケア・福祉ホーム・生活支援センター・作業所がありますが二四万都市としては決して充実しているとはいえません。問題はこれらの施設が個々バラバラに運営されていて有機的繋がりがないことです。行政の仕事の一つは地域に散在する乏しい社会資源のネットワークづくり、医療機関との調整役ではないでしょうか。

私たちは、「よもぎ会」以前の清水地域医療研究会として清水保健所長と清水市の福祉部長宛に「清水市に精神保健福祉関係のネットワークづくり」を文書で陳情しました。直接会って受取っていただきましたが、数年後の現在でも梨《なし》の礫《つぶて》でネットワークの気配すらありません。行政へのお願いです、「地域と現場の生の声を聴いてください」。

（二〇〇三年三月一日第82号）

治療中の統合失調症患者は危険ではありません

――苦悩している患者と家族に理解と支援を

「統合失調症」（精神分裂病とよばれていた病気）は世界中どの国でも発病率が約一％のごくありふれた病気です。日本でも約百万人の人がこの病気にかかり、六七万人が治療を受け、二〇万人以上の人が入院しています。これほどありふれた病気なのに「統合失調症（分裂病）はどのような病気か知っていますか」ときかれても正確に答えられる人はほとんどいません。それどころか多くの人に理由もなく「恐ろしい病気の人」「危険な病人」「何をするか判らない患者」などと思われて忌み嫌われているのが現状です。病気の正しい理解がないことが誤解を生み、差別や偏見につながっています。統合失調症になった人は病気による苦しみに加えて差別と偏見による社会的不当な扱いという二重の苦しみを背負っています。

では統合失調症の患者は本当に暴力的でしょうか。

統合失調症の人で暴力行為を働く人は極少数です。しかも治療によって、暴力の危険性はさらに減少します。犯罪の総数に対する統合失調症患者が犯罪を犯す割合は極めて少ないのです。

統合失調症に伴う暴力は家族に向けられることが最も多く、地域社会の子どもに対する危険はありません。また、統合失調症患者の性的問題行動の危険性はほとんどありません。

暴力の危険性は必ずしも統合失調症によるものではなく外国では主にアルコールや薬物乱用によることが多く、これを除けば健常者の暴力行為とほぼ同じです。

むしろ統合失調症の人が虐待や暴力の被害者になる方が多いのです。しかし、治療を受けていない患者は暴力の危険性が高いことも事実です。

(二〇〇三年四月一日第83号)

精神障害者に対する差別・偏見をなくそう!
——統合失調症と病名も変更された

schisophreniaは従来わが国では「精神分裂病」と訳されて用いられていた病名です。Schisophreniaだけでなく精神病に対しては世界中のどこでも差別や偏見がつきまとっています。「精神分裂病」という病名が決められた一九三〇年代は日本の精神障害者が社会から排除され、隔離収容が進んでいた時代でした。その後の精神医療の在り方、行政の対応、マスコミの報道姿勢によって「分裂病」に対する偏見は一層深まっていきました。「分裂病の人は精神が分裂している」「分裂病は不治の病である」「分裂病の人は暴力的な恐ろしい人である」……などまったく誤ったイメージができあがっていきました。ところがこの病気は「ある程度の障害を残すことはあるが、それでも生き生きと生活していくことが可能な病気」になった現在「分裂病」にまつわるさまざまなマイナスイメージから少しでも解放されて、病者が不快感を受けたり、病名のために負い目を感じたりするような病名は変更しようという声が患者・家族だけでなく医療現場からもあがってきました。そこで二〇〇二年八月、日本精神神経学会は総会で「精神分裂病」という病名を「統合失調症」という病名に変更するよう決定しました。

病名を変えることが現実にある差別や偏見をごまかし、隠蔽することであってはなりません。今こそ医療従事者も行政もマスメディアも当事者を中心とした社会運動を支援して差別や偏見をなくすべく努力しなければなりません。

「世界ぜんたいが幸福にならないうちは、個人の幸福はありえない」(宮沢賢治)。

(二〇〇三年五月一日第84号)

どんぐり通信がよもぎ会通信にステップアップ

——一層の御支援をお願い致します

「蓬麻中《よもぎまちゅう》に生ずれば、扶《たす》けずして自ら直し」という言葉があります。蓬は御存知のようにきく科の多年生草で曲がりやすい草です。このような曲りやすい蓬でも、麻のようにまっすぐにのびる草のなかに生えると支え助けなくても自然にまっすぐに育つという意味です。

NPO法人精神障害者生活支援よもぎ会の名称はこれに由来しています。一九五〇年代までは精神障害者は精神病患者と呼ばれ医療の対象でしかありませんでした。一九六〇年代になって向精神薬の登場によって精神障害者の社会復帰と地域リハビリテーションがやっと現実の問題になってきました。精神障害者といえども病者に内在する治癒能力を最大限に発揮させることによって普通の社会生活が営める時代がやってきたのです。しかし、そのためには世界的に見て明らかに立ち遅れている医療環境、社会・生活環境を早急に整備する必要があります。

　日本の社会は数百年にわたって精神障害者とその家族に苛酷な生活を強いてきました。もっとも陽の当らない人たちに陽が当るようになってこそ明るい、暮しやすい社会といえるでしょう。

　ＮＰＯ法人よもぎ会はややもすれば挫け、曲りそうになる精神障害者を支える、か細い麻たらんとして活動してきました。確かに一本一本は弱い麻には違いありませんが人の和と地域の方々の温かいご支援と正直で誠実な精神障害者に励まされてここまでやってきました。

　学ぶ場としての地域精神医療研究会・やさしい精神保健教室・講演会活動、憩う場としての「どんぐり共同作業所」、住む場としての「グループホーム早蕨」、働く場の「ゆくり亭」「楽遊工房」の充実に努めます。

　七月号から「どんぐり通信」が「よもぎ会通信」に変わります。

（二〇〇三年六月一日第85号）

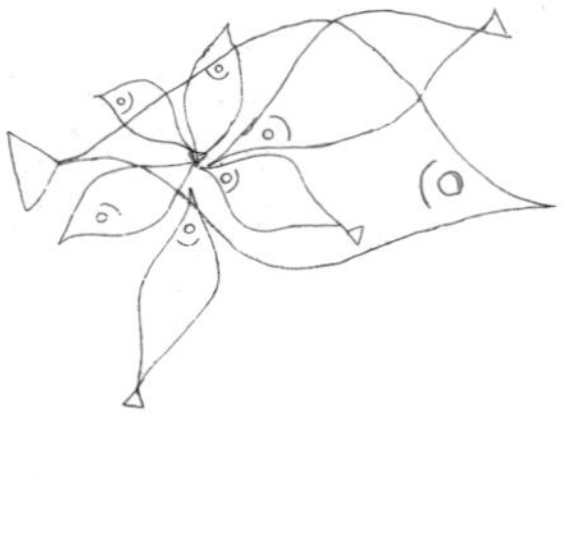

よもぎ会通信
発行者　精神障害者生活支援
NPO法人よもぎ会
静岡市清水西久保１丁目11-24
TEL：0543（67）6616
FAX：0543（67）6617

精神科救急の充実を！
――地域生活型医療の鍵

サミットで来日するアメリカ大統領は必ず医師や看護師、輸血や救急車まで用意しています。彼らは医療の中で救急医療をもっとも重要と考えていますが、日本の救急医療を信頼していないのです。このように日本では救急医療がもっとも遅れた分野です。元来医療は病者が受診したい時にいつでも受診できるように準備されていなければなりません。

精神科救急を必要とされる場合とは、①患者自身が精神症状が強くて不安・苦痛にさいなまれ助けを求めている時、②家族が患者の病状が悪化して対応に困惑している時、患者の病状のために地域の人々が迷惑を被ったり、患者自身が危険な情況にある時などです。わが国の患者家族が最も危惧しているのは救急体制の不備です。行政の責任は保健所や精神保健福祉センターだといいますが週休二日、休日夜間は開店休業では実際は全く役に立っていません。時間内であっても救急の役に立っていないのが実情です。精神科救急を必要とする大部分は地域で生活しながら病いと闘っている中の再発患者です。精神科救急体制を整備することは再発患者への危機介入のサービスをすることだけでなく、従来の長期入院型の精神医療を地域生活型の医療に転換していくうえで鍵になる問題なのです。

わが国の精神医療・福祉の最大の欠点は計画性と連続性の欠如です。退院しても住む場がない、看る人がいない、これでは収容型の医療はいつまでたっても変りません。

精神障害者の社会復帰の支援体制の中でもっとも重要なことが救急医療です。安心して地域で生活できる救急体制のないところでは社会復帰はできません。地域精神医療の鍵・救急医療の充実を切望します。

（二〇〇三年七月一日第一号）

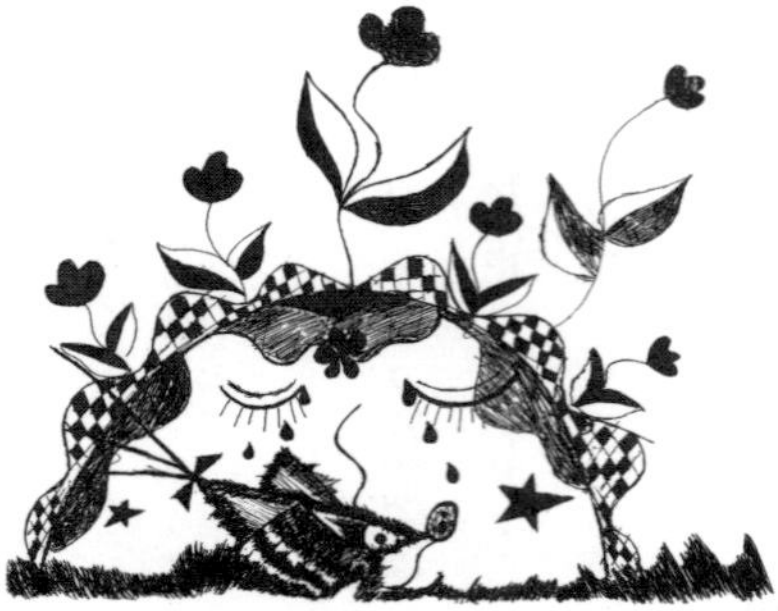

自分の病気を受け容れるところから希望が生れる
――諦めてはいけません

医療においてもっとも大切なことは患者・医師間の相互信頼です。しかし医師の中にもいろいろな人がいます。患者は自分の主治医が良医であるか悪医であるか判別する力を持つ必要があります。

精神の病気といえども患者は自分の病気については自分で責任を持たなければなりません。治療をマラソンに例えれば医師はコーチで走るのは患者自身です。患者が治療の主役になるためには主役になるための稽古、すなわち自分の病気について勉強して病気とその養生法を学ばなければなりません。手っ取り早い勉強法は遠慮しないで納得いくまで主治医に質問して病気および治療法について自分が勉強する姿勢を示すことです。

医師の機嫌を損ねたくないという気持ちはよく解りますが、同じ人間なのですから医師に対して卑屈になってはいけません。患者が人間性を放棄して医師のいいなりになっていたのでは子ども扱いされても仕方ないでしょう。自分の病気について学んでいく中で自己の決定権を少しづつでも拡げていくことが大切です。そのような医師との関わりの中で医師との信頼関係を築いていく努力をしましょう。

もし患者が真剣に尋ねていることに対して、嫌がったり、うるさがったりする医師がいたとしたら、その医師は良医ではありません。本当の良医だったら患者は「この医師は本当に自分のことを考えてくれている」と感ずるでしょう。

次の勉強法は良い療養仲間をつくって療養体験を語り合うことです。入院中の同室の友達、デイケア仲間、作業所のメンバー同士など、できるだけ大勢の人と交わってください。「清水地域精神医療研究会」や「やさしい精神保健教室」にも積極的に参加してください。

自分のからだに具わった治癒能力を信頼して、自分の病をよく知り、受け容れる勇気を持ってください。病を受け容れたところから新しい希望が生まれてきます。一回限りの人生を、希望を持ってどうより良く生きるかプラス志向で生き抜きましょう。

（二〇〇三年八月一日第二号）

病む者の心に耳を傾けてくれる医師
――優しく、温かく、そして厳しく――良医の条件――

患者が医師を信頼しなければ医療は成立しません。しかし信頼関係は相互関係ですから医師が患者を信頼してくれることによって患者は心を開き、信頼関係が生まれ、治療の中で主体性を獲得していきます。

心を病む人はすべて、人間味のある、心の温まる医療を求めています。精神科の医療の中で良医に出会った患者は幸せです。なぜなら主治医によって病気の経過がすっかり違ってくるからです。では良医とはどんな医師のことをいうのでしょう。

精神病の急性期の症状や幼児がえり現象などから患者を子ども扱いしたり、強圧的で権威主義的な医師がいますがとても良医とはいえません。

患者の求めているのは病者を人間として扱ってくれる医師です。よく聴いてくれるだけでなく、病む者の心に耳を傾け、病人の心と交流のできる医師です。すなわち、患者の立場と気持ちをよく理解して患者の立場に立ってくれる医師です。そのような医師に出会ったとき患者はほっとして安心します。そこからやる気が出て希望が生まれてきます。

しかし、医師は技術者ですから人柄が良いだけではいけません。常に勉強して診断、薬の使い方など治療においても優れていなければなりません。

良い医師はきっと「この薬はあなたに合っていますか」と聞いてくれるでしょう。指示に従わなかった場合なぜ指示に従わなかったか自らをふりかえることのできる医師は良い医師です。

患者教育に熱心で病気や治療法についてよく説明してくれ、患者に病気を受け容れるよう働きかけてくれる医師は信用してよいでしょう。療養のための環境、例えば家族・経済問題・地域などに心を配って患者と共に苦しんでいる家族に理解を示し、教育に力を入れ、ケースワーカー、保健婦、共同作業所、共同住宅などを積極的に活用したり関心を持っている医師は良い医師です。

人間性が豊かで患者とのコミュニケーションが上手にとれ、優しく、温かくそして厳しい医師が良医です。

（二〇〇三年九月一日第三号）

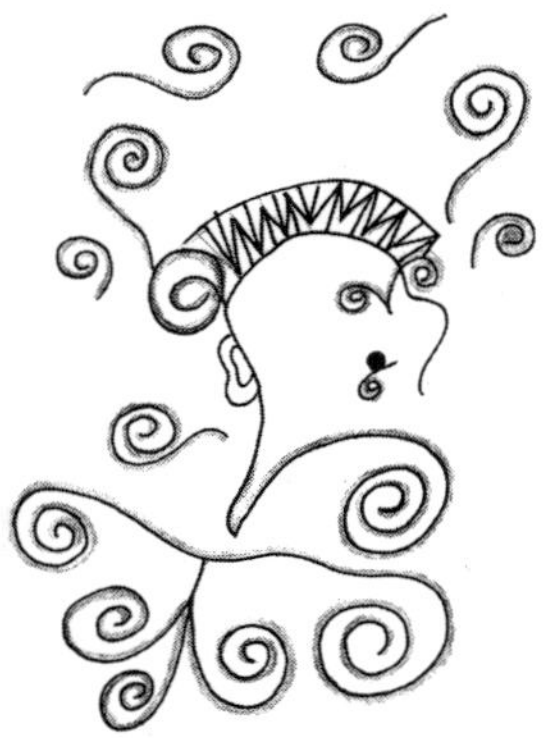

見えない障害者の苦しみ
——理解者がいれば人は生きられる

精神疾患の中には慢性の疾患もあり回復しきれない場合もあります。ちょっと見るとどこも悪くなさそうに見えるのに、いい若者がブラブラしていると思われるのは障害として残る次のような症状があるからです。

意欲が低下してやる気が起らない、やり始めても根気や集中力が持続できない、したがってごろごろしていることが多くなる、自分で決断して物事を行なうのが難しい。このような症状は外見からはなかなか理解できませんから怠けていると誤解されることが往往にしてあります。

外界からの刺激に過敏になっていて患者の頭の中はいつも騒がしい状態になっていて休まらない、ときには幻聴が続いていることもあります。そのため人中に出ていきたくない、人と会話をするのに苦労する、考えがまとまらないので複雑な話を整理して話ができなかったり、話がとんだりすることがあります。このような症状は人との付き合いをするうえで大きな障害となっています。

　患者は一生懸命やっているのに仕事ははかどらない、対人関係で神経をすり減らすということがしばしば起ってきます。その結果、患者は自信をなくし、やる気も萎えてきます。そこに精神障害者を性格異常者と混同して攻撃的で危害を加える危険な人間であるという誤解・差別・偏見にさらされて社会参加する気持を失いとじこもっている障害者も大勢います。日本には二百数十万人を数える精神障害者がいます。彼らはハンセン病に次ぐ差別と偏見のなかで呻吟していますが一般の人は精神障害についてほとんど理解していません。正しい治療と社会的ケアを受けている精神障害者は決して危険ではありません。彼らほど正直で心優しい人たちはいません。

　人間失格かという恐怖におののき苦しんでいるのは精神病者自身です。ところが身体障害者や他の病人と違って、精神病者の身になってみることが難しく、なかなか共感できません。理解する一番の近道は彼らと接することです。解ってあげてください。苦しさを共感してくれる友人がいれば人は生きていくことができます。

（二〇〇三年一〇月一日第四号）

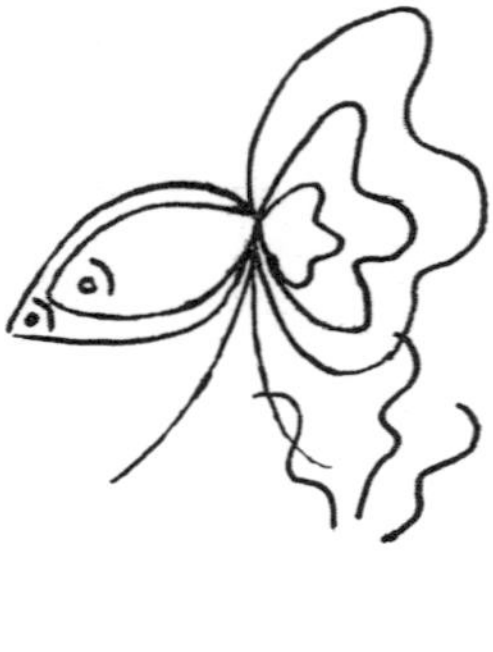

人間は独りでは生きていけない
——仲間を求めて外に出よう

ユングはその自伝の中に「孤独とは自己の周囲に人がいないために生じるのではなく、自分にとって重要に思えることを他に伝えられないことや、自分が他人の許容し難い何らかの観点を持つことにより生じるものだ」と書いています。

ひとりぼっち程この世に淋しくて悲しいものはありません。精神障害者の多くは人と心を通わせることが上手にできないため、家族の中にあっても自分だけは異なった世界に住んでいるのだと思いこんで心の扉を閉ざしてひきこもり、孤独という苦悩に満ちた状況を自らつくり出しています。

どうせ解ってくれる人はいない、誰に会うのも嫌、会いたくない、出たくない、と付合いはどんどん減って、自分の殻に閉じこもり、自分のいる状況を客観的に見ることができなくなっています。

精神障害者の中には、自分はどの鍵穴にも合わない鍵のような人間だと思いこんでひきこもっている人が大勢います。勇気をもってその鍵に合う扉を探しに外に出てごらんなさい。きっと扉は見つかります。そこには新しい仲間がいて、そこから新しい未来が開けてくるでしょう。

自分は余計者だ、生きていても仕方がないと思いこんでひきこもってはいませんか。あなたはひとりぼっちでも、孤独でもありません。あなたを愛し、心配してくれる家族がいるではありませんか。大変なことは解りますが、外に向けて一歩を踏み出してごらんなさい。あなたを待っている仲間が必ずいます。

人間は独りで生きていくのには弱すぎます。共に歩んでくれる家族、仲間がぜひとも必要です。それには先ずあなたが心を開くことです。

世の中の普通に暮している健常者は精神病のこと

も知らないし、その病気がどのような障害を遺し、障害者が何を悩み、どんなに苦しんでいるのかを知るはずがありません。したがって、どう理解して、どのような援助をしたらよいか解らずにいるのです。障害者自身も家族も臆することなく勇気をもって訴えることが極めて重要なことです。

（二〇〇三年一一月一日第五号）

精神障害者の二重の不幸はいつになったら終るのか

厚生省患者調査（一九九七年）によると、入院患者三四万人、人口万対病床数二八・七床、在宅患者一八三万人で、精神障害者は合計で約二一七万人とされています。統合失調症の患者さんは日本には四〇～五〇万人いると推定されています。つまり、二五〇人に一人ぐらいが、統合失調症の患者さんなのです。ということは同じ年に生れた一〇〇人中誰か一人は統合失調症になるという極くありふれた疾患といってよいのです。

すこし古い統計ですが神奈川県大和市の老人痴呆と分裂病（統合失調症）の比較を一九八四年版大和市統計概要で見てみましょう。この年六五才以上の老人人口の四・八％に老人性痴呆がいるとされていましたから、人口一七万三六四六人の大和市には三七九人の老人痴呆患者がいたことになります。一方保健所が把握していた分裂病患者は五八四名でしたが、これは患者の一部にすぎず、実際にはこの数の倍ぐらいの患者がいたと推定されました。一九八三年には一カ月に全国で四二万人の分裂病（統合失調症）患者が治療を受けていて、これから推定される有病率は約〇・四八％です。これにくらべて老人痴呆の有病率は約〇・一六％にすぎませんでした。

老人のケアは充分といえないまでも、デイケア・ショートステイ・訪問看護と手厚い対策がされています。ところが適切なリハビリが行なわれれば社会復帰可能な若い精神障害者対策は遅々として進んでいません。

一九九六年総理府は「障害者プラン七カ年計画」で「精神病院に入院している精神障害者三三万人のうち、数万人は地域の保健福祉基盤が整えば退院できると言われており、このため、計画期間中に二〜三万人分程度の社会復帰を可能とするような施設・事業を整備する」と低すぎると思われる数値目標を約束しましたが現実には、これにすら遠く及ばない到達度です。

国・県・市の行政に一九一八年の呉秀三先生の言葉「我邦十何万ノ精神病者ハ実ニ此病ヲ受ケタルノ不幸ノ外ニ、此邦ニ生レタル不幸ヲ重ヌルモノト云フベシ」をどのように受けとめているかおたずねしたい。

（二〇〇三年一二月一日第六号）

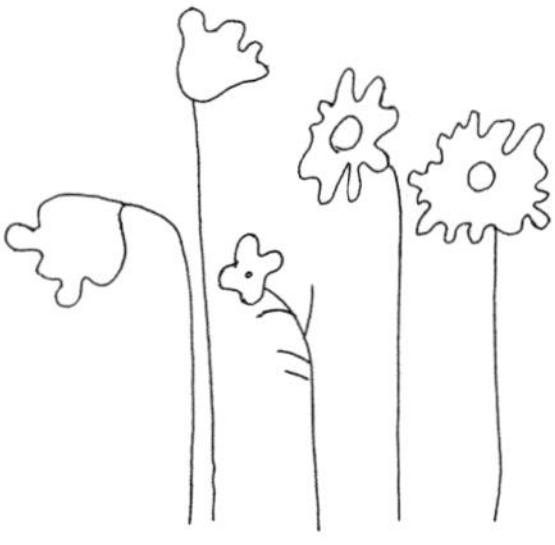

精神科リハビリかるた

（「どんぐり通信」32号～85号掲載）

あせらない、あきらめない、あたたかい心で

分裂病ほど焦りと結びついた病気はないといわれるほど、焦りは治療者、家族、患者にとっては禁物です。焦れば焦るほど確実にマイナスの結果が生じてきます。

はたから見ればゴロゴロしている状態は、失われた体力や心のエネルギーを休養によって充電している時期です。「消耗期」といわれるこの状態のままずっと経過することは決してありません。回復がすすむと患者は注意深く、ゆっくり動き出します。「回復期」です。骨折にたとえればギブスがとれた直後の状態です。筋肉も弱っていますから時間をかけてリハビリを始めます。神経系の回復する速度は極めてゆっくりですから、人によって違いますが順調な経過をとったとしても二〜三年は回復の過程がゆっくり続いていると考えてください。

患者の多くは人間に失望し、傷つき、諦め、自己否定的になり引き籠りがちになります。病気が長期化しますと家族も諦めムードになりますが、医師が希望を持っている間は諦めてはいけません。今よりきっとよくなります。待つこと、温かい心で支えてあげる姿勢が患者の不安を軽くし好結果をもたらします。

いちに休養、二に勉強、三が遊びで、四が仕事

分裂病のリハビリテーションのなかで最も大切なのは休養です。ゆっくり休めば必ず回復してきます。早期退院、早期社会復帰は理想ですが、焦って急ぎすぎると不安定な状態になり、再発を招きやすいのは事実です。健康時のエネルギー水準に達していない回復期には心身共にゆっくり休む工夫が必要です。朝寝ぐらいは大目に見てもらいましょう。

急性期が過ぎて落ちついてきたら、状態に応じて、自分の病気について、養生の仕方、病気との付き合い方、薬について先生や看護師さんに教えてもらいながら勉強することです。これは仕事についてからも、くりかえしくりかえし勉強する必要があります。自分の病気の専門家になりましょう。病気は患者自身が癒すのです。

上手に遊べるようにならなければ働けるようにはなりません。好きなこと、得意なことからボツボツ始めてゆっくり他人との関係をつくっていけばよいでしょう。好きなことが続けられなければ、辛抱しなければならない仕事が続くはずがありません。デイケアや作業所で疲れ具合を試してから、慌てずに〝ダメもと〟のつもりで仕事を探してみましょう。

うそのツケは高くつく

「嘘には税がかからない。だから国には嘘がみちみちている」（ドイツの諺）。どこかの国も同じです。政治家、官僚、経済人、オリンピック委員……。嘘つきだらけです。それに対して安定している分裂病の患者さんは真面目で、心やさしくて、純粋で正直です。したがって、嘘や隠しごとができません。純粋だから傷ついたともいえます。しかも、彼らの心の底には、社会や人間に対する深い不信感が横たわっています。この社会や人間への不信感をほぐすのにはどうしたらよいのでしょう。暖い愛情や誠実さに飢えている患者さんに医療従事者、家族、作業所のスタッフなど、周囲のすべての人たちが裏表のない態度で接し、凍った心を温かい心で溶かすのです。

私たちは患者さんをケアして観察しているつもりでいますが、彼らは実によく周囲の人を観察しています。「嘘をついてしまったら、二度嘘をつけ、三度嘘をつけ。しかし、いつも同じ嘘でなければならない」

(オリエントの諺)。嘘は必ずばれます。精神科のリハビリは小さなことの積み重ねです。百の努力が一つの嘘で一挙に崩壊ということも起こり得ます。嘘のツケは高くつくことを覚悟しておくべきです。「嘘も方便」で止むを得ず嘘をついた時には、露顕した時の対策をきっちりたてておきましょう。ケアをする人が信頼を失ったらリハビリは成功しません。特に主治医が信用されていなかったら医療は成立しません。

えんりょしていつも身をひいている患者さん

分裂病と聞いただけで、多くの人は「恐ろしい」「不気味だ」と思われるかもしれませんが、「どんぐり」に通所している障害者をご覧になっておわかりのようにまったくその逆です。彼らの障害の中心は意欲の低下、抑うつ状態、人間関係を上手につくることができない、ひきこもりなどの生活障害です。患者さんは人間関係に失望して傷ついていることが多く、将来に対する不安や恐怖に脅え自信を喪失し、自己の存在すら否定的に考え、ひきこもることが多いのです。したがって、患者さんの多くは遠慮がちでいつも身をひいていて、心配りがこまやかで優しい人たちです。

若い患者さんのこうした不安や苦しみを周囲の人が理解して、共感的態度で接することがリハビリのなかで最も大切なことです。他人から認められ、ほめられ、支えられることで不安が弱まり、回復が促進されます。回復が進んでくると自然におそるおそるですが動き出します。

心の病気は心で癒す。周囲の人の温かい思い遣《や》る心が薬より何より分裂病のリハビリには求められています。先ず、患者さんと接してみてください。

おやが変われば、
病状改善

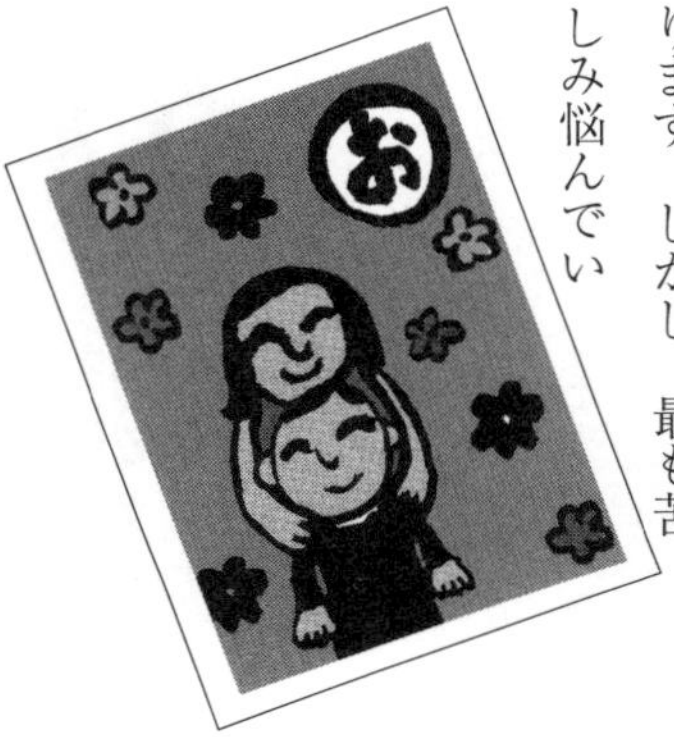

分裂病という病気は長い月日はかかりますが着実に回復する病気です。ひじょうにゆっくりと治っていく病気です。誰でも自分の子どもが病気になれば、悲しみ、怒り、苦しみ一日も早く治ってもらいたいと焦ります。しかし、最も苦しみ悩んでいるのは患者自身です。差別や偏見に打ちひしがれているのも患者自身です。子どもが一番頼りにしている親がまず患者の不安や苦しみをよく聴いて理解してあげることが最も大切です。ところが、親はなかなか待てません。患者と一緒になって焦ってしまいます。待ってあげてください。温かく支えてあげてください。

妄想や幻聴について押し問答にならないように心掛け、頭から否定しないでごく自然にほかの話題に注意を向けるようにしましょう。

焦って患者の能力以上のことを求めてはいけません。小言をいいたくなることもあるでしょう。叱りだしたくなることもあるでしょう。しかし、叱らないでください。認めてあげる、誉めてあげる、これを忘れないでください。自分の子どもに良かれと思ってやっていることが子どもにとっては大きな負担になっていることもあります。親が勉強して変われば、病気は一段と快方に向かいます。

からだが動けば、心も動く

人間の心と体は表裏一体お互いに密接に関係し合っています。分裂病だからといって体のことを無視して心だけを問題にしていてはいけません。心身一如、人間を丸ごとケアすることが大切です。脳卒中の患者さんのリハビリには「心が動けばからだも動く」でした。

回復期に入ると患者さんはからだの病状を訴えるようになります。いつまでもゴロゴロと無為に過す患者さんはいません。十分に休養をとらせて焦らず待ってあげてください。快食、快眠、快便か身体的なさまざまな好調、不調に気を配ってください。動き出したら、日課を決めてできるだけリズミカルな生活をすることです。Sさん親子のように話しをしながら夕食後のウォーキングもよいでしょう。二本の足は二人の医者です。上手に使ってください。脳の血液循環がよくなります。気の合った友達とからだを動かして遊ぶ計画もたてましょう。長く休んでいたための体力の低下や肥満の予防にもなります。焦ってマラソンなどをさせるのはやめてください。やり過ぎた翌日は控え目に。自分のからだと上手に付合って人生を歩むことです。

きくことは薬に勝る治療です

聴くということは「耳」で聞くことに違いありませんが、言葉を聞くだけではありません。聞く以前に「十」分な温かいまなざし「目」で相手を迎え入れなければならないし、動作やしぐさをよく観て心の動きを知ることが大切です。聴く側が心を開いた時、患者さんは心の内を話し始めます。聴くとは病む人の「心」に耳を傾けることです。信頼して聴いてもらえる人がいることそのことが、治療そのものです。聴くということは病者の心と交わることです。言葉の背後にある苦しみ、悲しみ、悩み、喜び、満足感を耳で聞き、目で見て、心で共感をもって受けとめ、受けとめたことを相手に伝えることが大切です。下坂幸三先生は「患者と家族の気持ちをなぞるような気持ちで聴く」といっておられます。「患者、家族の訴え、それぞれの言い分を聴いて、それらの要点を繰り返し、こういうことでしょうかと念を押す」。このことによって患者、家族は「聴き届けられたといういささかの安堵を得ることができる」、「この言語的確認は極めて単純な面接技術だが威力がある」、とも書いておられます※。叱らないで根気よく患者さんの訴えを聴いてあげてください。薬は精神療法をやりやすくする下地をつくっているだけです。〔※下坂幸三『心理療法の常識』金剛出版、一九九八年〕

くすりは勝手にやめず続けよう

薬をのんでいる患者さんが「頭がボッーとしてうまく回転しない」「薬をのむとやる気がなくなる」「じっとしていると眠くなる」などとよくいいます。そこで薬を一時やめると体はすっきり軽くなって動きやすくなります。これは薬が精神活動を抑えるように作用していたのが除かれたことによります。精神科の薬は「神経が過剰に刺激されて考えが混乱させられるのを防ぐための薬」です。

服薬を中断した時の再発率は、続けてのんだ場合と較べて三倍から四倍と高率になります。再発予防のために、のむ薬の量は、急性期の時よりはるかに少ない量です。薬にはマイナスの面もありますが、病気の土台を安定させる作用がありますから、現在落ちついていても中断せず五年、十年と続けて服薬した方が結果的には社会生活が長続きします。

薬をのむ、のまないは患者さんが決めることですから、どうしてもやめたい時は中断してよいのですが、勝手にやめないで必ず主治医に相談して定期通院は続けてください。通院していることが再発の初期の兆候を早くチェックすることができ、速やかに対処できます。原則は服薬の継続です。

けっこんしている仲間もいるよ

病気であっても、一回しかない人生を人並みに幸せに過ごしたいと思うのは当たり前のことです。患者さんが異性と知り合ってそれが恋愛関係に発展していくことも当然ありえますし、さらに発展して性関係を持つようになったとしてもそれは自然のなりゆきです。精神障害者にとって大切な人が傍にいるということは、精神的な安定や自信をもたらすようで、恋愛期間中は精神病の病状も軽くなっていることが多いようです。

病気のために仕事に就けない二人が障害年金や作業所の収入を合せて、仲良く協力し合って結婚生活をしているケースも増えてきています。薬物療法では得られないような心の平安を結婚生活が生み出しています。

しかし、患者さんは人間関係を結ぶのが下手で、つまずきや挫折を何度も経験しています。恋愛関係や結婚生活が破綻した時には、より深く傷つくこともあります。恋愛でも結婚でも焦ってはいけません。相談する人がいない、自分への自信がないといったことが破局の原因になり、病状が悪化する場合もあります。周囲の人も焦らないで温かい理解をもって見守ってあげることが大切です。

こころの病気はこころで癒す

希望は愛によって生じ、愛は希望によって育てられる。(三木清)

多くの精神病の患者は人間に対する信頼を失い、人間に失望し傷ついています。自己否定的になり、将来に対する希望を失い、自棄的になり自分の殻の中に閉じ籠もりがちです。しかし、すべての患者は必ず価値のある、かけがえのない貴重な鉱脈を深いところにしまいこんでいます。治療やリハビリは鉱脈を探し当て掘り起し、希望の芽を育てる仕事です。薬はその仕事をやりやすくするだけです。

患者は心を閉ざしてなかなか語ろうとしません。まずは、「私たちは同じ人間なんだよ」という裏面のない態度を維持してその気持ちを伝え心を開いてもらいます。しかし、患者が心の中にあることを言葉にしようとしても決して上手に話せません。彼らが本当にいいたいのは何だろうかということを正確に深くデリケートに捉え理解することができなければ治療もケアもできません。本当の対話が成立するためには、医師もケアスタッフも親も彼らの内部の深いところまで入りこまなければなりません。大変な仕事ですがやり甲斐のある仕事ではないですか。

さいはつを防ぐくすりは続けよう

分裂病患者はストレスに弱いという特徴があります。注意をされたり、叱られたり、命令されたりして自尊心を傷つけられる心理的ストレスと過労、睡眠不足などの身体的ストレスがあります。

薬はストレスに耐える力を身体に与えて再発を予防します。分裂病は薬物療法を継続しないと再発しやすい疾患であることは確かです。したがって再発予防には日常生活における養生と服薬の継続が大切です。

急に薬をやめると再発する危険性は高まります。病状に合った薬の種類と量が適切に処方され、患者がきちんと服薬して社会生活が上手に営まれていれば薬だけで再発はほぼ防止できると考えてよいでしょう。最小限まで薬を減らしたら就寝前一回の服用にならないか先生に相談してみるのもよいでしょう。次は隔日、三日に一回、週に一回と減らして断薬を試みる。薬をやめてから半年の間症状が出なければ再発は非常に少ないし、三年以上病状が出なければ治癒したと思ってよいでしょう。

一般的に加齢とともに病気は軽くなり次第に薬がいらなくなる可能性も大いにあります。しかし勝手に薬はやめないこと。

しゅう労や会社復帰は急がない

焦って就労や会社復帰を急いだ患者さんは不安定化しやすく、再発再入院が多いようです。安永浩先生は分裂病を骨折に例えてお話になっています。骨折した時、頑張れ、歩けとはいいません。まずは、安静にして、ギブスをまくか副え木を当てます。神経の骨折は目に見え、手で整復というわけにはいきませんが薬は弾性包帯の役くらいはします。後は待たなければなりません。分裂病が一応の軽快、治癒にいたるためには、大きな骨折に匹敵する日数・時間が必要です。そのうちに本当にしっかりついて薬がいらなくなるケースもありますが、分裂病では必ずしもしっかりついてくれるとは限りません。ついたようにみえても、もろさが残ることも多いので、再発、再骨折を繰り返す可能性が大きいのです。

長期入院の弊害の反動等もあって早期退院、早期社会復帰が叫ばれていますが骨がしっかりつかない不完全寛解の状態で退院、就労、会社復帰はかえって病気をこじらせてしまいます。大病の後は慎重に時間をかけ腰を据えて養生することが大切です。今の自分の能力を見極めたうえで確実な一歩を踏み出しましょう。

す　いみんは病気の大事なバロメーター

病状が快方に向かいつつある患者さんはもちろん、分裂病の患者さんは朝起きられないことが多いようです。これは怠けているのではなくそれだけ「朝の眠り」を必要としているのです。

分裂病の発病前にはほとんどの患者さんが「寝付けない」「眠れない」などの睡眠障害があったといっています。「睡れない」は再発の大切なサインと考えて、心身共にゆっくり休める工夫をする必要があります。

再発予防の重要なポイントの一つに「よく眠る」が挙げられます。

早寝、早起きをして規則正しい生活を心掛けましょう。睡眠を十分とってください。もし睡れなくなった時には臨時に出されている睡眠薬を上手に使うとよいでしょう。睡眠が充分にとれるだけの薬は必要です。

なぜ睡眠の重要性を強調するかというと、精神症状をやわらげるためには睡眠障害の改善が第一だからです。

「睡眠…これは最上の神経治療剤であり、内的興奮にとってもめだってよく効くものである。よい眠りのあとでは、…前の晩には巨人のようにのしかかっていた困難も笑ってすますことができるのである」（ヒルテイ）。

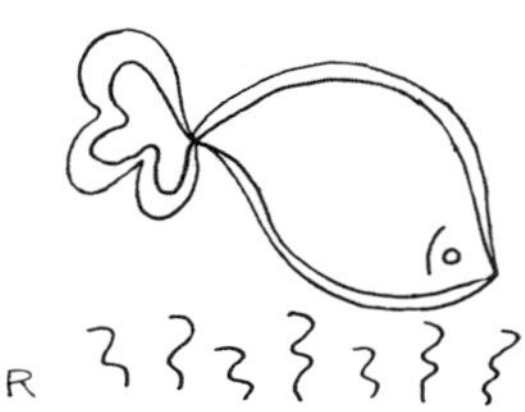

せいしんもからだも一緒に気を配る

精神病の場合、患者も周囲の人たちも精神症状だけに気を奪われがちですが、分裂病の発病初期や治りはじめた時期にはいろいろな身体症状を伴うことが多いようです。分裂病の急性期が過ぎて精神症状が落ちついてくると、患者さんは下痢と便秘の交代、原因不明の発熱、嘔気嘔吐、頭痛、動悸、血圧上昇、めまいなどの身体症状を現わします。発病初期にも不眠、悪夢などはもちろんですが、前に挙げた身体症状を伴い急性期の分裂病になってしまうとこうした身体症状は消失します。中井久夫先生は著書※に「サリバンは、治療の場で食欲、睡眠、便通、目ざめ心地、朝食の味、身体的なさまざまな好調不調を話題にすることは、治療の全期間を通じて有益である」と述べていると引用しています。

運動量が少なくて、肥満していて、タバコを多く喫い、コーヒー・ジュースを多飲する精神病の患者さんには心臓病、高血圧、脂肪肝、糖尿病、虫歯などが合併することが多く、自殺と並んで若くして急死する患者さんがいます。精神症状だけにとらわれないで身体症状にも気を配り、年一回の健康診断はぜひ受けるようにしましょう。〔※『中井久夫著作集』岩崎学術出版社、一九八四～九一年〕

そう期退院早期復職慎重に

最近、分裂病は発病までにかなりの潜伏期間があるのだろうという声が強まりました。とすると、発病まですでに少なくとも数年の経過があることも考えられます。したがって大病でもある分裂病を短期間で治そうという考えには無理がありそうです。患者も家族も医療関係者も精神科の治療は長くなるものと腰を据えて、焦らず、諦めないで、細心の注意をもって関わることが大切です。

長期収容型の、医療ならざる入院に反発するように、早期退院、早期復職が強調されていますが、退院や職場復帰を急いだ患者は不安定化しやすく、再入院が多いようです。患者教育、家族教育もなされないまま、職場の人間関係も改善されない状態での早期退院、早期職場復帰のスローガンは、十分に発酵させないでパンを焼くようなもので失敗に終る危険性大です。

分裂病はゆっくりと長い期間はかかりますがよくなっていく病気です。その間に体力をつけ、対人関係の練習をして、焦らない、急がないことが肝要です。その期間の周囲の人たちの温かい見守りがとても必要です。社会の精神障害者に対する受け皿づくりが急務です。

たい等の関係こそが経過を変える

スウェーデンの教育家エレン・ケイ（一八四九―一九二六）は「自分が子どものようになることが、子どもを教育する第一の条件である」といっています。この言葉は精神科リハビリにもそのまま当てはまります。医師・看護師・ケースワーカー・作業所の指導員等のスタッフが精神障害者と人格的に対等の立場に立つことが大切です。スタッフは分裂病患者の持ち味である「誠実さ」「優しさ」「気遣う心」を持って患者に接し、患者に「思いやり」と「信頼」を示し、「われわれは同じ人間なんだよ」といういつも変らない態度と姿勢を保たなければなりません。患者が抱いている人間不信、社会不信をとり除くためにスタッフは自分自身を見本として示すように心掛けるべきです。治療者と患者の関係が対等な関係に変るだけで病状は明らかに好転します。それの証拠には主治医によって患者の再発率や安定化に差が出てきて、経過や予後が明らかに違ってきます。患者に向かって「こうせよ！」と指図するのではなく、「こうしてみようか」と自発性を促すような柔らかな態度こそスタッフが「患者のようになる」ことといえましょう。

ち療の主役は患者です

「一に養生、二に養生、三、四がなくて五に薬」が躰の病気を治す時の基本ですが、脳は躰の一部ですから脳の病気である精神病についても当然あてはまります。大自然は私たち人間に自然の治癒能力を与えてくれました。養生とはこの自然の治癒能力を発揮しやすい状態にする方法です。肝臓病や心臓病にそれぞれの養生法があるように脳の病気である精神病にも養生法があります。正しい養生法を行なうためには、まず自分の病気を正しく理解することです。確かに精神病には解明されていない点も多々ありますが解っている範囲を勉強することです。大事なことは、自分で治そうという意思と希望を持ち続けることです。一般的な養生法としては「よく噛んで、腹八分目、いつもニコニコ、よく歩く」を実行して「快食、快眠、快便」を目標にします。脳の病気ですから、脳に気持の良い刺激を与えてください。音楽、散歩、仲間との会話など何でも良いでしょう。気持の悪いストレスを減らしてください。疲れている時は静かな所で目を閉じて休んでください。睡眠は脳を休ませる最良の方法です。人それぞれ自分なりの養生法を見つけ出してください。

つかれたら無理をしないで休みましょう

リハビリで大切なことは、
1、睡眠を十分とって、ゆとりのある生活に努め休養をとる工夫をすること。
2、居心地の良い場所を確保して、心を許せる人との交りを続ける。
3、焦らないで、急がないで対人関係の練習をしながら体力をつける。
4、いままで好きだったこと、得意だったことから始める。

中井久夫先生は、精神を病む人は仕事をするのが下手ではなくて休むのが下手だと書いておられます。犬でも猫でも疲れたり、病気になった時はすぐ横になります。人間だけが無理をする動物です。朝なかなか起きられない時は午前中から無理に動いたり、働こうとしないでお昼過ぎから何かやれることからやってみるよう工夫しましょう。やり過ぎた翌日は控え目にするのが再発しないための心得の一つです。仕事をやり過ぎたための疲労、ストレスによる心理的疲労が再発の大きな引き金の一つです。頭が疲れたら休ませましょう。睡眠をきっちりとることが最も大切です。

よく休めばきっと働けるようになります。家族や周囲の人は患者の持つ能力以上のことを決して求めてはいけません。

てを添えて優しいトーンで丁寧に

リハビリにおいて精神障害者と人格的に対等の立場に立つことが何より大切なことです。周囲の人が分裂病者の持ち味である「誠実さ」「真面目さ」「優しさ」を持って接することで彼らに「思いやり」と「信頼」を示すことができ、それによって彼らの信頼をかちうることができます。

患者は周囲の人が自分に対してどんな言葉遣いをするか、どんなトーンで話すか極めて敏感にキャッチし、態度や立居振舞いもよく観察しています。親、スタッフ、ボランティアがみんな治療に参加しているのです。治療者の言葉遣いが優しく、ソフトになれば治療効果は確実に向上します。口から出る猫なで声では駄目で、心からの「優しさ」が重要であり、彼らはそれをいとも簡単に見抜きます。

Sさんの息子さんは幻聴がありながら頑張って清掃の仕事に出かけ、疲れて帰ってきます。お母さんのSさんは時に息子の躰をマッサージしてあげるそうです。そんな時、ポツンと本音と思われるようなことを話してくれるのが嬉しいとSさんは語ってくれました。患者にとっては優しさが何よりの薬です。優しさを手からも伝えましょう。

とってあげたい不安や恐怖

「分裂病の基本的標的は、不安、恐怖、孤独であって決して幻覚、妄想ではない」（中井久夫前掲書）。精神病患者は人間社会に対する信頼と希望を失っている場合が多い。分裂病患者に自殺が多いのは自らの人生に絶望し、自分自身の存在を否定的に考え、自棄的になるからではないでしょうか。ひきこもりも同じ原因と考えられます。患者が幻覚や妄想を語る時には、その心の底には不安、恐怖、孤独そして未来に対する絶望感があるのです。

薬を使って幻覚や妄想がなくなったとしても、治療の目標は患者が抱えている強い不安感と恐怖感、そして深い孤独感であることを忘れてはいけません。症状がなくなればそれでよいということではなく、今患者が苦しんでいることや不安な気持を汲んであげる態度を周囲の人々がとり続けることが肝要です。分裂病の本態は確かに未だ解明はされていませんが、患者の苦しみである不安や孤独感を理解できないまでも理解しようと努めることはできます。これがリハビリに関わる人たちの原点です。病気や障害を持っている人々が、当たり前の人間として社会の中で交流できる場が必要です。

なれあわず、きびしく、やさしく、あたたかく

精神科のケアは子育てに似ています。賀川豊彦は子どもが「悪いことをした場合には当然叱らなければならず、そうでなければ子どもはわがままになり、手に負えない人間になってしまう。子どもが健全に発達するためには、悪は悪として訂正され、善は善として認められるべきである。叱るということは子どもを愛する気持からなされるものであり、怒りは自分の感情を制しきれず、爆発するもので、子どもは素直に聴くことができず、かえって反発したり親から離れたりしてしまうのである」※と述べています。

分裂病のケアは初めから焦らず、気長に、やさしく、あたたかく、患者さんの気持を汲む姿勢が経過や予後をはっきり良い方向に向わせます。患者さんを子ども扱いしたり、馴れ合うことなく、いつも毅然とした態度を保ちつづけることが大切です。普通の社会の中での人の交わりの関係を作ればよいのです。特に精神障害者だからといって特別な付き合い方をする必要はありません。

まず、患者さんと人間的に接することです。親、医師、看護師、スタッフの権威を捨ててください。〔※「賀川豊彦氏大講演集」『賀川豊彦全集10』キリスト新聞社、一九六四年〕

に　んげんとして接し、親切第一

治療に一生懸命になっている医師や患者に信頼される看護師の一番の条件はなんでしょうか。それは脳に病気を持つ精神患者に対して同じ人間として接し、患者の苦悩を理解しようと努めることです。逆に信頼されないのは、病気を理解できず、病人を恐れて、しかも常に患者を見下すような態度をとり、結果として劣等感を植えつける看護師です。

「分裂病の人とどう付合ったらよいでしょうか」と尋ねられることがあります。その答は、「ごく普通に、対等に、そして親切に」です。症状のある精神病者で、動作も鈍い、何をやらせてもうまくいかないような人でも、一人ひとりそれぞれ人格を持っているのです。いかなる場合にも、一個の人間として人格を尊重し認めることが最も大切です。「治療する立場」にいる医師、スタッフは普通「治療される立場」の患者の上位あるいは優位の関係にあると考えられがちですが、精神科の治療においてはそれでは治療は成り立ちません。少なくとも対等か患者の気持を汲んでそれに従う弱い立場にあると考えた方がよいでしょう。患者を思いやる姿勢が重要です。

ぬ　くもりのある家庭ぬくもりのある施設

精神障害者ケアの秘訣は彼らを尊重することです。よけいな手出しや干渉をして支配してはなりません。温かく見守ることです。精神障害者のリハビリとはつまるところ一人ひとりの病者が自立への途を自分自身の足で歩んでいくことです。自己回復の途といってよいでしょう。

親や作業所のスタッフや医療関係者は唯々その自立への途の環境でし

かありません。その環境は愛情に満ちた、ぬくもりのある環境でなければなりません。なぜなら、これまでの彼等をとりまく環境はあまりにも冷たく、酷いものだったからです。

精神障害者と触れ合うすべての人たちの話す言葉、まなざし、手のぬくもり、立ち居振る舞いから笑い方まですべて最も大切な環境です。精神障害者のケアに携わる人々は彼らを同じいのちを担う人間同士として心を通わせ合い、障害者を自由のなかに解き放つ意気込みを持つことが大切です。

それぞれの家庭が、作業所が、病院が彼らを温かく包むぬくもりのある場になっているか今一度振り返ってみてください。心の病はぬくもりのある温かい心によって癒されるのです。

ねむれない再発前の黄信号

K君は病状が悪化する前には決って眠れなくなり、イライラすることが多くなり、好きだった読書ができなくなります。このように再発前の黄信号は人によって特徴的なものがあります。

その他に、集中力がなくなる、忘れっぽくなる、リラックスできなくなる、周囲の人といつものように関われなくなる、何事にも関心が薄くなりやる気がなくなる、急におしゃべりになったり無口になったりするなどがよくみられます。

なかでも不眠には注意してください。「分裂病の発病前には必ずといってよいほど不眠をはじめとする睡眠障害がある」といわれているように再発の黄色の信号としても不眠は重要です。

では再発のサインが出たらどうしたらよいでしょうか。まず、処方された薬をきちんと飲んでいるか確認してください。施設のスタッフか主治医にすぐ連絡しましょう。日常生活の中で常に気になっていることはないか、過度にストレスを感じる出来事がなかったか確認してください。減薬や断薬が原因のこともあります。家族や仲間と一緒に再発の危機を乗り越える方法を常日頃から身につけておくことが大切です。

のう力以上は求めない

分裂病の患者は精神障害者というより生活障害者といった方が適切です。これは分裂病による「後遺症」あるいは「障害」といってよいでしょう。臺先生は分裂病患者の生活障害を次の五つに分けて述べています。

① 生活の仕方が下手
② 人付き合いが下手
③ 就労能力不足
④ 生活経過が不安定
⑤ 生きがいがない

①は、ものの使い方や手段の利用がわからないといった「手順の障害」で「応用力」が劣ります。

②は、あいまいさや微妙なニュアンスが必要な人間関係が苦手なうえにあせりやすく、とりこし苦労をするのが分裂病患者の特徴です。

③は、病気の人は持続力がなく疲れやすく、手順をおぼえにくく、素早く作業ができません。

④は、昼夜が逆転したり、眠れなくなったり、生活のリズムが乱れやすいのも特徴です。

⑤は、分裂病の患者は自尊心は強く、周囲の評価を大変気にします。一方、自信はなく、自分は価値のない存在だと思いこんでいます。

このような障害者に能力以上のことを求めてはいけません。無理や焦りは禁物です。急がないことがリハビリのこつです。

は

はが焦れば子も焦る

分裂病の発病に際して患者は、得体のしれない不安に駆られ、無理に無理を重ね、知らない間に一線を踏み越え、精神の破綻を来たしてしまったのではないかと思われます。発病までには長い長い期間がかかっているでしょう。発病時の苦しみや屈辱は思い出すのも嫌だ、早く癒さなくては、自分の人生は終りだ、生きていても仕方がないと焦りに焦っています。

しかし、分裂病の治療のコツは、急がないことです。無理、焦りは患者、家族・治療者にとっても禁物です。

分裂病患者にとって家族との関係は最も大切でもあり、難しく、微妙です。特に長時間接する母親が、患者に対して批判的だったり、敵対感情を持っていたり、過保護だったり、干渉し過ぎたりすることは再発の危険をとても大きくします。

患者の体内リズムに合せて、ゆっくり、ゆったりが生活・治療の原則です。患者は極めて敏感です。周囲の人たち、特に母親や治療者の焦りをいち速くキャッチして自分自身も焦りはじめます。気持を十分聴いてあげ、苦しみや不安を理解して、温かく支えることが病状を改善します。障害を受け入れることも肝要です。

ひ

ひらかれた心が閉ざした心をひらく

精神療法でもカウンセリングでも医療者やケアする側にどうしても伝えたいというものが内にあって、それが確かに患者に受け止められた時はじめて治療が成立するのです。いくら話しても患者が心を閉ざしていたのでは伝えたい声は届きません。どうしたら声を届かせることができるでしょうか。ケアする側が「いつでも飛び込んでおいで」と温かい心を一杯にひらいてあげることです。患者は「この人は本当に自分のことを思ってくれている」と感じた時、心をひらいてくれます。精神障害者のケアをする人にとって最も大切な資格は、優しさと温かさを具えた人格です。それと自分自身をみることができ、患者との距離をはかることができ、常に自分を変えて人間として向上しようとしている人にのみ精神障害者のケアはできるのです。さらにいえば、疾患について正しい知識を持ち、絶えず勉強する姿勢を保っていることです。そのことによって「権威」が生れ精神障害者は語る言葉に耳を傾け納得してくれるのです。

医師、看護師、ケアスタッフ、そして親も、患者の環境です。良い環境になっているか絶えず反省することが大切です。

ふあんを鎮める周囲の環境

ゲーテは「空気と光と友人の愛。これだけ残っていれば、気を落すことはない」と書いています。

精神障害者の療養の要は、とにかく患者を気持のよい状態においてあげることです。明るく心地よい診察室、快適な病室、おいしい食事。安心していられる家庭、患者は独りになりたい時もありますから孤独を侵さないための個室。

こうした環境を整えてあげることだけでも患者の不安はかなりの程度鎮められるはずです。環境の中で最も大切なのが、ゲーテも「友人の愛」と書いているように人的環境です。

精神障害のケアの中では医療者や家族が特別なことをしなくても、彼らの苦しみや不安をよく理解して寄り添っていてあげるだけで、医療者としても家族としても十分な責任を果していることもあるのです。思いやりや親切といった人間的な交わりこそが精神医療の中で最も大切でもあり求められているのです。

あなたの周囲にいる精神障害者は

気持の良い病室で温かい心を持った優しい医師や看護師に囲まれて療養に勤しんでいますか。通っている作業所は優しい雰囲気に包まれていますか。あなた方の家庭は患者にとってぬくもりのある、安心していられる住居になっていますか。患者によくなってもらいたいと思ったら周囲の人間がまず変ることが重要です。精神障害者に対する世間の冷い風を変えるように働きかけを行なうのも精神医療に関わる人間の責務です。

へたなのは仕事でなくて休むこと

精神科リハビリの要点は、

1、ゆっくり、ゆったり休養をとることです。睡眠を充分にとり、やり過ぎないことです。

2、くつろげる居場所を確保することです。静かな個室が大切です。

3、対人関係の練習をすることです。仲間をつくり、親しい人との関わりを大切に続ける。

4、得意なこと、好きだったことから少しづつ始めてみることです。焦らない、急がない、駄目で元々と考える。

分裂病のKさんは生真面目で、嘘がつけず、要領が悪く、頼まれると断れません。仕事を頼むと「休んで」といわれるまで黙々と続けます。中井久夫先生は「患者は働くのが下手なのではなく、休むのが下手」なのだと書いておられます。「やりたいことがあったら、どんどんやってごらんなさい。ただ、この病気の人は本人が思っている以上に疲れやすいから、疲れたら休みましょう」と声をかけてあげてください。

分裂病という病気は何といっても大病に違いありません。大病の後はゆっくり時間をかけて養生をして、再発させないために、急がず、焦らずが療養のコツです。

今日は少し頑張り過ぎたなと思っ

た翌日は休養を十分にとることが再発予防の大切なポイントです。よく休む人はやがて働けるようになるのは自然ですが、働けるけれど休めないのは異常です。

ほめて認めて一歩前進

他人から賞めてもらったり、認められる経験をした精神障害者は自分自身を大切にします。他人に認めてもらったということは、彼が彼自身であることを認めてもらったこと、人間として受け入れられ、その存在を肯定されたことを意味します。精神分裂症になった青年の多くは「良い子」だったり「手のかからない子」でした。彼らは「良い子」になるために親や周囲を意識し、気遣いと緊張の中で育ち、子ども時代に子どもとして生きてこなかったのではないでしょうか。それは、子ども時代にどれだけ可愛がってもらったとしても、自分が自分であると認められて育ってこなかったといえます。常に周囲の親や教師の目や期待を意識して「良い子」になるために自分の感情や欲望を押えて無意識的に「良い子」を演じて生きてきたといえないでしょうか。

だから彼ら自身、自分が何ものであるかが判っていなかったから、本当の意味で自分を大切にすることがどういうことか解らなかったし、できませんでした。自分自身のからだで、胸の深いところで新しい自分を発見するというような経験をしたとしたら、心の病いもきっとよくなるでしょう。自分が持っている能力、素質を過大なくらいに評価されて認められることによって、自覚と自信を持てれば精神障害者の行動は確実に変ってきます。

悪い面にはできるだけ目をつぶってあげて、善いことはできるだけ賞めて、認めてあげてください。病状も一歩改善します。

まなんだ証は変ること

この言葉は哲学者林竹二が田中正造の人生から学びとったものです。「谷中人民」の保護者・指導者であった正造が、その立場を捨て「人のためをなすには、その人類のむれに入りて、その人類生活のありさまを直接に学んで、また同時にそのむれと辛酸を共にして即ちそのむれの人に化してその人となるべし」といって谷中人民の一人となり、人民を同志として、「谷中人民に師事」する田中正造に変っていく過程を学ぶなかで林が学んだことです。

精神科の治療やリハビリに関わるスタッフも、苦悩する患者と辛酸を共にすることはできないまでも、その深い悩みと立場を理解しようと努力し、患者をみる目を変え、自らの医療観を変えてリハビリの質を向上させなければなりません。

患者の側にしても「学ぶということは、覚えこむこととは全く違うことで、学ぶということは、いつでも、何かがはじまることで、終ることのない過程に一歩ふみこむことです」。自分の病気についての正しい知識を身につけると同時に自分の病気についての偏見を捨て、治療の中で人生の希望を掴みとり、新しい人生を切り開いていくことです。

学んだことの証は新しい自分に自らをつくり変えることです。

みーティング、三度の飯よりミーティング

この言葉は北海道浦河町の「べてるの家」の記録ビデオ「ベリーオーディナリーピープル」の中で川村敏明医師が語っています。

分裂病の陰性症状の重要なものに「思考の貧困」があります。病初は会話量も少く、内容も乏しかったも

のが心の許せる仲間と話し合いを続けていくうちに立派に話せるようになります。精神科の治療とリハビリは交わりです。よく交わるものはきっと良くなります。医師やスタッフが患者を治すのではなく、患者同士が交わりながらお互いに治しあっているのです。スタッフの言葉はできるだけ少く、患者の言葉が多いほうが良い。会話の練習の目的は人と交わり、自分の考えを述べたり、確かにするためです。病室や作業所で話し合いを続け、考えを文章にしたりすることで知性や感情を養うことができます。交わりということは、単に個人的な関係ではなく、精神障害者の生活を通した交わりの経験の中で世間も患者と共に癒し合って優しい社会が育つことを期待します。

ひとりの喜びがみんなの喜びとなり、ひとりの悲しみがみんなの悲しみとなるような病室であり、作業所であり、社会であって欲しいと思っています。

むりするな、回復すすめば動き出す

分裂病は長い潜伏期間があっただろうと予測される病気です。従って、非常にゆっくりではあるけれど長い年月をかけてよくなっていきます。その間の安全を保障してあげることが大切です。リハビリに当っても、ゆっくり、ゆったりがモットーです。

分裂病の回復期の特徴の第一は焦りの気持です。その次は精神病後疲弊状態といわれる、疲れ易い、根気がない、集中力がない、意欲がないといった状態です。決して怠けているのではありません。その反対に休みたいのに休めない人たちなのです。回復期によく寝るのは良い兆候です。疲れているから休んでいるのです。「ただいま充電中」なのです。それに対して、「毎朝、毎朝いつまで寝ているだね。片付かないから朝ご飯を食べてちょうだい。躰ばっかり大きくて、こうゴロゴロされていては目障りでしょうがない。仕事でも探したらどうなんだい」。これは患者の心を傷つけ悪化させます。無関心や放置ではなく、気持を汲み、支持して待つ愛情のある見守りが大切です。回復がすすめば患者は自然にゆっくり動きだします。ゴロゴロしたまま一生を過す人などいません。焦らないこと。

めん接は、聴く、観る、関係をつくること

これは神田橋条治先生の『精神科診断面接のコツ』（岩崎学術出版社）に書かれていたものです。この「聴く」「観る」「関係をつくること」は精神科の診察室だけでなく、作業所でも家庭内でも極めて重要なことです。

孟子の言葉のなかにも「その言を聴きて、其の眸子を観れば、人焉んぞ廋さんや」（その言葉を聞いて、あわせてその瞳をよく観察すれば、その言葉を言っている人の人間性が判断できる）があります。

「聴く」ことは話すことより、面接のなかではるかに大事です。すべての患者は聴いてもらいたいと思っているし、話したがっています。そのための雰囲気づくりをして「思いを引き出し」「妨げない」「腰を折らない」ことが肝要です。病気の経過や生活史の中の重要な出来事について聴き出すことはもちろん、その出来事を患者がどう受けとめたか、囲りの人々に対してどんな気持を抱いたかを知ることが大切です。

「観る」ことによって患者の表情、声の大小、調子、感情のこもり具合、意見や態度など身体活動の面を主に観察します。ちょっとしたしぐさのなかに患者の感情、精神状態が表われています。また、患者は自分の発言を通して自分自身を観ていることも大切な一面です。

「関係を作る」とは信頼関係を作ることです。信頼関係なしに医療もケアも成立しません。神田橋先生は面接とは「出会い」であると書かれ

ています。面接によって知り合いになり、患者を支援するという重要な役割を医師やスタッフは担っていくのです。辛抱強く、心を開いて聴くことが大切で、急ぎすぎると病像の把握もできないばかりか人間関係をだめにしてしまいます。

もう想や幻聴やがて消えてくる

分裂病の症状には妄想、幻聴、いらいら、激しい興奮、させられ体験、支離滅裂な会話などの陽性症状といわれる症状と、陰性症状といわれる「能力障害」人付き合いが下手になる、作業能力が低下する、感情反応が乏しくなって内にこもるようになるなどの症状があります。

分裂病に対する薬の効果は明らかに証明されています。薬を服用することによって七〇％の人には顕著な改善が見られ、二五％では軽度の改善か不変、残りの五％は悪化すると報告されています。抗精神病薬は症状を和らげ、入院期間を短縮し、再入院率を著しく減少させます。しかし、すべての症状に効くわけではなく妄想や幻聴などの陽性症状に対してです。幻聴に対しては八〇～九〇％の効果があります。残念ながら陰性症状には効果が乏しいかまったく効きません。

「べてるの家」の記録ビデオで「MG大会」と称して患者さんたちが妄想や幻覚などの苦しいはずの症状を笑い飛ばすというシーンがありました。病を受け容れて、病気とたたかうのでなく薬を飲みながら病気と仲良く上手に付合っていくという生きかたもあります。

や さしさは何にも勝るクスリです

心理療法の世界的権威であったマイクル・バリントはその著書の冒頭に「一般臨床で、断然最もしばしば用いられる薬は、医者自身であり、問題になるのは、水薬や錠剤だけでなく、医者がそれらをどのようにして患者に与えるかということである。与薬されたり、服薬する時の雰囲気の全体が問題になる」※と書いています。ここに医者とあるのは看護師であり、ケースワーカーであり、親やボランティアを指しています。「心の病気は心で癒す」のであり、愛情のこめられた薬でなかったら効果半減どころか、副作用のみが多くでることになります。心を病んでいる患者さんは人を避けているように見えても、人恋しく思っているのであり、やさしさを求めているのです。北風がビュービュー吹いて脱がすことのできなかった外套を暖かな陽の光がやさしく包んで旅人が自ら脱いだように、閉ざされ凍った心をむりやりこじ開けるのではなく愛情のこもったやさしさで包んであげて患者さんがおずおずと自分で心を開いてくれるのを待ってあげることが大切です。

患者さん同士もお互いいたわり合ってやさしい人間関係を作りましょう。〔※『実地医家の心理療法』診断と治療社、一九六七年〕

ゆ うもあはみんなの心をなごませる

発明王のエジソンは八四才で亡くなるまで「努力・努力」の実験三昧の生活を送ってきたように伝えられていますが、夏などは親しい仲間と自動車キャンプに出かけ、彼らとユーモア三昧の時をしばしば過しました。自動車王フォードも親友の一人ですがユーモア話が大好きという点で深く結ばれていました。フォードがエジソン宅を訪ねる時には、新ネタのジョークを用意していきました。エジソンが必ずユーモア合戦を挑んできたからです。病気を持ちながら晩年まで発明を続けられたのはこのユーモアの精神があったからではないでしょうか。

ユーモアは人間関係の潤滑油です。病室や作業所や家庭の中で緊張が高まって気持が何となくギクシャクしている時、だれかがユーモアを発して、笑いが起って皆が笑い始めると冷い氷が溶けて春風が吹いたような温かい雰囲気が生れてきます。ある入院患者さんに「『一日三回笑えば薬はいらない』のだから笑ってください」といったら「この病棟に笑いなんかありませんよ、あるのはけんかだけです」といわれてショックを受けました。ユーモア・クラブを作るようすすめて帰ってきました。

よく噛んで腹八分目いつもニコニコよく歩く

精神科のリハビリというと心のケアだけに目が向けられがちですが、実際にはもっと身体に注目するべきです。精神科の患者さんには肥満・心臓病・高脂血症・糖尿病・脂肪肝・虫歯など生活習慣病が多くみられます。心身一如ですからからだの調子が悪くては心の安定も得られません。健康を保つのには「一に養生、二に養生、三、四がなくて五に薬」です。養生の秘訣は「よく噛んで、腹八分目、いつもニコニコ、よく歩く」です。「鶴は千年、かめば万年」ともいわれます。騙されたと思って噛んでみてください。「腹八分目に医者いらず」です。杉田玄白も「飲と食とは度を過すべからず」と書いています。肥満が解消されると高血圧・糖尿病・高脂血症も薬が必要なくなるかもしれません。

今日は何年何月何日ですか、そうです今日は〇年〇月〇日です。今日という日は一生にたった一日しかありません。せめて今日一日だけニコニコして過しましょう。明日になったらまた「今日一日だけ」。「笑って損をした者なし」です。二本の足は二人の医者です。誰でも抱えている二人の医者を上手に使って健康増進を許ってください。

ら
いねんの予定も　たてようお正月

「えっ、来年の予定もたてるんですか、一年の計は元旦にあり、ではないですか」。分裂病という病気が発病するまでには少なくても年単位の潜伏期間があるだろうともいわれています。従って、焦って短期日で治そうとしても、かえってマイナス効果の方が多いでしょう。精神科のリハビリは気長にやるものだと覚悟してください。しかし、分裂病という病気はとてもゆっくりではありますが回復する病気であることも確かです。

辛い病気に打ちひしがれている人もいるでしょう。でも、希望を捨ててはいけません。生命のあるところに希望ありです。たった一回しかない人生ですから、病気になったとしても、病気と仲良しになる位の気持で、病気と共に生きる人生をどう生きるか真剣に考えてください。来年の計画をたてるということは、リハビリのタイムテーブルを意識的にゆっくり、ゆったりしましょうという意味です。焦りは禁物です。しかし、同じ所にいつまでも留まっていてはいけません。一歩を踏み出す勇気を持ってください。あなたを支える仲間が多勢いることも忘れないでください。生きていることは素晴らしいことです。

り　ハビリはあなたのリズムでゆったりと

精神障害者のリハビリは規則で縛ったり、監督したり、強制しても決して成功しません。すなわち、親や医療関係者、施設のケアをする側、ケアスタッフが干渉をできるだけ少なくすると彼らは彼らなりのからだのなかの固有のリズムに従って必ず自己発達していきます。

精神障害者といえども各々自然の治癒能力を持ち合わせているはずです。彼らの持っているその能力を信じ、その能力をできるだけ十分に発揮できるよう援助することが大切であり、命令によってさせるのではなく、自分の力でできるようになるよう支えることが重要です。私たちの生活のリズムの物差しで測るのではなく彼らが〃いのちのリズム〃を見つけ出し、そのリズムで生活し始めるのを待つことが肝要です。そのリズムは現代人が忘れ去ってしまったゆったりとしたリズムであることも銘記しなければなりません。

彼らのリズムで生活しても彼らが「生きていてよかった」といえるような社会環境を創り出すことが、すべての市民が住み良い街になるということです。

る　ーむメイトが病いを癒す

精神を病む人の多くは孤独感と劣等感にさいなまれています。なかには自分の病気を認めたくないか病識がないため「自分は病気ではない」と思いこんでいる人もいます。このような人が入院して周囲の入院している仲間のようすを観察するなかで、医師がいくら説得しても病気を認めなかったのが「やっぱり自分も病気だったんだ、同じ病気の人がこんなにいるんだ」ということが解って自主的に服薬をするきっかけになることもあります。自分と同じ体験をした人が他にもいるということを知っただけでも救いになります。同じ病気のルームメイトには安心して自分の悩みを聞いてもらうこともできます。このような語らいのなかで、みんなが同じ苦悩を背負っていること、同じ病気の仲間が自分をどう見ていたかなどを知ることができます。また自分では気がつかなかったことを教えてもらったり、病気と治療法についていろいろな情報を聞くこともできます。医療の基本は「人との温かい交わり」です。中でも同じ病人同士の仲間づくりはリハビリのなかで最も重要な部分です。共同住居やグループホームの行政による設置が望まれます。

れ　じゃーで心もリラックス

「遊びこそは人を強化する秀れた精神的沐浴であった」とフリードリッヒ・フレーベルはその自伝に書いています。精神障害者のリハビリにせっかちと焦りは禁物です。デイケアなどは遊びと考えて関わったほうが好結果がでます。人間は何か有用なことをするためにだけ生きているわけではありません。人間にはまったく役に立たない非生産的なことをすることもまた必要なのです。

遊びは不思議な行為です。遊びだけは他の誰かの強制によってはできないし、遊びが遊びになる最低の条件は、遊びたいから遊ぶという真からの自由です。その時障害者は自らの主人公になります。

遊びは訓練ではありません。遊びの目的は遊びそのものです。したがって、作業所でも、病院のデイケアにおいてもできるだけ管理をなくして、教えたり、導くことは最小限とし、精神障害者と共に遊び、一歩すすめて彼らが自らの遊びを主体的にできるようにすることが大切です。

なぜなら、よく遊べるようになって主人公になったことを経験した患者はきっと仕事もしっかりできるようになるからです。

ろうどうと休養のリズムが大切よ

リハビリのゴールの一つは「働く」ことです。イギリスのダグラス・ベネットは「仕事は手品のように一人の患者を一人の人間に変える」と語っています。確かに仕事は収入を得る以上に日常生活が規則正しくなったり、朝起きの習慣が身についたり、他の人と同じであるという自信を持たせ、そのことから自己評価を高めることができます。さらに一般社会への参加という大きなメリットがあります。

ところが、分裂病の患者さんは他人と協調して仕事をするのが下手だったり、疲れやすく持久力に欠け、自発性・自主性が乏しく、自分で問題を解決する力が弱く、自分自身に自信を持ちにくい特徴があります。真面目で一生懸命働きますが、疲れても断ったり、「ノー」ということができません。中井久夫先生は「精神を病む人は仕事をするのが下手ではなく、休むのが下手だ」といっています。やり過ぎた翌日は控え目にするのが再発しないための大切な心得です。

リハビリのなかでは患者さんが「ノー」といえる力を呼びさますことが肝要です。疲れたら早めに休む、労働と休養のリズミカルな生活が健康の秘訣です。

わらいは心のビタミン剤

分裂病という病気は笑いの対極にあるような病気ですが、分裂病がそのような絶望感を持たせるような病気であるからこそ笑いやユーモアが必要なのです。笑いやユーモアが失われた家庭では患者も家族も疲れ果てて、病気によってひき起こされるさまざまなストレスによって心身共に打ちひしがれてしまいます。

苦痛がどんなに深刻であっても希望と未来への展望は必ずあります。ユーモアの感覚がよみがえり、笑いが出はじめたらきっと元気が戻ってきます。ユーモアは人間関係の潤滑油です。病室や家庭や作業所で緊張が高まって雰囲気が何となくギクシャクしている時、誰かがユーモアを発してくれて笑いが起って皆が笑い始めると冷たい氷が一度に溶けて春風が吹いたような空気が生れてきます。「一日三回笑えば薬はいらない」という中国の諺にあるように、笑いは心のビタミン剤です。一日三錠は欠かさずに服用しましょう。今日一日だけニコニコして過しましょう。ちょうどアルコール中毒の人が一生酒をやめなくてよいから、今日一日だけ、今日一日だけと断酒するように、今日一日だけニコニコ笑って過す覚悟をしましょう。

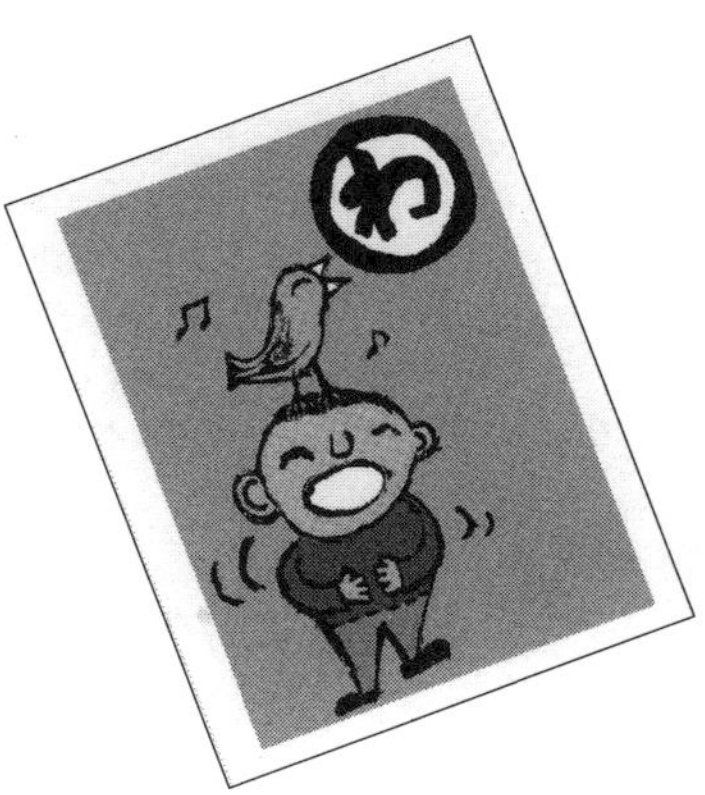

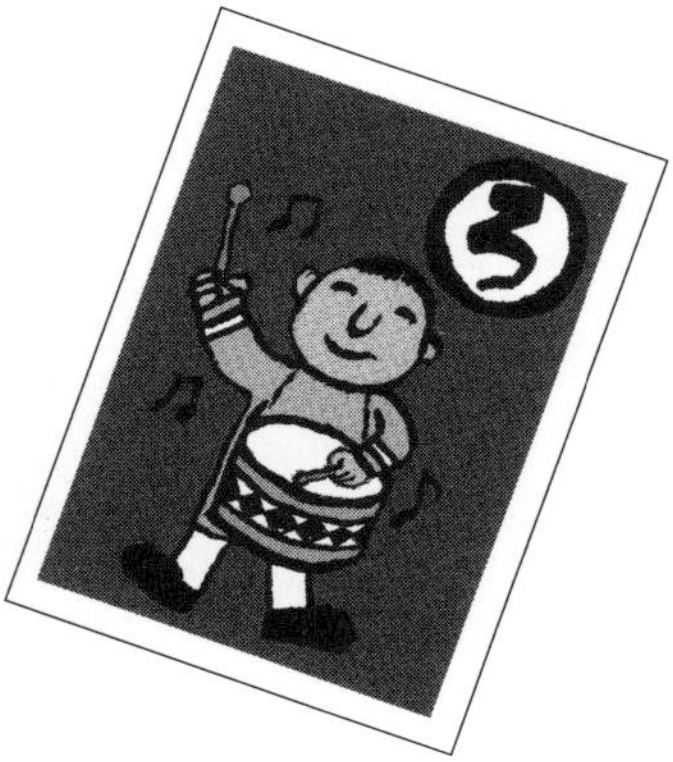

あとがき

昨年（二〇〇三年）も三三人の患者さん方とお別れをしました。お一人おひとり忘れがたい方々です。病院に紹介して、その病院で亡くなられた方が一八人で、自宅で亡くなられた方が一五人でした。突然死や事故死の方がおられますので、私の書いた死亡診断書は一二通でした。清水に帰って町医者になったのが一九七〇年ですから、早くも三三年が経ってしまいました。無我夢中で駆け抜けた年月でした。三三年間に書いた死亡診断書が六百に近い五七六通になりました。思い出されるのは苦いカルテばかりです。それでも、その時その時には精一杯、一生懸命診（看）て勉強もしてきたつもりですが悔いの残る診断もいくつもあります。

二〇〇〇年一二月一日に私自身が心筋梗塞で救急入院した貴重な経験（「いのち」二六五号～二六八号）は私に医療のあり方を教えてくれました。そのことによって医療の本質がいくらか解ってきたときには私の町医者生活ももう終わりにさしかかっていました。

雑誌を読み、本を繙《ひもと》き、講義を聴くこともちろん勉強になりましたが、何よりも、それぞれの患者さんを生活もふくめて看させていただいたことが最も勉強になりました。患者さん方によって医者にならせていただいたといっても過言ではありません。

この「いのち」は一九七三年の創刊から三〇年経ちました。「いのち」の原稿書きも、最近では、皆さまに読んでいただくためというより、多忙な診療のなかで、ややもすれば見失いがちな自分を振り返るために書いている、といったほうがよいでしょう。そんな読みづらい、粗末な院内紙が今まで続けてこられたのも待合室でお読みくださった患者さん方がおられたからこそと、ありがたく思っています。

「人間の医学講座」も一九七三年四月の開講ですから、昨年末で一一七七回になりましたが、講義の準備が自分の勉強でしたし、聴衆である患者さん方の反応で自分の力を試すこともできました。ここまで続けてこられたのは、やはり熱心に聞いてくださった患者さん方のお陰と、感謝に堪えません。

私が、勝手気ままな医療をやってこられたのは仲間、特に妻（律子）とよきコ・メディカルスタッフのお陰です。自分の仲間をほめるのははしたないことかもしれませんが、それぞれが持ち味を生かし、素晴らしいチームワークで乾医院の医療を創ってくれました。「いのち」、人間の医学講座、食事会、腎臓病食事実習、一泊研修旅行、ハイキング……などが彼女たちの仕事です。

繰り返すことのできない町医者生活をこのような優秀な仲間と一緒に仕事をすることができたことを、いまさらのように幸せに思っています。

この『いのち　ＰａｒｔⅥ』は私たちの活動記録としてまとめたもので、

あとがき

『いのち　縮刷版』　人間と歴史社　一九七九年
『いのち　ＰａｒｔⅡ』　径書房　一九八三年
『いのち　ＰａｒｔⅢ』　径書房　一九八九年
『いのち　ＰａｒｔⅣ』　径書房　一九九三年
『いのち　ＰａｒｔⅤ』　三輪書店　一九九九年

に続けて白澤社から出版することになりました。ご紹介いただいた原田奈翁雄氏と白澤社の皆さん、そして印刷、製本にたずさわってくださった皆さんに心より感謝いたしております。

帯の文章は、清水の精神障害者の運動を初めから指導し、支えてくださった畏友吉川武彦氏が快く書いてくださいました。これも喜びです。

最後に、『いのち　ＰａｒｔⅥ』を手にとってくださり読みづらい文章をお読みくださった読者の皆様にお礼申し上げます。

二〇〇四年一月

乾　達

【教育】

【その他】

【病気】

【医者のかかり方】

「いのち」内容別索引

(251号〜297号)

『いのち』制作に協力した人たち

乾　律子
秋山千津子
小野明子
河村　薫
末吉英子
鶴牧明美
徳永真紀
外岡　薫
林　亜弓
古澤眞利子
宮田弘美
三輪瑞美
持田ひろ江
安居和美

〈退職〉
小川富子
流石茂子
中野（旧姓石羽田）明子
橋本志賀子
吉田久子

いのち〔縮刷版〕——一開業医の健康新聞Ⅵ

二〇〇四年三月三一日　第一版第一刷発行

編　者　乾　達
発行人　吉田朋子
発　行　有限会社　白澤《はくたく》社
〒180-0012　東京都武蔵野市緑町2-6-1-5
電話0422-37-2819／FAX0422-37-2811
E-mail：hakutaku@nifty.com
発　売　株式会社　現代書館
〒102-0072　東京都千代田区飯田橋3-2-5
電話03-3221-1321(代)／FAX03-3262-5906
装　幀　アトリエ・ナジャ　高橋優子
印　刷　モリモト印刷
用　紙　山市紙商事
製　本　トキワ製本所

 ISBN4-7684-7909-X